彩图精解 一看就懂

九种体质

养生宝典

黄原娟 编著

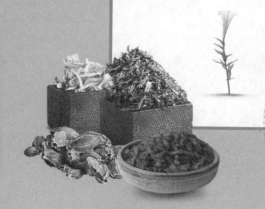

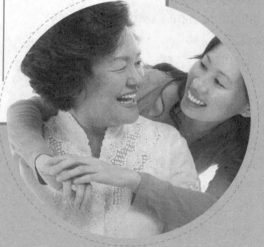

天津出版传媒集团

天津科学技术出版社

U0347189

图书在版编目（CIP）数据

九种体质养生宝典 / 黄原娟编著 . -- 天津：天津
科学技术出版社，2021.7
（彩图精解　一看就懂）
ISBN 978-7-5576-9525-5

Ⅰ . ①九… Ⅱ . ①黄… Ⅲ . ①体质—关系—养生（中
医）Ⅳ . ① R212

中国版本图书馆 CIP 数据核字（2021）第 132894 号

九种体质养生宝典
JIUZHONG TIZHI YANGSHENG BAODIAN

责任编辑：梁　旭
责任印制：兰　毅
出版：天津出版传媒集团
　　　天津科学技术出版社
地址：天津市和平区西康路35号
邮编：300051
电话：（022）23332369
网址：www.tjkjcbs.com.cn
发行：新华书店经销
印刷：三河市双升印务有限公司

开本 787×1092　1/16　印张 16　字数　450 000
2021年7月第1版第1次印刷
定价：58.00元

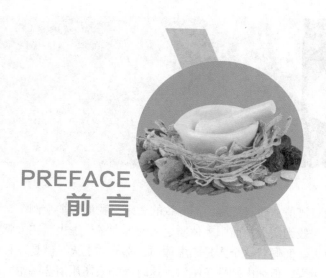

PREFACE
前言

　　同样是喝凉茶，有的人会腹胀、腹痛不已，而有的人则无明显不适，但是夜间却睡不着觉；

　　同样是治咳嗽的药，有的人服后很快就康复了，而有的人服后却病情加重了；

　　同样是吃人参、红参，有的人可以从中吸收大量的养分，而有的人却身体发热，甚至流鼻血；

　　……

　　同样是人，为什么差距就这么大？

　　其实，世界上没有两片相同的树叶，也没有两个相同的人，亿万苍生，存在个体生理差异的原因很简单，一句话：体质使然！

　　体质是指人体生命过程中，在先天禀赋和后天获得的基础上所形成的形态结构、生理功能和心理状态等方面综合的、相对稳定的固有特质。根据体格、体能和适应能力这三个方面的区别，我们可以将体质分为平和体质、阳虚体质、气虚体质、痰湿体质、湿热体质、阴虚体质、血瘀体质、气郁体质、特禀体质这九种类型。体质可以反映人体的生命活动、运动能力的水平。体质平和，才是我们生命活动、工作和学习的基础。

　　随着生活水平不断提高，养生越来越受到人们关注。然而，真正懂得养生之道者又有多少呢？往往是有人说绿豆可以治病，就会有大批的人来囤积绿豆；有人说茄子可以防癌，就又有人蜂拥一般去买茄子。难道养生也可以跟风吗？显然是不可以的。没有哪一种养生方法是适合所有人的——每个人的体质是不同的！假如你还没有弄清自己到底属于哪种体质，那又何谈科学养生。同一种病，有的人吃一些药就会好，而有的人吃同样的药反

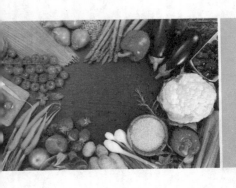

倒症状加重了。这就是没有辨清体质对症施治而导致的后果。我们来举个例子，比如都是上火，阴虚体质之人的火一般为实火；而阳虚体质之人的火则多是虚火。实火就要清热解毒，以祛除体内积聚的热火。而假若这个人是阳虚体质，那他"上火"就是一种假象，虽然同样是嘴角干裂、口干舌燥，但体内却缺乏阳气。这时候如果还用清热解毒的药物来降火，那无疑是给阳虚"雪上加霜"。

在体质形成过程中，先天因素起着决定性的作用。但是人的体质在一生中并非是一成不变的，而是在后天各种因素的影响下变化着的。良好的生活环境，合理的饮食、起居，稳定的心理情绪，可以增强体质，促进身心健康；反之，则会使体质衰弱，甚至导致疾病。随着人类物质、文化生活的不断改善，人们对于健康和长寿的要求变得日益迫切。因此，如何保养体质越来越成为人们关心的话题。改善后天体质形成的条件，可以弥补先天禀赋之不足，从而达到以后天养先天，使弱者变强，使强者更强的目的。

养生的最高境界是"治未病"，而调理体质是养生的基础，是"治未病"的必经之路。每个人都是自己的保健医生，对自己的身体健康都负有不可推卸的责任。只有多了解医学知识，多了解体质养生知识，在小细节上维护健康，才能让身体保持平和的状态。本书将每种体质的形成原因、主要特征、易感疾病及保健方法都进行了清晰明了的讲解，以便告诉读者怎么判断自己的体质属性，不同的体质易患哪些病症，平时饮食起居应该如何保养以减少发病的概率。同时，本书对于同样的病症，针对不同的体质给出了不同的调养和施治办法，具有较高的实用价值。

无论男女老少，疾病都是我们幸福生活、健康快乐的最大障碍。而我们要从根源上防止它的产生，就要保持"具体问题具体分析"的态度，从体质入手有针对性地进行调养。因此，希望本书能给那些体质有偏颇的读者朋友们带去真正的实惠。但本书所涉及具体个人的体质及保健方式，应遵医嘱进行取舍，不可自行尝试。毕竟人的体质纷繁复杂，即使是同一种体质，病症表现不同，用药方法及用药量也不尽相同。

体质养生是基础而根本的养生方法，是全新的养生理念。它创立了个人健康的量化标准，是人类健康文化文明史上的一个里程碑。让我们每个人在生命的花园里快快乐乐、健健康康地拥有完美的人生。

CONTENTS
目录

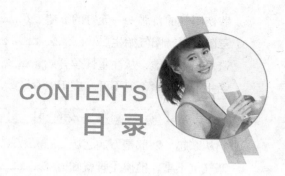

第三章　缺水急躁的阴虚体质——滋阴润津降虚火

第四章　容易发胖的痰湿体质——祛痰除湿消脂

第一节　祛除湿痰，畅达气血——"逆转"痰湿体质

第二节　痰湿体质：清淡微温食物，化痰降浊畅气血

第三节　健脾胃，去痰湿——痰湿到平和的演变

第五章 长痘易怒的湿热体质——祛湿清"浊"利身

第六章 失眠忧郁的气郁体质——疏肝理气养神

第七章 反复感冒的气虚体质——健脾避风，养正气

第八章　血脉不畅的血瘀体质——疏肝活血散郁

第九章 易过敏的特禀体质——益气固表远离过敏

第十章 形神和谐的平和体质——养生博采"中庸之道"

第三节　养心，平和体质养生的最高境界

第一章

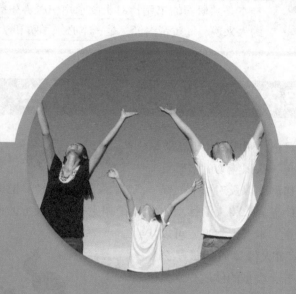

探古寻今，
解密中国人的九种体质

●近年来，伴随着中医体质学研究的不断深入，体质养生逐渐成为众多养生爱好者追捧的热点。然而，在大多数人看来，体质养生是中医理论新兴的一种养生观念，在传统中医中是不存在的。事实上，体质养生的概念早在《黄帝内经》中便已经有了，并且在后世不断发展，而现代意义上的体质养生学，只不过是把前人的经验进行了总结并重新细化分类罢了。

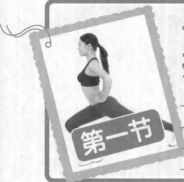

寻源《黄帝内经》，挖掘体质养生智慧

第一节

◎《黄帝内经》博大精深，自问世以来，就指导着中医的学术发展和临床实践。对于学习中医的人来说，《黄帝内经》是一本必须研习的书籍；对于欲求用中医养生智慧来养生防病的人来说，《黄帝内经》是一本必须了解和学习的书籍。

《黄帝内经》最早涉及体质养生

《黄帝内经·灵枢·阴阳二十五人》根据人的形体、肤色、认识能力、情感反映、意志强弱、性格静躁以及对季节气候的适应能力等方面的差异，将人的体质分为了木、火、土、金、水五大类型，可以说，这是传统医学对人体体质的最早分类。具体来说，这五大类型的体质分别具有以下特征：

木形体质人

《黄帝内经》中把这类人同五音中的上角相比类，与天上的东方苍帝相似。他们一般苍色，小头，长面，大肩，平背，直身，手足小，有才气，好劳心，力气小，常为各种事务忧心劳神。他们耐春夏，不耐秋冬，感受了秋冬的不正之气就会生病。这一类型的人，属于足厥阴肝经，他们的体态是优美的。另外，木形体质的人还可以有"大角""左角""钛角""判角"四种类型，各自有各自的特点。

火形体质人

《黄帝内经》把这类人同五音中的上徵相比类，与天上的南方赤帝相似。这一

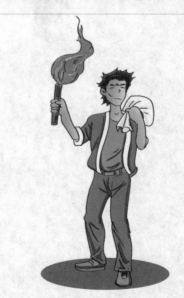

◎他们一般赤色、齿本宽，尖脸，小头，肩、背、髀、腹各部发育都好，手足小，脚步稳，走路快而且摇晃肩膀，背部肌肉丰满，好使气，轻钱财，不轻易相信他人，多疑虑，见事明白，容颜美好，心急，不能长寿，往往暴亡。耐春夏，不耐秋冬，秋冬时容易感受不正之气而得病。

类型的人，属于手少阴心经，其情态为诚实可信的样子。另外，火形体质的人也可以分成"质徵""少徵""右徵""判徵"四种类型，各自有各自的特点。

土形体质人

《黄帝内经》把土形体质的人同五音中的上官相比类，与天上中央一方的黄帝相似。这一类的人，属于足太阴脾经，其表现是诚实厚道。另外，土形体质的人还可以分为"太官""加官""少官""左官"四种类型，各自有各自的特点。

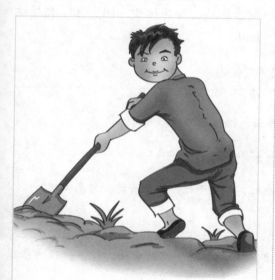

◎他们一般黄色，圆脸，大头，肩背发育好，大腹，大腿、小腿长得好，手足小，身体多肉，上下匀称，走路脚步稳，举足轻，安心，爱做对别人有利的事，不喜好权势。耐秋冬，不耐春夏，春夏时常感受不正之气而得病。

金形体质人

《黄帝内经》把金形体质的人同五音中的上商相比类，与天上的西方白帝相似。他们一般方脸，白色，头小，肩背

小，腹小，手足小，足跟处骨头像是要露出来，骨轻，为人清廉，办事不拖沓，外表柔静而内实悍勇。耐秋冬，不耐春夏，春夏时常感受不正之气而得病。这一类的人，属于手太阴肺经，其特点是自带果决敢断。另外，金形体质的人还可以分为"右商""钛商""左商""少商"四种类型，各自有不同的特点。

水形体质人

《黄帝内经》把水形体质的人同五音中的上羽相比类，与天上的北方黑帝相似。这一类的人，属于足少阴肾经，他们的身上常常是汗津津的。另外，水形体质的人还可以分为"大羽""少羽""桎羽""众羽"四种类型，各自有各自的特点。

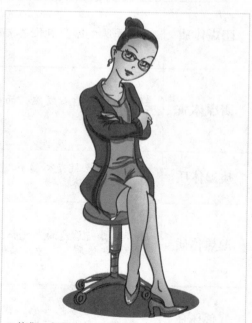

◎他们一般黑色，面部不平正，大头，面颊宽，肩小，腹大，手足小，行走时身体摇摆，自腰至尻距离较长，背部也比较长。耐秋冬，不耐春夏，春夏时常感受不正之气而得病。

总之，5种类型的人有25种变化，彼此各有长短。由此可见，《黄帝内经》关于体质的分类是非常严谨的，这就为现代体质专家进行体质划分提供了很好的依据。诚然，现代体质养生学已经发展比较完善了。

事实不仅如此，《黄帝内经·灵枢·通天》篇，还根据人的个性品质及人体的阴阳偏重，将人分为"太阴之人，少阴之人，太阳之人，少阳之人，阴阳平和之人"五大类型。这也是当代体质养生学的重要理论基础。总之，只要我们认真阅读《黄帝内经》，就能从中找到很多有关体质养生智慧的论述。

一娘生九子，九子各不同——解密九型中国人

根据中国理论和现代医学的研究成果，中国人可分为9种体质类型，其中健康的平和体质仅仅占33%，而其他8种偏颇体质占到了67%，居于前4位的则是，气虚体质、湿热体质、阴虚体质和气郁体质。

中国人九种体质

阳虚体质	总是手脚发凉，不敢吃凉的东西。性格多沉静、内向。
阴虚体质	经常感到手脚心发热，面颊潮红，皮肤干燥，口干舌燥，容易失眠，经常大便干结。
痰湿体质	最大的特点就是心宽体胖，腹部松软肥胖，皮肤出油、汗多，眼睛水肿，容易困倦。
湿热体质	脸部和鼻尖总是油光发亮，还容易生粉刺、疖疮，一开口就能闻到异味，属于湿热体质。这种人容易大便黏滞不爽，小便赤黄。
气郁体质	一般表现为多愁善感，忧郁脆弱，体型偏瘦，经常闷闷不乐，无缘无故地叹气，容易心慌失眠。

续表

气虚体质	一般表现为说话有气无力，经常出虚汗，容易呼吸短促，经常感觉疲乏无力，而且很容易感冒，生病后抗病能力弱且难以痊愈，还易患内脏下垂疾患。
血瘀体质	刷牙时牙龈易出血，眼睛常有红丝，皮肤干燥、粗糙，常常出现疼痛，容易烦躁，健忘，性情急躁。
特禀体质	对花粉或食物过敏。
平和体质	是最健康的体质表现，睡眠都很好，性格开朗，社会和自然适应能力强。总是被人们看作"身体倍儿棒，吃嘛嘛香"的人群。

♥ 形神结合就是生命，体质包括形和神

　　所谓"体质"，是指人在生命过程中，在先天遗传和后天获得的基础上，逐渐形成的在形态结构、生理功能、物质代谢和性格心理方面，综合的、固有的一些特质。个体体质的不同，表现为在生理状态下对外界刺激的反应和适应上的某些差异性，以及发病过程中对某些致病因子的易感性和疾病发展的倾向性。所以，对体质的研究有助于分析疾病的发生和演变，为诊断和治疗疾病提供依据。

　　体质由四个方面组成：形态结构、生理功能、物质代谢、性格心理。其实这四个方面就是形和神的延伸。

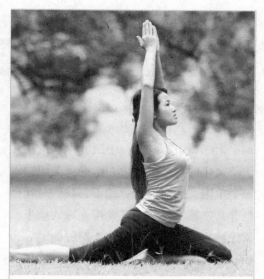

◎体质包括形和神两方面，先天遗传和后天锻炼对体质的形成都有巨大影响。

形，主要是形态结构，比如肌肉、骨骼、五脏、五官、皮肤、毛发、血脉等，也就是我们能看得见、摸得着的有形态结构的物质部分。

神，包括活动，物质代谢过程、性格心理精神，比如心跳、呼吸、消化、吸收、排泄等在体内的吸收利用转化排泄、性格特点、精神活动、情绪反应、睡眠等。

形神结合就是生命，形神和谐就是健康，形神不和就是疾病，形神相离就会结束生命。因此我们说体质包括形神两个方面，两者相辅相成、相互关联、相互依赖和作用。

我们都知道，在形和神两个方面，更重要的其实就是神。神，主宰着皮毛，是最重要的。我们一般所看到的现象往往是以形态感知死亡、存在、疾病，但是对于生命的体验、疾病原因、治疗效果来说，很多情况下，神才是主宰者，也就是所谓

的"有诸于内，行诸于外"。

所以，我们在调养体质的时候，更应注重由内而外地进行养护。我们由内而外地分清自己属于哪种体质，才可以治标治本地来调理身体。

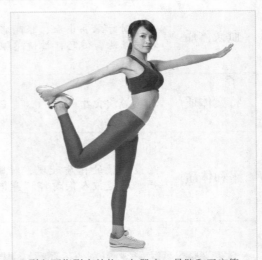

◎形主要指形态结构，如肌肉、骨骼和五官等；神包括物质代谢和心理活动，如思考、心跳、消化、排泄等。形神和谐的身体才是健康的身体。

体质养生必须注重生活调摄

说起中医养生理论，很多人感觉和自己没什么关系，因为中医养生理论听起来似乎太深奥了。其实，中医养生理论在几千年文化的传承过程中，已经深深地融入每个中国人的血液和骨髓里，我们对此已经非常熟悉，甚至到了熟视无睹的地步，就像谁也不会注意自己每天路过的地方，小草正在悄悄地生长一样。

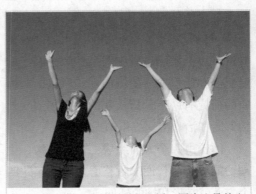

◎中医体质养生应注重融入生活，因为这是养生的根本。

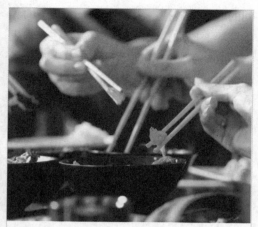

◎祖辈传承下来的一些生活习惯其实暗含着中医养生的精妙，做好生活调摄是最好的养生方式。

之所以这么说，是因为我们祖祖辈辈的生活都受到中医养生理论的影响。大家都知道春天多吃荠菜和香椿芽对身体好，为什么呢？按照中医的观点，阳气乃生命之本，春季正是阳气生发的季节，而荠菜性平温补，能养阳气，又是在春季生长的，符合春天的生发之机，所以春天吃荠菜对身体就比较好。另外，中医理论中，凡是向上的、生发的东西都是阳性的，而香椿芽长在椿树的枝头，又在早春季节就开始生长，这表明它自身有很强的生长力，代表着蓬勃向上的一种状态，也能激发身体中阳气的生发。可见，祖辈传承下来的一些生活习惯中都暗含着中医养生的精妙。因此，不要把养生的事想得太复杂。本于生活，做好生活调摄，就是最好的养生方式，同时也是体质养生的重要指导思想。

那么，从体质养生的角度，生活调摄需要注意哪些方面呢？概括起来很简单，只有三点，这三点也是我们反复强调的。

要注意"治未病"

《黄帝内经》中有一句话："是故圣人不治已病治未病，不治已乱治未乱，此之谓也。大病已成而后药之，乱已成而后治之，譬犹渴而穿井，斗而铸锥，不亦晚乎！"意思是说，聪明的人不会生病了才想着去治疗，而是未雨绸缪，预防在先，防病于未然，这在中医上叫作"治未病"。

"治未病"是体质养生的理论精髓，就是当疾病尚未发生时，能提前预测到疾病的发展趋势，并采取相应的防治方法，提高人体的自愈能力，以杜绝或减少疾病的发生。比如春季万物萌生，细菌、病毒等致病微生物也相应活跃，感冒之类的疾病就有可能流行开来，所以中医提出"正月葱、二月韭"的饮食，以提高人们的抗病能力。夏季天气炎热，中暑发生的可能性相对就大，中医就强调"饮食清淡""夜卧早起，无厌于日"的养生方案，使中暑的发生率降低。秋季气候干

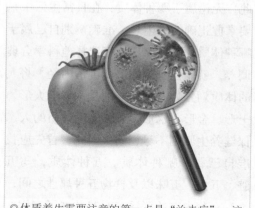

◎体质养生需要注意的第一点是"治未病"，这其实说的就是以预防为主，防病于未然。

燥，咳嗽一类疾病的发病率相对较高，所以，中医强调秋季以"养肺除燥"为主，多吃梨以生津解渴，从而使一些时令病的发生降到最低限度。冬季要收藏体内的阳气，注意保暖，早卧晚起，好好休息等。把"治未病"的内容也当作生活的一部分，这就是体质养生的重要组成内容。

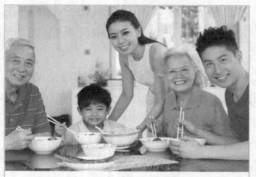

◎体质养生需要注意的第二点是要顺应自身体质合理生活。每个人的体质都不尽相同，也就需要采取不同的防治措施。

要顺应自身体质合理生活

不同体质的人在选择调养时，应按照不同属性与体质因人而异，一个人最好的医生是自己，最好的药物是天然调理。因此，无论属于哪种体质，在日常生活中只要掌握正确的养生观，准确辨别自己属于哪种体质，并按照属性有选择地科学合理调养，就能强身健体。《黄帝内经》将人的体质划分为五类，分别是木形、火形、土形、金形、水形。五种不同体质的人，保健养生原则不尽相同，因此，首先应找准自己属于哪种体质。五种体质，与五脏、五色、五味以及食物五种属性之间，都存在着内在的联系。只有掌握了它们之

间的联系及规律，方能达到天人合一的养生境界。比如，阳虚的人，就要在日常生活中补一补阳。等到生病之后再去吃大量的药物，对身体的损害是很大的。

要注重"心神合一"，以神养身

《黄帝内经》指出："恬淡虚无，真气从之，精神内守，病安从来。"这就是说要学会掌控自己的身体和欲望。虽然说"人之初，性本善"，但是人在成长过程中会不可避免地出现贪婪和欲望。如果不懂得节制，迟早就会被埋葬在欲望之火中。所以，掌控自己的身体和欲望才是长寿的不二法门。在生活中，我们很难看见哪个斤斤计较、心事重重、杂念丛生、心胸狭窄的人能够健康长寿。因此，在日常生活中，一定要注意调"神"，比如培养养花、旅游等良好的业余爱好。这样对体质很有帮助。

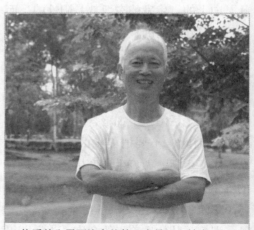

◎体质养生需要注意的第三点是"心神合一"，以神养身。心胸开阔是健康长寿的不二法门。

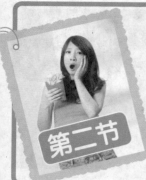

体质是由先天禀赋加后天修养而成的

第二节

◎ 所谓体质，其实是指人体的素质。人体的素质主要由先天的遗传因素及后天的综合因素两部分组成。天赋异禀，但后天缺乏合理的保养手段会导致体质下降，体弱多病；先天不足，但经过后天的严格锻炼，反而会身体强壮，健康长寿。

❤ 体质受先天、后天因素共同制约

薯条、麻辣烫、羊肉串、狗肉煲……在某些人口中是美味佳肴，可在另一些人口中却如同"砒霜"，会给身体带来诸多不适。《伤寒赋》中也有这样的记载："桂枝下咽，阳盛则毙。承气入胃，阴盛则亡。"意思是说阳盛之人如果误服了桂枝这样的热药，就有可能造成危险；而阴盛之人如果误服了大承气汤这样的寒药，也可能导致恶果出现。

同样的食物或药材缘何在不同人身上有如此大的反差？追根溯源，这是因为体质有差异。那么，到底什么是"体质"呢？所谓"体质"，就是指机体素质，是指人体秉承先天（指父母）遗传、受后天多种因素影响，所形成的与自然、社会环境相适应的功能和形态上相对稳定的固有特性。它反映机体内阴阳运动形式的特殊性，这种特殊性由脏腑盛衰所决定，并以气血为基础。

体质的形成是机体内外环境多种复杂因素共同作用的结果。这些因素主要有先天因素和后天因素两个方面，还包括性别、年龄、地理环境等因素。

先天因素

在体质形成过程中，先天因素起着决定性的作用。先天因素，又称禀赋，是指小儿出生以前在母体内所禀受的一切特征。中医学所说的先天因素，既包括父母

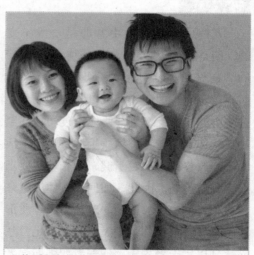

◎体质不但与先天和后天因素有关，而且与性别、年龄、地理环境等因素有关。

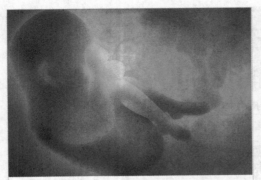

◎体质的先天因素是指小儿在出生以前从母体所禀受的一切特征。

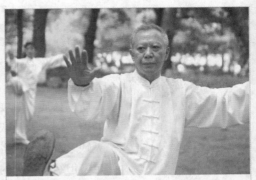

◎人的体质是由先天禀赋加后天修养而成，即使先天不足，经过后天严格锻炼，也能健康长寿。

双方所赋予的遗传性，又包括子代在母体内发育过程中的营养状态，以及母体在此期间所给予的种种影响。同时，父方的元气盛衰、营养状况、生活方式、精神因素等都直接影响着"父精"的质量，从而也会影响到子代禀赋的强弱。

但是，先天因素、遗传性状只对体质的发展提供了可能性，而体质强弱的现实性，则赖于后天环境、营养和身体锻炼等。

后天因素

人的体质在一生中并非是一成不变的，而是在后天各种因素的影响下变化着的。良好的生活环境，合理的饮食、起居，稳定的心理情绪，可以增强体质，促进身心健康；反之则会使体质衰弱，甚至导致疾病。随着人类物质生活及文化生活的不断改善，人们对于健康和长寿的要求变得日益迫切。因此，如何保养体质越来越成为人们关心的课题。改善后天体质形成的条件，可以弥补先天禀赋之不足，从而达到以后天养先天，使弱者变强而强者更强的目的。

1.饮食营养

饮食营养是决定体质强弱的重要因素。合理的膳食结构，科学的饮食习惯，保持适当的营养水平，对维护和增强体质有很大影响。由于人的体质不同，其对营养物质的新陈代谢功能也不一样。因此，科学、合理的饮食营养应包含必需和适当两层含义。长期营养不良或低下，或营养不当，以及偏食、偏嗜等都会使体内某些成分发生变化，从而影响体质，乃至于引起疾病。《黄帝内经》中曾多次谈到饮食偏嗜对机体的危害。诸如"肥者令人内

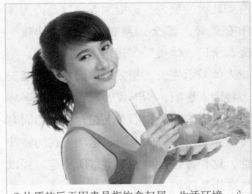

◎体质的后天因素是指饮食起居、生活环境、心理情绪等对身心产生的影响。良好的生活习惯能增强体质，反之则会使体质衰弱。

热，甘者令人中满""膏粱之变，足生大丁"，以及五味偏嗜会引起人体脏气偏盛偏衰而产生病变等。

2.劳动和运动

劳动的性质和条件，对人们的体质强弱有着深刻的影响。劳动一般分为体力劳动和脑力劳动两大类。在现代社会，随着科学技术的高度发展，体力劳动和脑力劳动的关系也越来越密不可分。劳逸适度，劳而不倦，可增强体质。一般来说，适当的体力劳动对体质的增强有积极的作用。但是，过于繁重的体力劳动，在严重污染环境下的体力劳动，精神情绪经常处于紧张状态下的劳动，操作分工过细，促使身体局部片面发展的劳动，等等，对人的体质都将产生不利影响。反之，过度安逸又可使机体气血运行迟缓，气机阻滞，脏腑功能减弱，正气不足，而致体质虚弱多病。故当有劳有逸，劳逸适度。

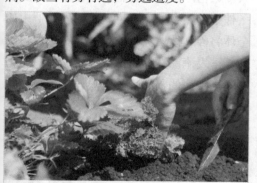

◎适当的体力劳动可增强体质，体质养生应谨记：劳逸适度，劳而不倦。

3.年龄

年龄也是影响体质的重要因素之一。人体的结构、机能与代谢随着年龄的增长而发生规律性的变化。

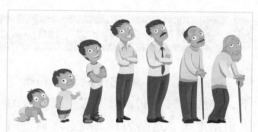

◎年龄也是影响体质的重要因素之一，不同的年龄对体质的影响呈现出规律性的变化。

这里应当强调两个环节，一是青春期，二是更年期。以性成熟过程为特征的青春期是人体内机能、代谢与结构急剧变化的时期，是人生中第一个转折时期，体内各种生理活动进行着整体性的调整。更年期则是从成年期转入老年期，全身各系统的功能与结构渐进性衰退的过渡阶段，是一生中第二个转折时期。若能处理好这两个时期，则可达到强身健体、延缓衰老的目的。

4.性别

男为阳，女为阴。男性多禀阳刚之气，体魄健壮魁梧；女性多具阴柔之质，体形小巧苗条。

除此之外，影响人们体质的还有地理环境和心理等因素。

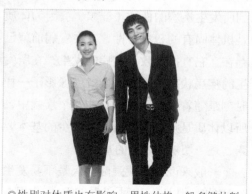

◎性别对体质也有影响，男性体格一般多健壮魁梧，女性则小巧苗条。

体质影响疾病的产生与发展

我们注意到，在同样的环境和条件下，猝然遇到外邪，有的人生病，有的人则不生病，这是为什么呢？《黄帝内经》认为，这种现象与体质的强弱有关。在《灵枢·寿夭刚柔》中曾讲道"人之生也，有刚有柔，有弱有强，有短有长，有阴有阳"，意思是说，人生在世，由于各人禀赋不同，性格有刚强、柔弱之分，体质有强壮、瘦弱之别，身形有长、短之分，体质及生理功能活动有偏阴、偏阳之别。

我们可以这样描述体质与疾病的关系：病是一张画面上的特异性图像，或称"花样"，而体质是画面后的"底色"。换句话，病是"前景"，体质是"背景"。各种特异性病变这个"前景"的"时空花样"，是在体质因素这个背景的基础上发生的，两者相互影响。

体质对疾病发生的根本影响有两个方面，一是影响到疾病是否发生，一是影响到所发生疾病的性质（证候）。因为体质是机体固有的一种特性，它在发病前就已存在，它直接导致了疾病的发生，在所发生的疾病状态中体质的影响就像影子一样时刻跟随着疾病，并渗透在整个疾病中，所以体质是疾病发生所不可缺少的基本要素，是一切疾病发生的基础。

一般来说，体质强健的人是不易发生疾病的。但是，这种"强健"总是相对的。因为真正完美无缺的体质几乎是不存在的，即使是所谓"阴阳和平"体质，也是相对的，而不是绝对的。

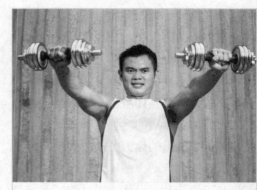

◎遭遇同样的外邪，有些人立刻生病，有些人则不病，这与体质的强弱有关，体质强健者不易发生疾病。

作为一个常人，最好的体质也只是少病而不是无病。所谓"少病"，就是说在大多数情形下可以不病，而在某一特定的条件下必然会发病。也就是说，人群中的个体将因其体质类型的不同，在各自特定条件下发病。这样就形成了不同体质类型对不同疾病的易感性的差异。阴虚或偏热

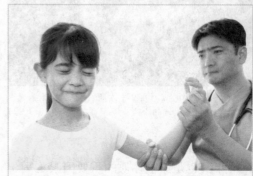

◎体质还决定着疾病的发展方向：体质强者正气能够战胜邪气，疾病会逐步好转；反之病情会变得复杂难治。

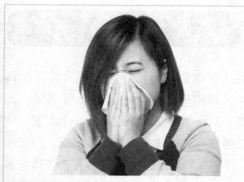

◎不同的人遭遇同一病邪，可能会发生不同性质的疾病，这也是由体质类型所决定的。

体质的人易受温热之邪而生阳热病证，阳虚或偏寒体质的人易受寒湿之邪而生阴寒病证，等等，这已是众所周知的事实。伤寒与温病是两类性质不同的疾病，其实就是不同的体质类型对环境因素所做出的不同的反应而已。

不同的个体，即使感受同一病邪，也可能发生不同性质的疾病，这也是由体质类型所决定的。为了说明不同体质类型对所发生疾病的性质的影响，中医学提出了一个"质化"（或称"从化"）的理论。名医章虚谷在《外感温热篇》注中说："六气之邪，有阴阳不同，其伤人也，又随人身之阴阳强弱变化而为病。"意思是说，不管感受何种病邪，都有一个随着体质偏倾的性质转化的趋向。这样一来，体质的因素实际上就成了诱导证候形成的主导因素。

从一般意义上说，疾病的发展有向好和向坏两种不同倾向，也是由体质因素所决定的。体质相对较强者，正气能够胜邪，疾病将逐步好转痊愈；体质相对较弱者，正气不能胜邪，邪气若乘势深入，疾病将变得复杂难疗，预后不佳。也就是说，在疾病的走向上，体质牵着疾病的鼻子走路。

具体地说，疾病的发展可有不同的方向，中医学叙述这一过程的理论就是关于"传变"的学说。人体有五脏六腑、十二经脉等不同组织器官，传变的一般规律是病邪向相对虚弱的部位转移，并形成新的疾病状态。这样，不同的体质类型（如脾虚质、肾虚质等），在初病相同的情形下可有不同的传变形式。虽然传变也有善恶之分，但一般以未转状态为单纯性疾病，视为易治。所以，在临床"既病防变"的过程中，必须首先掌握的重要信息就是病人的体质。《金匮要略》和《难经》都曾说过，肝病可以转脾，应预先采取防范措施，也就是补脾；但是素体脾气旺盛的病人，就不需要补了，这便是"四季脾旺不受邪，即勿补之"理论依据。

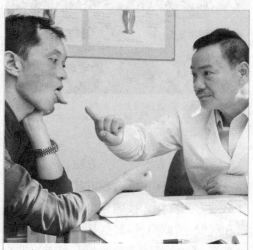

◎在临床"既病防变"的过程中，必须首先掌握的重要信息就是病人的体质。

地域环境造成体质差异

中国人的饮食习惯大致可概括为"南甜、北咸、东辣、西酸",造成东西南北口味有差距的原因是什么呢?是气候和环境。各地气候不同,人们只有通过调整日常饮食来应对不利于身体健康的气候。如,广东人的汤很出名,因为广东有夏无冬,人们就像常绿植物一样,只有补充足够的营养,才能维持生命的平衡。事实上,这正是由于不同的环境造成了不同的体质。

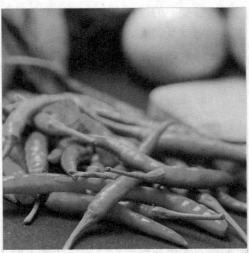

◎地域环境会造成体质上的差异,如四川、湖南一带多雨,人们为了驱寒祛湿不得不多吃辣椒,长此以往就形成了喜嗜辣椒的体质。

所谓"一方水土产一方物,一方水土养一方人",你在什么地方住着,就要吃什么地方的食物,按照这个地方的基本环境和气候去调养身体,这样才能达到体质的平衡。大家都知道,四川、湖南一带的人爱吃辣,那么他们为什么爱吃辣呢?其实这跟他们的生活环境有很大关系。四川、湖南一带多雨,气候比较潮湿,而寒、湿属于六淫,是致病的一个因素,所以得想办法把体内的寒湿排出来。辣椒味辛性热,能除寒湿、逐冷痹,为了适应多寒多湿的自然环境,身体就会产生一种祛寒湿的欲望,于人,表现出来的就是爱吃辣椒。

而北方气候寒冷,降水少,比较干燥,所以北方人就不如南方人那样爱吃辣,而且也不能吃太多的辣椒,否则就会上火。

另外,每个地区因气候、地理位置的不同会长着不同的食物,最明显的就是炎热之地多盛产寒冷性质的水果,如香蕉、甘蔗等,而寒冷地区多生长洋葱、大蒜、大葱等性平温的食物。这是大自然给人们准备好的完全适合身体本身的东西。我们就要接受自然界给我们的这份礼物,因时、因地选择食物,这样我们才能不生病或者少生病。

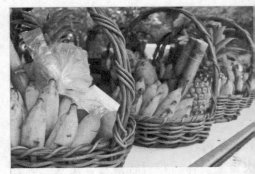

◎香蕉、甘蔗等寒冷性质的水果多盛产在炎热之地,而北方则盛产大蒜、大葱等性平温的食物,这是大自然的造化神奇之功。

体质随年龄的变化而变化

俗话说："一岁年纪，一岁人。"这句话用到人的体质方面，也说得通。

中医说小孩子是"纯阳之体"。"纯"就是指小儿先天禀受的元阴元阳未曾耗散。"阳"指小儿的生理生机好，如旭日初升般充满活力，这体现在孩子活泼好动，生理发育非常迅速上。但小孩子比较娇嫩，很容易生病，比如易患消化不良、积食、感冒、呼吸道感染等病症，这正好应了小儿"心肝有余，肺脾不足"的体质共性。小孩子生病只要治疗及时得当，很快就会好，马上就又活蹦乱跳，这说明小儿"脏气轻灵，随拨随应"。由此看来，小孩子的体质呈生机益然之态，但却又稚嫩脆弱，需要好好保护。

随着年龄的增长，受生活环境、饮食、情绪、生长发育等多种因素的作用，"纯阳之体"慢慢变成阴阳相合的体质。到青壮年时期，人的体质又会变成了壮阴壮阳。此时的人，血气方刚，身体健壮，心智达到一生的巅峰状态，用拉满的弓弦、明亮的满月等来形容青壮年时期的身体状态再合适不过了。青壮年阳气偏盛是其体质的共性，这不同于小儿的"纯阳"之体，也不同于年老的"阴盛阳衰"之体。而且，青壮年的体质很容易受外界环境、心智等因素的影响发生偏颇，所以要注意养生，不大喜大悲，平衡饮食，规律生活，保持人体的壮阳壮阴之态。如果思虑过多，饮食不合理，作息不规律，时间

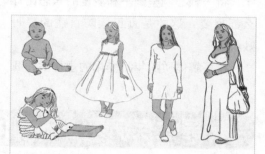

◎体质会随着年龄的变化而变化：中医认为小孩子是"纯阳之体"；到青壮年时期，阴阳相合，则变成壮阴壮阳的体质。

久了，就会影响体质。

到了中老年，人的精力、体力、活力明显不如青壮年时期，气血既少又不通。另外，进入中老年后，脏器功能不可避免地会发生改变，脏气不足，体质也会有所改变。所以到了中老年时，要注重调整自己的起居、饮食、心态，保证体质在正常范围内，阴阳平衡就好。并不一定非得补肾壮阳，再怎么补也不可能像青壮年一样，更不要今天吃人参、虫草，明天补卵磷脂、蛋白粉，如此盲目进补对身体无

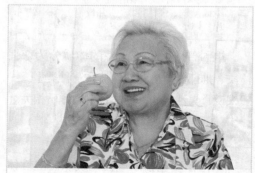

◎进入中老年后，体质会变差，此时应调整心态，注重自己的饮食和起居，保证体质在正常范围内，阴阳平衡即可，不宜盲目进补。

益。食物尚且不能胡吃海喝，更何况这些带有特殊作用的药物和保健品。进入中老年，将一颗心调整到平和淡定的状态比什么都重要，这才是真正预防百病的灵丹妙药。

在了解体质随年龄变化的规律后，我们也应该对自己的体质有一个重新的认知，既然体质会随着年龄的增加而出现衰弱的现象，那我们就要以平和的心态来接受这个事实。当然，做一些必要的身心保健，将体质维护在一个相对平衡的状态，是非常必要的。

♥ 男性疾病无一不和体质有关

女人是水做的，相对娇弱；男性则不同了，铁骨铮铮，一身正气，个个都很阳刚。所以，女人对男人自然多了一份期待：好男人不哭。其实，男人也很脆弱，他们的体质并不像我们想象的那样好。

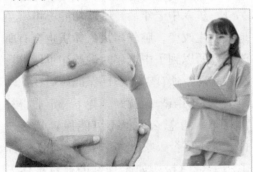

◎男女体质有别，男性阳刚而女性阴柔，但男人其实也很脆弱，他们的体质并没有想象中的完美，男性疾病大多和体质有关。

祖国传统医学将男性的体质分为寒性体质、抑郁性体质和热性体质三种类型。一般来说，男性疾病都会与各自的体质相关。

寒性体质

寒性体质包括阳虚性体质和痰湿性体质。属于寒性体质者，多形体肥胖，形盛气衰，容易疲劳，精神不振，多汗，多痰，小便清长，大便多溏，畏寒怕冷，肢冷体凉，喜食热物等。

寒性体质的男性易于发生性欲淡漠、性欲低下等男科疾病。在调摄上当避免感寒受湿，宜固护阳气，可服用性温平和之药食，如鹿茸、人参、枸杞等。

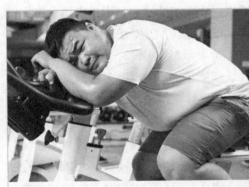

◎寒性体质者多形体肥胖、容易疲劳、喜食热物。寒性体质的男性易发生性欲淡漠、性欲低下等男科疾病。

抑郁性体质

抑郁性体质是指有性格内向、多思抑郁的性格倾向。这类体质的男性多具有一定文化素养，性格不稳定，情志变幻无常，遇事疑虑重重。凡遇到婚姻、家庭

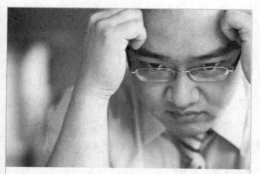

◎抑郁性体质者性格不稳定，情志变幻无常，多愁善感，烦躁善怒，抑郁性体质男性易发生阳痿、遗精、早泄等性功能障碍。

事业诸事不顺或社会压力时，难以承受，抑郁不乐，且非常敏感，易受自我暗示或他人暗示的影响。

属于抑郁性体质者，平素善叹息，胸闷不舒，情绪易波动，烦躁易怒，多愁善悲，失眠多梦等；易发生阳痿、遗精、早泄、不射精等性功能障碍以及乳房异常发育、男性更年期综合征、输精管结扎术后并发症等男科疾病。

具有抑郁性体质者，应移情易性，开朗豁达，适当参加文娱活动和体育运动，多学习一些性生理、性心理等知识，以利于养生保健。治疗上以舒肝解郁、畅达气机为主，慎用补益，忌用辛燥壮阳之品，同时辅以精神心理调护。

热性体质

热性体质包括阴虚性体质和湿热性体质。属于热性体质者，多形体消瘦，精神容易激动，小便短少或黄，大便干燥或秘结，畏热喜凉，喜食冷物或冷饮。

属于热性体质的男性性欲要求较强；易患过敏性疾病和生殖系统疾病。热性体质的男性平时饮食应清淡，忌食煎炒炙爆及辛辣之物；忌用鹿茸、鞭类等辛温燥热之品。可服用性平缓和之滋补药物和食物，如沙参、麦冬、百合、冬虫夏草等。应注意节制性欲。

♥ 摩腹、捏脊，就可以有效增强体质

一个人爱不爱生病、身体状况如何，是由体质决定的。体质分先天和后天，先天体质是父母赋予我们的，我们无法改变，但后天体质却是由我们自己掌握的。

《黄帝内经》里说，脾胃是后天之本。补益脾胃是改善体质的关键和前提，除了饮食外，摩腹和捏脊也可以增强脾胃功能。

唐代著名医学家孙思邈，在其巨著

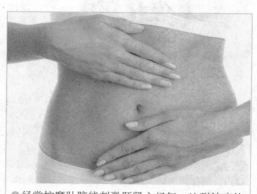

◎经常按摩肚脐能刺激肝肾之经气，达到祛病的目的。

《千金要方》中说："摩腹数百遍，可以无百病。"摩腹，实际上就是对肚脐的一种按摩。肚脐附近的"丹田"，是人体的发动机，是一身元气之本。经常按摩肚脐，能刺激肝肾之经气，达到祛病的目的。具体方法如下：

每次进食以后30分钟开始摩腹，顺时针进行，注意力量一定要轻柔，稍微带动皮肤就可以了，速度不要太快，每分钟30圈就可以了。如果腹泻，就要改变摩腹的方向，要做逆时针方向的按摩。

《黄帝内经》里说，督脉是诸阳之会，人体阳气借此宣发，是元气的通道。我们常说"挺直你的脊梁"，就是因为这样最展现人的精气神。所以，打通督脉，可以增强体质，祛除许多疾病。怎么打通呢？捏脊就是其中之一。捏脊能很好地调节脏腑的生理功能，特别是对胃肠功能有很好的调节作用，可提高身体的抵抗力。但需要得到家庭其他成员的帮助。具体操作方法如下：

取俯卧位，然后让家人用双手的拇指、中指和食指指腹，捏起你脊柱上面的皮肤，然后轻轻提起，从龟尾穴开始，边捻动边向上走，至大椎穴止。从下向上做，单方向进行，一般捏3~5遍，以皮肤微微发红为度。

在给家人捏脊时，一定要注意以下几点：

（1）应沿直线捏，不要歪斜。

（2）捏拿肌肤松紧要适宜。

（3）应避免肌肤从手指间滑脱。

打通督脉还有一个方法就是暖脊功，这其实是瑜伽的功法，这里借用一下。很简单，就是抱成团，在地上打滚。不是真的滚，而是脊椎受力，以头臀为两头，像小船似的两边摇。这个方法很有效，大家可以试试。另外，在地板上做效果才好，在床上，特别是床垫上则没什么效果。

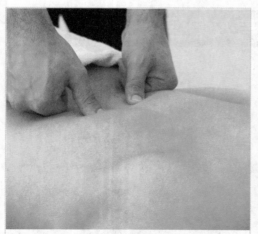

◎捏脊能打通督脉，起到调节腑脏生理功能的作用，对肠胃尤其有效。

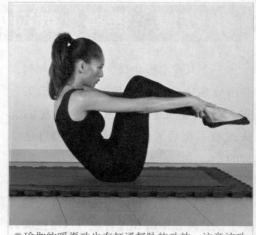

◎瑜伽的暖脊功也有打通督脉的功效，注意该功法在地板上做效果才好。

第二章

CHAPTER TWO

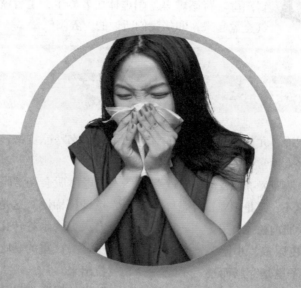

畏寒怕冷的阳虚体质
——不伤不损养阳气

●阳虚体质的人平素畏冷，手足不温、易出汗；喜热饮食，精神不振，睡眠偏多。男性表现为疲倦怕冷，四肢冰冷、唇色苍白，少气懒言，嗜睡乏力，遗精；女性表现为白带清稀，易腹泻，排尿次数频繁，性欲衰退等

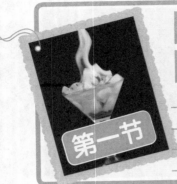

阳虚体质：养生就是养阳气

◎所谓"阳虚"，顾名思义，就是阳气虚衰，人体内阳气不足会导致机体功能减退或衰弱，出现虚寒的症状，常见的有胃阳虚、肾阳虚等。阳虚体质者养生，主旨就是让体内的阳气充盈起来，即是我们所说的"养阳气"。

♥ 阳虚体质养生法则：不伤不损阳气

阳虚体质的人畏冷，尤其是背部和腹部特别怕冷。很多年轻女性常见手脚冰冷，但是如果仅仅是手指、脚趾发凉或发凉不超过腕踝关节以上，那么不一定是阳虚，可能与血虚、气虚、气郁、肌肉松弛有关。

阳虚体质常见夜尿多，小便多，清清白白的。水喝进肚子里是穿肠而过，不经蒸腾直接尿出来。晚上还会起夜两三次。老年人夜尿多是阳气正常衰老，如果小孩子或中青年人经常夜尿，就是阳虚。要注

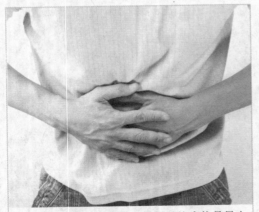

◎阳虚体质者经常腹泻，最明显的症状是早上五六点钟拉稀便。

意不能多吃寒凉食物，尽量少用清热解毒的中药。

阳虚体质会经常腹泻，最明显的早上五六点钟拉稀便。这是因为，阳虚体质的人没有火力，水谷转化不彻底，就会经常拉肚子，最严重的是吃进去的食物不经消化就拉出来。

阳虚体质还常见头发稀疏，黑眼圈，口唇发暗，舌体胖大娇嫩，脉象沉细。中年人阳虚会出现性欲减退、性冷淡或者脚跟腰腿疼痛、容易下肢肿胀等。女性可见白带偏多，清晰透明，每当受寒遇冷或者疲劳时，白带就增多。

阳虚体质主要来自先天禀赋，有的是长期用抗生素、激素类、清热解毒中药，或有病没病预防性地喝凉茶，或者性生活过度等都会导致或加重阳虚体质。阳虚体质的人易肥胖，患痹证和骨质疏松等症。

饮食调养：多吃温热食物。

少吃或不吃生冷、冰冻之品，如，柑橘、柚子、香蕉、西瓜、甜瓜、火龙果、

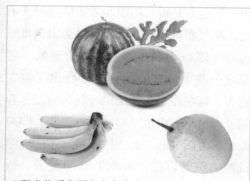

◎阳虚体质者不宜多食寒凉的水果，如西瓜、香蕉、梨等。

马蹄、梨子、柿子、枇杷、甘蔗、苦瓜、黄瓜、丝瓜、芹菜、竹笋、海带、紫菜、绿豆、绿茶等。即使很想吃，也要量少，搭配些温热食物。减少盐的摄入量。多食温热食物，如荔枝、榴梿、龙眼、板栗、大枣、生姜、韭菜、南瓜、胡萝卜、山药、羊肉、狗肉、鹿肉、鸡肉等。适当调整烹调方式，最好选择焖、蒸、炖、煮的烹调方法。

女性朋友认为多吃水果会美容，水果确实对皮肤好，但要看好自己是什么体质。阳虚、气虚、痰湿的人，吃太多水果会影响胃功能，不仅对皮肤没好处，反而会伤脾胃。

家居环境：注意保暖，不要熬夜。

日常生活中要注意关节、腰腹、颈背部、脚部保暖。燥热的夏季也最好少用空调。不要做夜猫子，保证睡眠充足。什么算是熬夜呢？通常晚上超过12点不睡觉，就是熬夜，冬天应该不超过晚上11点钟。

药物调养：防止燥热，平和补阳。

阳虚平时可选择些安全的中药来保健，如鹿茸、益智仁、桑寄生、杜仲、肉桂、人参等，如果是阳虚腰痛和夜尿多可以用桑寄生、杜仲加瘦猪肉和核桃煮汤吃。

经络调养：中极、气海、关元、神阙。

任脉肚脐以下的神阙、气海、关元、中极这四个穴位有很好的温阳作用，可以在三伏天或三九天，就是最热和最冷的时候，选择1～2个穴位用艾条温灸，每次灸到皮肤发红热烫，但是又能忍受为度。如果有胃寒，则可以用肚脐以上的中脘，方法如上。

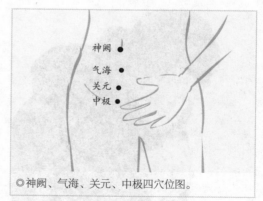

◎神阙、气海、关元、中极四穴位图。

阳气不足，所以阳虚体质者怕冷喜热

《黄帝内经·素问·宝命全形论》中说："人生有形，不离阴阳。"意思是说，人体生命活动的过程就是阴阳相互依存、对立、消长和转化的过程。即阴阳相互依赖，缺一不可。同时，两者只有在不停地运动变化中保持着相对平衡，人体才能进行正常的生理运动。当某一方出现偏盛或偏衰时，人体的平衡也会被打破，人就会处于各种亚健康状态或者患上疾病。

人体禀受父母的先天之气，与后天自身脾胃运化水谷之气结合形成阳气。阳气是人体生命活动的最基本物质。阳气有三大功能：第一是固护肌表、抵御外邪侵袭。即阳气维持着人体体温和脏腑、组织功能的正常运行。第二个是濡养着人的精神、形体。第三是阳气作为"火力"，推动和固护着人体津液的顺利循环。因此，阳气亏虚则会引起人体生理活动减弱和衰退，导致身体御寒能力下降。

《黄帝内经·素问·逆调论》有云："阳气少，阴气盛，故身寒如从水中出。"这就是说，阳虚体质者体内阳气不足，阴气相对较盛，所以平时会出现畏寒怕冷、四肢不温或腰膝冷痛的现象，甚至吃一些生冷寒凉的食物就会出现腹痛腹泻、胃脘冷痛的状况。《黄帝内经·素问·调经论》中说"阳虚则外寒"，即阳虚体质者阳气的"火力"不足，不能温煦肌肉、脏腑以抵抗外来寒邪的侵袭，所以特别喜热怕冷。同时，《黄帝内经·素问·生气通天论》中也指出："阳气者，精则养神，柔则养筋。"意思是说，阳气充足，人就会精神焕发，并且阳气的温煦可以使人的关节、筋脉柔韧有度；阳气不足，人就会出现精神不振、意志消沉的现象，同时也容易出现关节僵硬、疼痛等症状。当然，体内各个脏腑阳气不足，则会分别出现不同的症状。

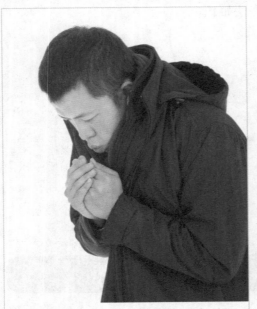

◎阳气是人体生命活动的基本物质，阳气不足，"火力"难以为继，所以阳气亏虚会导致人怕冷喜热。

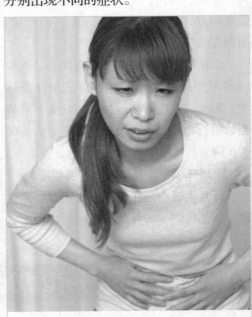

◎阳虚体质者体内阴气较盛，常会出现四肢不温、腰膝冷痛的现象，一吃生冷寒凉的食物，动辄腹痛、腹泻。

人体阳虚的主要症状

心阳虚	心阳虚是指心阳不足、心阳气的温煦功能失调的现象。心阳不足，则心脏失去濡养，易出现精神疲乏、心悸心慌、心胸憋闷、气短、心口发凉或者心痛等症，并且失眠多梦。心脉运血无力、血行不畅，所以面部呈白、唇舌呈青紫、手脚冰冷。
脾阳虚	脾阳虚又称脾虚寒，是指脾阳虚衰，阴寒内生，阳气失于温运的现象。脾阳虚衰，则运化功能失调，易出现食少不消化、恶心呃逆、嗳气泛酸、腹胀腹痛、肢体水肿、大便稀溏的现象。又因阳虚阴盛，体内寒气凝滞，所以喜欢吃热的食物。
肾阳虚	肾阳虚是指由于肾气虚衰，肾阳气的温煦、汽化作用得不到正常发挥的现象。主要表现为：腰膝酸软冷痛、畏寒肢冷，尤其以下肢为重；精神萎靡不振，面部呈白或发黑、发暗；小便较多，并且经常泄泻。
肝阳虚	肝阳虚是指肝气不足，肝阳气疏泄无力的现象。经常会出现头晕目眩，两胁隐痛，情绪抑郁，多疑善虑，月经不调，腰腹疼痛，脾气急躁，筋脉挛缩，手脚、关节不灵活等现象。
肺阳虚	肺阳虚是指肺气失宣，肺阳气温养功能失调的现象。主要表现为身体畏寒、口不渴、易感冒、面色淡白，呼吸短浅微弱、精神涣散。此外，经常咳吐涎沫，量多而清稀，容易自汗，背部易寒冷，小便多。

综上所述，阳虚体质者以阳气不足、喜热怕冷为总体特征，因此，饮食应以补温助火为主，同时注意养阴，以保持体内阴阳平衡。

现代人的阳虚体质，多是冰箱"冻"出来的

事实上，除了部分人属于先天阳气不足，我们大部分的阳虚体质都是后天造成的。而且，在现代社会，大多数的阳虚体质都是冰箱造成的。自从有了冰箱之后，我们的生活方式就改变了，各种冰镇食品纷纷往肚子里装，直接降低了我们胃部的温度，这不是身体内的自然调节，而是从外面强行侵犯。在中医理论中，寒属阴，阴盛伤阳，直接攻击了位于中焦的脾阳，久而久之，就形成

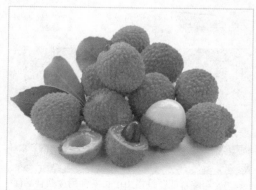

◎阳虚体质者饮食应以补温助火为主，可多食荔枝、榴梿、大枣、板栗等物。

了阳虚体质。

以冰西瓜为例。在夏天吃西瓜前，很多人喜欢把它放在冰箱里，冻得凉凉的再拿出来食用。这样虽然嘴上舒服了，却会对脾胃和咽喉造成很大的伤害。西瓜本来就是生冷性寒的食物，一次吃得过多容易伤脾胃。如果贪凉吃冷藏时间过长的冰西瓜，对脾胃的伤害就更大。此外，西瓜中有大量水分，可冲淡胃液，从而引起消化不良，使胃肠道抗病能力下降，容易导致腹胀、腹泻。特别是在劳动、剧烈运动之后，如果大量吃冰西瓜，就会引发胃痛或加重胃病。胃肠虚弱的婴幼儿和平时就有脾胃虚寒、消化不良等肠胃道疾病的人，最好少吃冰西瓜。

近年新出现一个名词叫作"冰箱综合征"，恰好说明了冰箱对人体健康的重要影响。那么，究竟什么是"冰箱综合征"呢？不知道你有没有这样的经验，在盛夏的时候，喝上凉凉的冷饮，吃上可口的冷食，会感到一时的舒服，可紧接着就是难忍的头痛、胃肠道不适，这就说明你已经患上了"冰箱综合征"。

所谓"冰箱综合征"，就是由于食用冰箱内的食物而导致的各种疾病，如头痛、肺炎、胃炎、肠炎等。下面，我们逐一分说。

头痛

烈日炎炎的夏天，人们免不了吃一些冷冻食物来消渴解暑。当快速食用刚从冰箱冷冻室取出的食品时，人常常会出现头痛，持续20～30秒。这是怎么回事呢？刚从冰箱取出的冷冻食品和口腔内的温度形成较大反差，口腔黏膜受到强烈的刺激，引起头部血管迅速收缩痉挛，产生头晕、头痛甚至恶心等一系列症状。对于有偏头痛毛病的人，吃冷冻食品更易引起刺激性头痛。

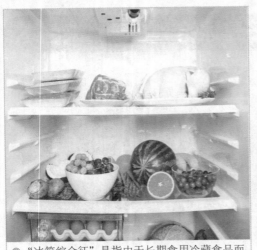

◎"冰箱综合征"是指由于长期食用冷藏食品而导致身体出现各种疾病的现象，常见的有头痛、胃炎、肠炎等。

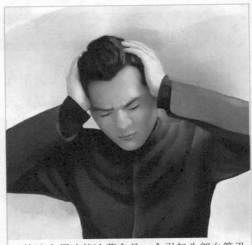

◎快速食用冰箱冷藏食品，会引起头部血管迅速收缩痉挛，导致出现头晕、头痛、恶心等系列症状。

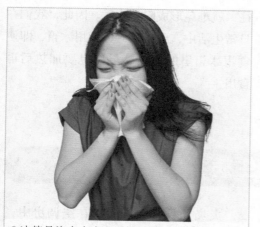

◎冰箱是许多人患上过敏性肺炎的原因，电冰箱的门上和冷冻机的排气口等部位易繁殖大量真菌。人吸入这些真菌后，会出现咳嗽、胸痛、气喘等症状。

肺炎

许多人因发热、咳嗽、呼吸困难被紧急送入医院，经诊断，确定为过敏性肺炎。找寻病因，是冰箱"惹的祸"：电冰箱下方的蒸发器中，发现有真菌——"黑曲霉菌"污染，原来是电冰箱里的真菌引起的过敏性肺炎。

在电冰箱门上的密封条上的微生物达十几种，在冷冻机的排气口和蒸发器中同样容易繁殖真菌。如果冰箱平时不经常擦洗，在室温25～35℃，相对湿度70%左右时，就为霉菌生长繁殖创造了最佳条件。

当真菌随尘埃散布至空气中，体质较敏感的人吸入后，就可能出现咳嗽、胸痛、打寒战、发热、胸闷以及气喘等症状。

胃炎

这种胃炎的症状为：在食入过多的冷食半小时至一小时后，突然出现上腹部阵发性绞痛，有时会窜至背部，严重时伴有恶心、呕吐、打冷战、精神疲惫，一般不腹泻。老年人发生冰箱胃炎后，常可引起反射性的应激性冠状动脉缺血，从而引起心绞痛和心肌梗死。这种胃炎不是真正的炎症，而是由于冰箱内所储存的食物或冷饮与人体胃内温差太大，引起的非炎症性胃痉挛。

肠炎

如果说引起冰箱肺炎的原因之一是冰箱外部不洁净，那么冰箱性肠炎则更多是因为冰箱内环境受到污染使然。人们习惯于把食品存放在冰箱里慢慢享用。一般的加工食品只要在保质期内，放入冰箱中储存是比较安全的，如在0～4℃的低温下储存保质期内的罐头、饮料、调味品等，一般没有问题，但实际情况又并非绝对。

冰箱内的冷冻温度使微生物的繁殖机会大大减弱，但是冷冻不同于杀菌消毒，如果食品放置不当或时间过久，就会出现

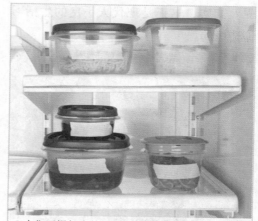

◎人们习惯把食物放在冰箱中慢慢享用，但事实上，在冰箱中存放时间过长的食物照样会发霉、干枯、变质等，食用这些食物会引起肠炎。

发霉、干枯、变色等腐败变质现象。即使在已冷却或冷冻的食品中，也会有少数低温微生物在活动。

从某种程度上来说，"冰箱综合征"还没有到影响体质的程度，但如果长此以往，就难免形成阳虚体质。因此，我们在日常生活中，要尽量避免使用冰箱，即使食用冰箱里的食物，最好也要加热后再食用。

❤ 寒湿伤阳气，损阳易生病

张仲景在《伤寒杂病论》中将很多疾病都归因于寒邪入侵，在他生活的那个时代，人们忍饥受冻，疾病以寒邪为主。而如今随着生活环境的改变，单纯的伤寒已经很少见了，多是寒邪与湿邪交织，在人体形成一股浊重之气，阻碍人体气机，导致生病。

在生活中，我们可能经常会注意到这样奇怪的现象，就是冬天很少见到着凉感冒的人，反而是夏天常有这样的病症发生。冬天气温低，受寒湿侵犯容易理解，而夏天这么热，怎么还会有寒湿呢？其实，这正是现代人不良的生活习惯造成的。

炎炎夏日，人们多待在空调房中，身体该出汗时却被空调冷气所阻，汗液发不出来就淤积在体内，导致体内湿邪堆积，造成阳气虚衰。尤其是到了七八月份的长夏天气，湿气达到最盛。而人体五脏之脾最喜燥恶湿，长夏湿气过盛，就容易损伤脾脏。脾主运化，可以运化水液，运化水谷，把吃进去的粮食、水谷精微营养的物质以及水液输送给其他的脏器，起到一个传输官的作用。脾的这种传输的作用对生命来说至关重要，故而中医把它称为人的"后天之本"。而体内湿气过重会导致脾脏功能得不到正常发挥，使人体各器官因得不到

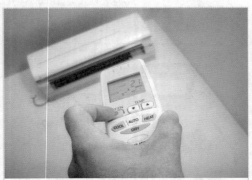

◎空调是现代人健康受损的又一源头，夏日人体的汗液被空调冷气所阻无法挥发，淤积在体内易造成寒湿堆积，损伤阳气。

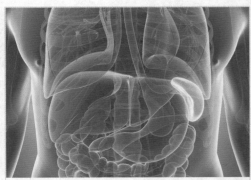

◎脾脏虽小，却是人的"后天之本"，脾脏最怕寒湿的侵袭，一旦受损会累及人体全身的各个器官。

及时充足的营养而出现问题，导致人体生病。

由此可知，祛除寒湿是养生保健不可缺少的功课之一。那么，怎样判断身体内是否有湿呢？方法其实很简单，观察自己的大便情况，一看便知。如果长期便溏，大便不成形，那么很有可能就是你的身体蕴含了太多的湿气。而长期便秘，则代表着体内的湿气已经很重了。因为湿气有黏腻性，过多的湿气就容易把粪便困在肠道内。

事实上，祛除寒湿最好的办法就是让身体温暖起来，因此，健康与温度有着密切的关系。众所周知，掌握人体生杀大权的是气血，而气血只有在温暖的环境里，才能在全身顺畅地流通。如果温度降低、血流减慢，就会出现滞涩、淤堵，甚至血液会凝固，那么人就将面临死亡。此外，温度过低，会使体内的寒湿加重，外在表现就是上火。

所以，要涵养我们身体内的阳气，就要远离寒湿，温暖身体。在中医养生学中，让身体温暖起来的办法有很多，《本草纲目》中就记载了很多可以养阳的食物，如羊肉、狗肉、党参等都是补益阳气的。另外，安步当车，让身体动起来，为自己选择几项适合的运动；放弃淋浴，经常泡个热水澡；养成睡前用热水泡脚的好习惯。这些方法也能让身体暖和起来，使人体阳气升发，免疫力提高。

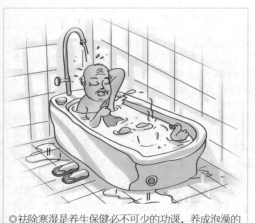

◎祛除寒湿是养生保健必不可少的功课，养成泡澡的好习惯可以涵养体内阳气，温暖身体。

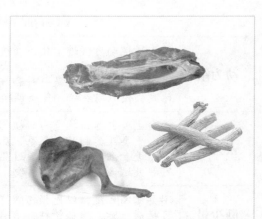

◎《本草纲目》中记载了很多可以养阳的食物，如羊肉、狗肉、党参等。

脾胃运转情况，决定阳气是否充足

李时珍在《本草纲目》中有"土为元气之母，母气既和，津液相成，神乃自生，久视耐老""土者万物之母，母得其养，则水火相济，木金交合，百诸邪自去，百病不生矣"等叙述。他认为，脾胃与人的阳气有着密切的关系，人体内的阳气因脾胃而滋生，脾胃的功能正常运转，人体内的阳气才能生长并充实。而人吃的五谷杂粮、果蔬蛋禽，都要进入胃中，人体内的各个器官摄取营养，都要从胃而得来。

李时珍曾经说过："脾者黄官，所以交媾水火，会合木金者也。"他认为，人体气机上下升降运动正常，有赖于脾胃功能的协调。脾胃如果正常运转，则心肾相交，肺肝调和，阴阳平衡；而如果脾胃受损，功能失常，就会内伤阳气，严重的还会影响全身而患病。那么吃什么才能养脾胃呢？李时珍在《本草纲目》中提到枣、

莲子、南瓜、茼蒿、红薯等都有养脾胃的功效。

另外，下面四大保养脾胃的要诀要记牢："动为纲，素为常，酒少量，莫愁肠。"

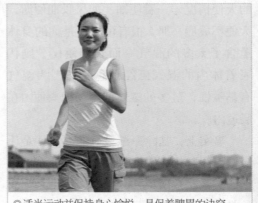

◎适当运动并保持身心愉悦，是保养脾胃的诀窍。

保养脾胃的四大要诀

动为纲	适当地运动可促进消化，增进食欲，使气血生化之源充足，精、气、神旺盛，脏腑功能不衰。因此，大家要根据各自的实际情况选择合适的运动方式和运动量。散步是一种和缓自然的体育活动，可快可慢，可使精神得到休息，使肌肉放松，气血调顺，帮助脾胃运化，借以祛病防衰。
素为常	素食主要包括植物蛋白、植物油及维生素的食物，如面粉、大米、五谷杂粮、豆类及其制品、蔬菜、瓜果等。日常饮食应以淡食为主，以便清理肠胃。进食温凉适当，不要过热也不可过凉，因为热伤黏膜、寒伤脾胃，均可导致运化失调。少食质硬、质黏、煎炸、油腻、辛辣食品。
酒少量	不要嗜酒无度，以免损伤脾胃。少量饮酒能刺激胃肠蠕动，以利消化，亦可畅通血脉、振奋精神、消除疲劳、除风散寒；但过量饮酒，脾胃必受其害，轻则腹胀不消、不思饮食，重则呕吐不止。
莫愁肠	人的精神状况、情绪变化对脾胃亦有一定影响。中医认为思可伤脾。意指思虑过度，易伤脾胃。脾胃功能失衡，会引起消化、吸收和运化的障碍，因而食不甘味，甚至不思饮食。久之气血生化不足，使神疲乏力、心悸气短、健忘失眠、形体消瘦，导致神经衰弱、胃肠神经官能症、溃疡病等。

所以，必须注意性格、情操及道德的修养，做到心胸豁达，待人和善，遇事不要斤斤计较，更不要对身外之物多费心思。尽量避免不良情绪的刺激和干扰，经常保持稳定的心境和乐观的心态，这也是保养脾胃、祛病延年的妙方。

戕伤阳气的首恶——无穷的欲望

在中医养生学中，经常会提到节制欲望的理念。确实，欲望太多就会伤害身体的阳气。老子说："罪莫大于可欲，祸莫大于不知足，咎莫大于欲得。故知足之足，常足矣。"意思是说，罪过莫大于欲望膨胀，祸害莫大于不知道满足，凶险莫大于欲望得以放纵。所以，知道满足的富足平衡心理，是永远的富足。此外，陶弘景在《养性延命录》里也说："常人不得无欲，又复不得无事，但当和心少念，静身损虑，先去乱神犯性，此则啬神之一术也。"意思是说，人是血肉之躯，是有情有欲的，要断绝它做不到，也不必要，但需要节制它，这是守神的一种方法。

中医养生学认为，立志养德是精神养生中的调神养生法之一，即树立理想，坚定信念，充满信心，保持健康的心理状态，是养生保健的重要一环。中医还认为：道德高尚，光明磊落，豁达大度，有利于神志安定；气血调和，精神饱满，形体健壮，能够达到养生的效果。与此同时，现代生理学和生物信息反馈疗法研究证明，坚定意志和信念，能够影响内分泌的变化，改善生理功能，增强抵抗力，有益于健康长寿。

既然小欲、私欲伤身，大欲、大德、大志养心，那么想要健康长寿的人就必须注意了，在平时的生活中一定要戒除以下心理。

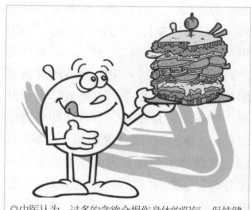

◎中医认为，过多的贪欲会损伤身体的阳气，保持健康的心理状态才有利于神志安宁、气血调和。

几种不良的心理

自私心理	私心太重，斤斤计较，以自我为中心，世上的好处自己捞完才心甘，否则就怨天怨地。有这种心理，整天劳心伤神，寝食不安，必然危害身心健康。
嫉妒心理	"人比人，气死人"，任何方面都不容别人比自己优越，这种心理所产生的行为，不但容易在同行、同事、邻里和家庭之间产生摩擦，也易使自己整天处于焦虑烦躁之中，伤心劳神，危害健康。
贪婪心理	重财重利，贪欲无度，劳心伤脾，则百病丛生。
阴险心理	心胸狭小，心机阴险，以整治他人为乐。这种品性阴险的人，不但生活不能潇洒轻松，而且最容易走上犯罪道路。

续表

忧郁心理	抑郁寡欢，思绪重重，叹老悲老。殊不知，"怕老老得快，叹病病自生"。此心不除，疾病更易缠身。
怀疑心理	对亲朋好友和同事，缺乏起码的信任和尊重。须知疑心过重是导致家庭失和、人际关系紧张的重要原因。
回归心理	总沉湎于往事的回忆中，倚老卖老，看不惯一切新生事物。此心不除，就会落伍，形劳精亏，积虑成疾。

三阳开泰，阳气始生

"三阳开泰"出自《易经》六十四卦之中的泰卦。古人发现冬至那天白昼最短，往后白昼渐长，故认为冬至是"一阳生"，十二月是"二阳生"，正月则是"三阳开泰"。"三阳"表示阴气渐去阳气始生，冬去春来，万物复苏。"开泰"则表示吉祥亨通，有好运即将降临之意。人体的阳气生发也有类似的渐变过程，武国忠医师称其为人体健康的"三阳开泰"，即动则升阳、善能升阳、喜能升阳。

三国时期的名医华佗创编的五禽戏里面有一句至理名言——"动摇则谷气消，血脉流通，病不得生"，意思是人只要动一动，摇一摇，那么气血流通就百病不生了。学五禽戏的人都知道这句话，却不知道这句话的真正含义。动摇正是对动则升阳最好的诠释。现代社会是以脑力劳动为主体的，人们大多时候动摇的是精神，不动的是身体。上班的时间坐在办公室里，出门就坐车，回家又坐在沙发上看半宿电视，一天绝大多数时间都是坐着的。不动

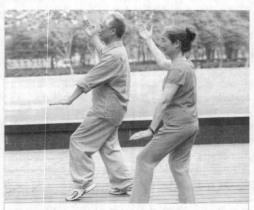

◎阳气不足，阴气过盛，可以选择做一些柔和舒缓的传统功法，如太极、五禽戏等。

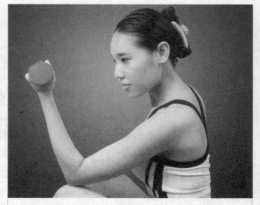

◎运动也要注意适度，以心脏不剧烈跳动、身体微微出汗发热为宜。

则阳气不得升发，气血都瘀滞了，长此以往，身体怎能不病呢？动摇精神损耗的是我们的阳气，动摇身体则能生发阳气，所以我们要身体健康，就一定得先让身体动起来。

中医有一句话："阳光普照，阴霾自散。"如果你体内阳气严重不足，阴气过盛，就可以选择一些柔和舒缓的传统功法，如养生桩、五禽戏、八段锦、太极拳，等等。运动有一个标准，就是以心脏不剧烈跳动、身体微微出汗发热为宜，运动过度反而会伤害身体。上午和春夏都属于阳长阴消的阶段，所以阳虚的人应该在上午锻炼。

善能生阳

《太上感应篇》中对"善"做了三个定义：第一是语善，第二是视善，第三是行善。

语善，就是要求我们说一些鼓励人、激励人、柔和的话。比如说一名员工犯了错，善于管理的领导，一定不会去埋怨员工，而是用激励、鼓励的方式，让员工的信心建立起来。

事实上，现实中很多有成就的人，都是在上级不断肯定和鼓励下成长起来的，在这种肯定的语言激励下，人的阳气就会持续得到生发，身心都会得到平衡的发展。古人讲"良言一句三冬暖"，讲的就是语善升阳的道理。

视善，就是要让眼睛经常看到美好的事物。风景秀丽的名山大川，是天地间的大美，所以久居喧嚣都市的人要经常出去

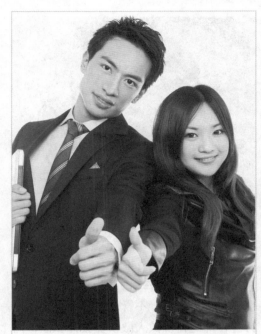

◎鼓励他人也是一种善，同样能激发人的阳气，《太上感应篇》里认为这是"语善"。

看看，以此养目调心。亲近大自然的过程，也是与天地交换能量、升发阳气的过程。眼睛是心灵的窗口，眼睛所见之物反过来也会影响心灵，生活中不要总看到社会、人生的阴暗面，凡事要多看阳光的一面。如此，不用刻意追求，也能做到随处视善了。

那什么是行善呢？在日常生活当中，我们也能看到很多这方面的例子。比如一个人用车拉着一车煤或者白菜，爬高坡时上不去了，这时你帮他推一把，过了这个坡以后，拉车的人会回头道一声谢谢。这个时候你心里是什么感觉呢？一定会感觉到暖暖的，这种暖就是阳气升发的表现。日常中帮助他人的行为其实都是行善。

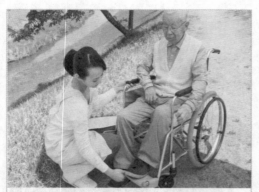

◎传统观点认为善能生阳。帮助他人后，听到别人道谢时，心中会出现一股暖气，这其实就是阳气生发的表现。《太上感应篇》里认为这就是所谓的"行善"。

《礼记·礼运篇》曰："大道之行也，天下为公。"不管是语善、视善还是行善，都是在讲做人做事要去掉私欲，内心光明磊落，多为他人着想。那种累在身暖在心的感受，也是能延年祛病的。

喜能生阳

古人说，喜则阳气生。在日常生活当中，喜应该是很好做到的。多想一些高兴的事情，看一些欢快的娱乐节目，听自己喜欢的歌曲，看自己喜欢看的书，业余时间多做自己喜欢的事，都可以使人的阳气生发。

喜能升阳，最典型的应用就是"冲喜"。按照道家医学的观点，冲喜是很高明的升阳方法，冲喜冲掉的是身体的邪气，换回的是正气。过去的人用办喜事的方法来治病或者转运。久病或长年身体不好的人，有意地操办些喜事，有时候可能对病情是有帮助。实际上，冲喜是借助外在的环境改变病人的状态。

只生欢喜不生愁的人，在古代就被称为神仙。喜是人生的一种大境界，能够保持一颗欢喜心，是比吃什么灵丹妙药都管用的。

命运是每个人穷其一生都想去把握和改变的事。从医学的角度来看，命运赋予了每个人更加切实可把握的意义。阳气旺盛不仅不会受到病邪侵害，还能使人的精神平和愉悦，心想事成。所以，升发阳气还是改变命运的最好方法。

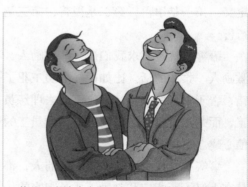

◎传统观点认为喜则阳气生。保持精神平和愉悦能升发阳气，对身心十分有益。

避免孩子阳虚，从注重怀孕开始

一般说来，先天不足是造成阳虚体质的重要因素。如果母亲身体不好，那么生下来的孩子很可能就是阳虚体质，这样一来，要想后天进行调理就非常困难了。因此，要想让孩子远离阳虚体质，准妈妈就要做好全方位的健康护理。这主要包括生理和心理健康两个方面。

生理健康

要想生育一个健康聪明的宝宝，母亲的身体素质好是优生的前提条件，所以孕妇应尽量保持良好的健康状况，有病及早治疗，并使自己的身体得到全方位的调养。

营养充足

孕期的营养是否合理、均衡、充足，不但关系到母亲自身的状况，也影响孩子的健康。所以，准妈妈在饮食上既要重质量，又要讲究适量。所有养分，尤其是蛋白质、维生素、糖类、矿物质等都要充足。但在量的方面，不要过度进补，免得造成胎儿过度肥胖，影响生产。

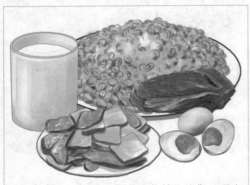

◎孕妈妈的饮食要注意食物营养的均衡，蛋白质、碳水化合物、矿物质、维生素都要保证供给充足。

衣物宽松舒适

有些准妈妈觉得挺着个大肚子难为情，就穿紧身衣，束腰束腹，殊不知，这样会影响胎儿的正常发育。所以，不要为了身材好看就穿得紧绷绷的，衣服要尽量宽松舒适，鞋子也要以舒适为主，不要穿高跟鞋，以免跌倒造成危险。

适当运动

孕妇通过体育锻炼保持身体健康，能为下一代提供较好的遗传素质。例如散步、慢跑、登山、郊游等，这些轻微的活动有助于顺利生产，但切忌做太剧烈的运动或繁重的体力劳动。

定期产前检查

定期产前检查不但可以帮助孕妇了解自己目前的身体状况，以便早期发现疾病，早期治疗，也能为胎儿提供一个良好的生长环境。

心理健康

孕妇在怀孕期间如果能保持愉快、稳定的心情，所生的孩子就能较好地适应外界环境，情绪也会较为稳定。

1.接受孩子的来临

不要因为孩子不是在父母的期待中降临而拒绝孩子，自己必须先从心理上接受这个现实，这样才能有利于胎儿的成长。

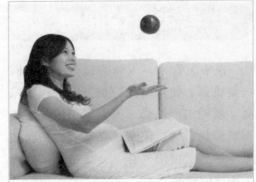

◎母亲在怀孕期间保持愉快、稳定的心情，对孩子的健康十分有益。

2.接受孩子的性别

不要苛求孩子的性别及容貌，如果重男轻女，或希望孩子出生时把父母相貌上所有的优点都——具备，就会给孕妇造成不必要的心理压力，使她无法保持平静的心态。

3.夫妻关系和谐

第一，丈夫要给予妻子足够的关心，帮助妻子尽快适应怀孕所带来的不便与不安，使之保持平和的心态。

第二，妻子出现失常的心理状态时，丈夫要善于引导，帮助其恢复到正常的心境。

第三，夫妻双方在解决某些问题时要能够大度地容忍对方，以免发生激烈的争吵。

第四，双方共同安排有规律的生活，以消除某种容易导致心理失调的状况。

第五，不要看刺激性强的书籍、杂志、报纸、电影，以免孕妇出现心理过于激动的现象。

孩子的先天之本，取决于准妈妈的身体素质，同时与准妈妈在怀孕期间的身体状况有直接关系。所以，要想让自己的孩子先天身体壮，准妈妈一定要把自己的身体调理好，并在怀孕期间根据自己的身体素质，有针对性地多吃有利于孩子生长的食物，只有妈妈健康，生出来的孩子才能聪明健康。

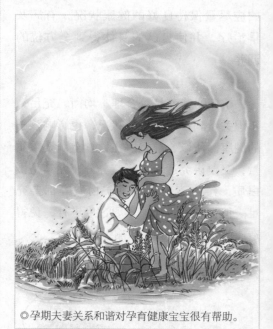

◎孕期夫妻关系和谐对孕育健康宝宝很有帮助。

老年身体健康，离不开"虚阳气存"

在中医看来，人体的衰老原理如同一架机器，使用时间越长，磨损程度越高，就越需要维修。人上了年纪，阳气不断消耗，体虚阳衰是必然的，然而如果能做到"虚阳气存"，维持身体健康是不成问题的。

幸福的家庭生活对老人的身心健康是非常重要的。有专家经过研究之后发现，如果一个人能够长久保持一种向上的精神，同时做到心情比较放松、比较愉快、比较豁达，那么这个人机体里面的免疫系统工作就会非常出色，也就是说，他的抵抗力会变得非常好，得病的机会从此就会减少了。相反，如果老人生活在孤独的环

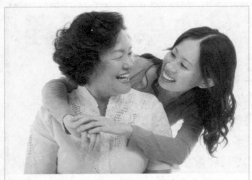

◎幸福的家庭生活对老人的身心健康十分重要，心情愉快的老人抵抗力会很好，得病的概率也小。

境中，没有子女的悉心关爱，整日郁郁寡欢，身体的抵抗力就非常差。

其实，这一观点并非现代医学研究的产物，宋代深谙医学的陈直早有论述，他在《养老奉亲书》卷一"形证脉候篇"中指出："年老之人，瘦瘁为常，今反此者，非真阳血海气壮也。但诊左右手脉，须大紧数，此老人延永之兆也。老人真气已衰，此得虚阳气盛，充于肌体，则两手脉大，饮食倍进，双脸常红，精神康健，此皆虚阳气所助也。"

按照陈直的观点，"虚阳"是老年最本质的生理特征，而"虚阳气存"则是老

年人身体健硕的标志。

"虚阳"是相对于小孩子"稚阳"、青年"成阳"、成年"盛阳"而言的老年生理特征。《上古天真论》曰："女子之数七，丈夫之数八。女子七七四十九，任脉虚，冲脉衰，天癸竭，地道不通。丈夫八八六十四，五脏皆衰，筋骨解堕，天癸尽，脉弱，形枯。"意思是说，女人四十九岁之后，男人六十四岁之后，生理功能有了明显的衰退趋势。

为此，陈直对给阳虚之老人的健康提出了一个建议："女子过六十之期，丈夫逾七十之年，越天常数。上寿之人，若衣食丰备，子孙勤养，承顺慈亲，参行孝礼，能调其饮食，适其寒温，上合神灵，下契人理，此顺天之道也！"

综上所述，陈直虚阳气存的学术观点对老人长寿具有积极的指导意义，为现代人养老奉亲提供了一种新思路。不过，令很多年轻人感到为难的是，人越老脾气就越古怪，让老人觉得开心还真是件很伤脑筋的事。其实，只要多点耐心，让老人眉开眼笑、心情舒畅就是很容易做到的事。

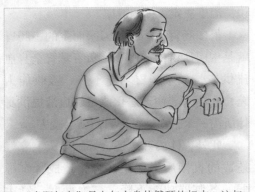

◎"虚阳气存"是老年人身体健硕的标志，这与家庭的和睦美满有关。

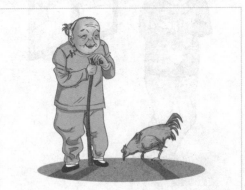

◎总而言之，老年人保持心情舒畅是自己健康长寿的不二法门。

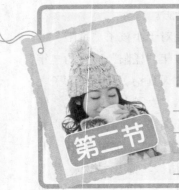

阳虚是寒邪作祟，调理阳虚重在医"寒"

◎传统中医通常有六症说，即寒、热、温、凉、虚、实，又有"万恶淫为首、百病寒为先"的说法，由此可见寒气对人体的伤害性。人生病，多是因为寒气造成的。中医认为，寒气常伤人阳气，所以阳虚调理重在医"寒"。

病从寒起，寒邪是万病之源

一年四季，寒来暑往，寒气虽为平常事，人体祸患则无穷。太阳给大自然带来光明和温暖，失去了太阳，万物便不能生存。而我们体内的阳气如同太阳一样，如果人体没有了阳气，体内就失去了新陈代谢的活力，不能供给能量和热量，生命也

◎中医认为病从寒起，寒气伤人阳气，是造成人体生病的主要原因。

就要停止了。人生病多是因寒气造成的，寒气会阻滞阳气的运行，使血流不畅、肌肉疼痛、关节痉挛等。因为湿困脾胃，损伤脾阳，或患者平时脾肾阳虚而致水饮内停，所以多表现为畏寒肢冷、腹胀、泄泻或水肿等。

一提到温度，人们就会把它和气象、气候联系在一起，而很少有人会想到它其实和我们的生活也是息息相关的。在生活中，我们的许多疾病都是因为寒气入侵所导致的，从一定意义上，我们也可以这样说：温度决定人体的健康。

很多肠胃疾病也是因寒而生的，肠胃就是中医所讲的"脾"，负责掌管全身血流供应，如果肠胃功能不好，吸收能力差，食物营养便无法化成足够血液提供身体所需，末梢血液循环自然就会变差。

此外，体内寒重还会导致上火。寒气造成的直接后果就是伤肾，造成肾气虚弱，各脏器功能下降，气血两亏。肾主水，这个水是灌溉全身的，当水不足时，

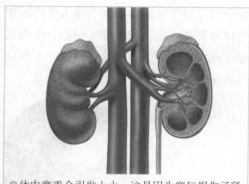

◎体内寒重会引发上火，这是因为寒气损伤了肾脏所致。

肩、冻结肩）、关节炎。寒气积累到一定的程度，就会侵入到经络，造成气滞血瘀，从而影响到气血的运行，其实这就是中医理论上的虚亏，能够诱发各种反反复复难以治愈的病症。

所以，我们一定要想办法驱除体内的寒湿，涵养身体内的阳气，让身体温暖起来。

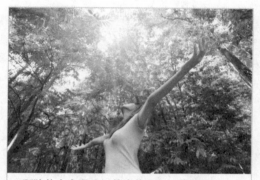

◎驱除体内寒湿，涵养身体阳气，能防止由寒邪诱发的各种病症。

就如同大地缺水一样，土地会干燥。脏器也是一样，如果缺少了水的滋润、润滑，就易摩擦生热。最典型的是肝脏，肝脏属木，最需要水的浇灌，而一旦缺水，肝就会燥，肝火非常明显。

同时，体内有了寒气会积累在肌肉里，时间长了，人们就会觉得肌肉僵直、腰酸背痛，形成肩周炎（通常又叫五十

寒气重不重，摸摸手脚就知道

我们都知道"百病寒为先"，寒气是导致许多疾病发生的根源。那么我们如何来判断自己的体内有没有寒气呢？这里有个最简单的方法，就是摸摸手脚的温度。

传统中医认为，头为诸阳之会，四肢为阳气之末。也就是说人的四肢是阳气灌溉的终点。如果手脚温热，就说明体内阳气比较充足。如果手脚温度不够，甚至有些人常年四肢冰凉，这就说明体内阳气不足，内有寒气。

医生用手感知出来的手脚的温热程

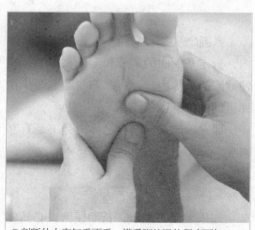

◎判断体内寒气重不重，摸手脚的温热程度可知。

度，一般分为手足不温、手足冰凉和手足厥冷三种程度。手足不温是指手脚的温度比正常温度低，感觉不暖和，这往往是阳气亏虚的先兆，可能有轻微的寒气；手足冰凉则是指手足温度明显降低，摸起来凉凉的，有时还伴有出汗症状，这就说明体内阳气已经明显亏虚，体内寒气很重了；而第三种程度手足厥冷则是指手脚温度极低，甚至有的人会连肘关节、膝关节之下都是冰凉的，这就是提示体内的阳气已经极度亏虚，寒气过重，往往会直接伴随着疾病的发生。

除了四肢寒冷之外，还有一些人手脚心容易发热，总想挨着凉的东西，但人又特别怕冷，容易出虚汗，这也是体内有寒气的表现。因为体内阳气太虚，不能回纳，就浮散于外，使手脚出现了虚热的假象。

这里要特别说明的是，我们所说的手脚温度是指持续一段时间的温度，而不是指一时的温度状况。例如有些人腹疼时也会伴随手脚冰凉，但疼痛缓解后，手脚温度就会恢复正常，这类特殊情况，不是寒气所导致的。

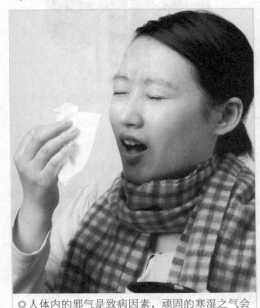

◎人体内的邪气是致病因素，顽固的寒湿之气会给病人带来巨大的痛苦。

如何判断身体内有没有寒湿

寒湿之气是致病因素。有病之人的体内，肯定是顽固的寒邪和湿邪在作祟；即使健康的人体内，也有寒邪与湿邪埋伏在那里伺机行事。

那么，怎么判断自己体内是不是有寒湿呢？

看大便

如果大便不成形，长期便溏，必然体内有湿。如果大便成形，但大便完了之后总会有一些黏在马桶上，很难冲下去，这也是体内有湿的一种表现，因为湿气有黏腻的特点。如果不便于观察马桶，也可以观察手纸。大便正常的话，一张手纸就擦干净了。但体内有湿的人，一张手纸是不够用的，得多用几张才行。

再者，还可以根据大便的颜色来判断。什么样的大便才是正常的呢？"金黄色的、圆柱体；香蕉形的，很通畅"。现在人的大便多是青色的、绿色的，而且成

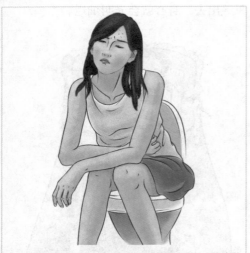

◎如果有便秘，并且解出来的大便不成形，那说明体内的湿气已经很重很重了，湿气的黏腻性让大便停留在肠内，久而久之，粪毒入血，百病蜂起。

形的也越来越少。

　　是什么原因导致大便颜色成为深绿色的呢？首要原因是吃肉吃得太多，加上现代人运动量少，身体阴盛阳虚，湿邪内郁，所以大便无法正常。

　　为什么成形的大便很少呢？中医里讲，脾虚则便溏。中国人本应以五谷杂粮为主食，现在反以肉食为主了，很多人一天不吃肉就觉得不舒服，荤素搭配极不合理，长期这样，伤害的是脾胃。脾是运化水湿的，脾受到伤害，水湿不能完全运化，就在身体内堆积。所以，大便不成形意味着脾虚，也意味着体内有湿气，体内有湿气，是现代人健康的最大问题之一。

看身体症状

　　寒气有凝滞的特点，就像寒冬水会结冰一样，血脉受到寒气的侵袭，也会凝滞

不通，引起各种疼痛症状，如头痛、脖子痛、肩背痛、心胸痛、胃痛、胁肋痛、腹痛、腰腿痛等。以疼痛为主症的疾病，大部分都是寒气引起的。寒气引起气血瘀滞过久，则形成有形的肿块，表现为各个部位的肿瘤。所以，以肿、痛为特征的疾病，也都与寒气有关。

　　寒气会造成水液的运行障碍，引起痰饮的瘀结。其表现为咳嗽，吐出清晰的白痰；呕吐，吐出清水痰涎；腹泻，拉出清冷的水样大便；白带，颜色白而清稀如水。此外，与水液代谢障碍有关的疾病，诸如水肿、风湿等，也多与寒气有关。

　　寒气还有收引的特性。就像物质都会热胀冷缩一样，人的筋脉遇寒气也会收缩。外表的筋脉收缩，表现为大小腿转筋、静脉曲张；冠状动脉收缩，则表现为冠心病、心绞痛；细小的血管收缩，可引起冠脉综合征或者卒中。

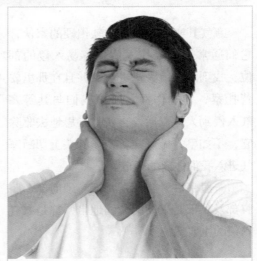

◎判断寒湿还可以看身体的症状，大部分身体疼痛或异常状态都与寒气有关。如头痛、脖子痛及咳嗽、呕吐等。

驱逐出去，身心就会光明灿烂。

早上总是犯困，头脑不清

如果你每天早上7点该起床的时候还觉得很困，觉得头上有种东西缠着，打不起精神，或是觉得身上有种东西在裹着，懒得动弹，那么，不用看舌头，也不用看大便，也能判断自己体内湿气很重。中医里讲"湿重如裹"。这种被包裹着的感觉就是身体对湿气的感受，好像穿着一件洗过没干的衬衫似的那么别扭。

总之，寒湿是现代人健康的最大克星，是绝大多数疑难杂症和慢性病的源头或帮凶。只要寒湿之气少了，一切所谓的现代病都会远离我们，一切慢性的疾病也会失去存在的温床。所以，对付寒湿邪是我们养生祛病的首要任务，把体内的湿气

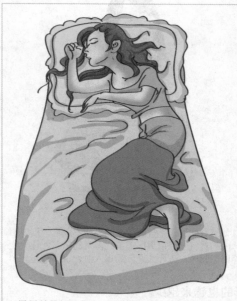

◎早晨总是很难起床，或起床之后头脑不清楚。

❤ 阻断寒气入侵的五条通路

寒气其实也是一个欺软怕硬的家伙，它们通常会先寻找人体最容易入侵的部位，找到之后就大举进攻，并且在那里安营扎寨，为非作歹。所以我们与其等寒气入侵到人体以后，再费尽心思地去驱除它，不如事先做好准备，从源头上切断寒气进入我们体内的通道。

一般来讲，头部、背部、颈前部、脐腹部及足部是人体的薄弱地带，都是寒气入侵的主要部位。

头部

中医认为，"头是诸阳之会"，体内

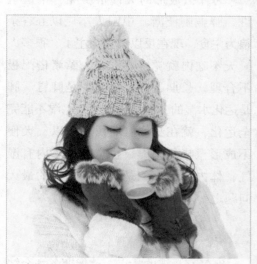

◎头部是阳气最容易散发的地方，阻断寒气入侵应从头部保暖开始。

阳气最容易从头部走散掉，就如同热水瓶不盖塞子一样。所以，在严冬季节，如果人们不重视头部的保暖，导致阳气散失，就会使寒邪入侵，很容易引发感冒、头痛、鼻炎等病患。因此，冬天在外出时戴一顶保暖的帽子是很有必要的。

颈前部

　　颈前部俗称喉咙口，是指头颈的前下部分，上面相当于男性的喉结，下至胸骨的上缘，时髦女性所穿的低领衫所暴露的就是这个部位。这个部位受寒风一吹，不只是颈肩部，包括全身皮肤的小血管都会收缩，如果长时间这样受寒，人体的抵抗能力就会有所下降。

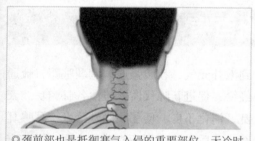

◎颈前部也是抵御寒气入侵的重要部位，天冷时勿忘戴围巾。

背部

　　背部在中医中称"背为阳"，又是"阳脉之海"，是督脉经络循行的主干，总督人体一身的阳气。如果冬季里背部保暖不好，就会让风寒之邪从背部经络上的诸多穴位侵入人体，损伤阳气，使阴阳平衡受到破坏，人体免疫功能就会下降，抗病能力也会减弱，诱发许多病患或使原有病情加重及旧病复发。因此，在冬季里，

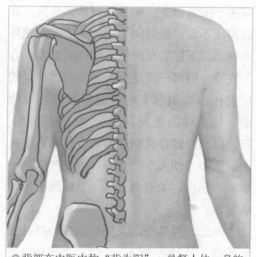

◎背部在中医中称"背为阳"，总督人体一身的阳气，冬季如果背部保暖不好，风寒之邪会从背部经络侵入全身，所以要注意背部的保暖工作。

人们应该加穿一件贴身的棉背心或毛背心以增强背部保暖。

脐腹部

　　脐腹部主要是指上腹部，它是上到胸骨剑突、下至脐孔下三指的一片广大区域，这也是时髦的年轻女性穿着露脐装所暴露的部位。这个部位一旦受寒，极容易发生胃痛、消化不良、腹泻等疾病。这个部位面积较大，皮肤血管分布较密，体表散热迅速。在寒冷的天气里暴露这个部位，腹腔内的血管会立即收缩，甚至还会引起胃的强烈收缩而发生剧痛，持续时间稍久，就可能会引发不同的疾病，因此，不管是穿衣还是夜晚睡觉，都要注意脐腹部的保暖。

足部

　　俗话说"寒从脚下起"。脚对头而言

属阴，阳气偏少。而且双脚远离心脏，血液供应不足，长时间下垂，血液回流循环不畅；皮下脂肪层薄，保温性能很差，容易发冷。脚部一旦受凉，便会通过神经的反射作用，引起上呼吸道黏膜的血管收缩，使人体的血流量减少，抗病能力下降，以致隐藏在鼻咽部的病毒、病菌乘机大量繁殖，使人发生感冒，或使气管炎、哮喘、肠病、关节炎、痛经、腰腿痛等旧病复发。

因此，在冬季，人们应该保持鞋袜温暖干燥，并经常洗晒。平时要多走动以促进足部血液循环。临睡前用热水洗脚后以手掌按摩足心涌泉穴5分钟。在夏季，

要改掉贪图一时凉快而用凉水冲脚的不良习惯。

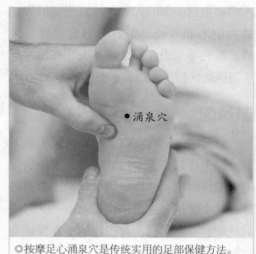

◎按摩足心涌泉穴是传统实用的足部保健方法。

寒从脚底起——泡脚治百病

我们知道脚是寒气入侵的主要通道之一，防止寒气入侵要从脚底做起。而泡脚就是最有效的方法，不仅防寒，还能强身健体，防治百病。中国人是非常讲究洗脚的，民间就有"春天洗脚，升阳固脱；夏天洗脚，暑湿可祛；秋天洗脚，肺润肠濡；冬天洗脚，丹田温灼"的说法。

脚不仅是足三阴经的起始点，还是足三阳经的终止处，这6条经脉之根分别在脚上的6个穴位中。仅足踝以下就有33个穴位，双脚穴位达66个，分别对应着人体的五脏六腑，占全身穴位的10%。经常洗脚就可刺激足部的太冲、隐白、太溪、涌泉以及踝关节以下其他各穴位，从而起

到滋补元气、壮腰强筋、调理脏腑、疏通经络，促进新陈代谢，防治各脏腑功能紊乱、消化不良、便秘、脱发落发、耳鸣耳聋、头昏眼花、牙齿松动、失眠、关节麻木等症的作用，达到强身健体、延缓衰老的功效。

现代医学也已证实，"寒从脚下起""小看脚一双，头上增层霜"。这说明了脚的健康不仅关系到人的健康，而且和寿命有很大关系。因为脚掌有无数神经末梢，与大脑紧紧相连，同时又密布血管，故有人的"第二心脏"之称。另外，脚掌远离心脏，血液供应少，表面脂肪薄，保温力差，且与上呼吸道，尤其是鼻腔黏膜，有密切的神经联系，所以脚掌一

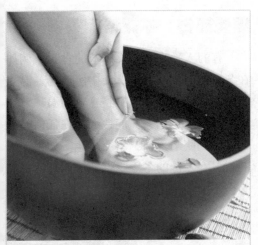

◎脚是寒气入侵的主要通道，而泡脚则是阻止寒气入侵最有效的方法。

旦受寒，就可引起上呼吸道局部体温下降和抵抗力减弱，导致感冒等多种疾病。而用热水泡脚就可使自主神经和内分泌系统得到调节，并有益于大脑细胞增生，增强人的记忆力，同时，能使体表血管扩张，血液循环得到改善。

热水泡脚也要有讲究，最佳方法是：先取适量水于脚盆中，水温因人而异，以脚感温热为准；水深开始以刚覆脚面为宜，先将双脚在盆水中浸泡5～10分钟，然后用手或毛巾反复搓揉足背、足心、足趾。为强化效果，可有意识地搓揉中部一些穴位，如位于足心的涌泉穴等；

必要时，还可用手或毛巾上下反复搓揉小腿，直到腿上皮肤发红发热为止；为维持水温，需边搓洗边加热水，最后水可加到足踝以上；洗完后，用干毛巾反复搓揉干净。实践表明，晚上临睡前泡脚的养生效果最佳，每次以20～30分钟为宜，泡脚完毕最好在半小时内上床睡觉，这样才有利于阳气的生发，也不会太多地透支健康。

所以说，很多养生的方式其实就在我们的生活中，很简单，也很方便，重要的在于你是否有心，是否能够持之以恒。养生不是朝夕之间的事情，只有坚持一段时间以后，才能看到效果。

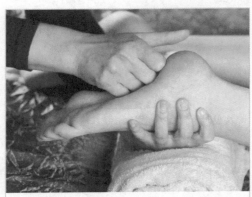

◎如果泡脚时再辅以适当的按摩，保健效果就会更好。

让身体远离寒湿的养生要则

通过前面的讲述，我们已经知道，"病从寒中来"，但是在生活中，我们很难完全避免身体受到寒气的侵袭。这就要求我们应该建立起正确的养生原则，尽量减少寒气的侵入。

洗头时不做按摩

许多人到理发店洗头时都喜欢叫理发师为自己按摩一下头部，但是这种按摩会使头部的皮肤松弛、毛孔开放，并加速血液循环，而此时我们的头上全是冰凉的化学洗发水，按摩的直接后果就是吸收化学洗发水的时间大大延长，张开的毛孔也使头皮吸收化学洗发水的能力大大增强，同时寒气、湿气也会通过大开的毛孔和快速的血液循环进入头部。

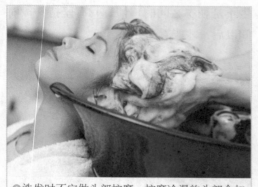

◎洗发时不宜做头部按摩，按摩冷湿的头部会加速寒气的入侵。

好好休息

要排泄寒气，休息是最好的策略。休息可以省下身体的所有能量，让身体用来对付寒气。这时如果强迫身体把更大的能量用在其他地方，例如耗费大量体力的运动，也能使症状消失，不过这并不代表着已经把寒气清理完毕，而是因为身体没有足够的能量继续驱赶寒气。身体只有等经过适当的休息有了足够的能量之后，才会继续祛除寒气。

顺天而行，不吃反季节食物

有的人爱吃一些反季节的食物，例如在冬季的时候吃西瓜，而中医认为，温热为阳，寒凉为阴，只有将食物的温热寒凉因时因地地运用，才能让人体在任何时候都能做到阴阳平衡，不会生病。如果逆天而行，在寒冷的冬季吃性寒的西瓜，那怎么会不生病呢？

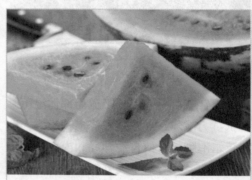

◎要远离寒湿就不能逆天而行，不吃反季节的食物，如在冬季吃寒性的西瓜等。

避免淋雨

经常淋雨的人，头顶多半会生成一层厚厚软软的"脂肪"，这些就是寒气物质。等身体哪一天休息够了，血气上升，就会开始排泄这些寒气。由于长时间积累了大量的寒气，身体需要借助不断地打喷嚏、流鼻水的方式将之排除，这时又会因为频繁打喷嚏、流鼻水而被医生认定为是过敏性鼻炎。所以，要切忌淋雨。

睡觉时盖好被子

夏天因为天热，有些人为了贪图凉

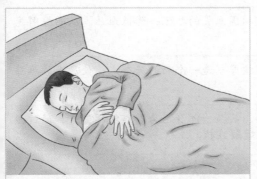

◎任何时候睡觉时，都应盖好被子，即使是在炎热的夏季。

快，睡觉时喜欢把肩膀露在外边。殊不知，寒气很容易从背部入侵，一个背部总是受凉的人，身体状态一定不是很好，所以在睡觉时一定要盖好被子。

家中常备暖饮

除了按时休息之外，人们也可以适当服用中药，加速寒气的驱出。比较简单的方法是服用市场上很容易买到的一些传统配方。当确定是肺里的寒气时，可以服用姜茶；如果确定是膀胱经的寒气，则可以服用桂圆红枣茶来协助身体祛除寒气。

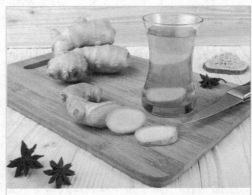

◎家中应常备暖饮，一旦确定被寒气入侵了，可以及时服用。如姜茶、桂圆红枣茶等。

❤ 按摩是驱除体内寒气的有效方法

按摩也是驱除体内寒气的一种有效的方法，按摩之所以能达到这样的效果，主要有以下四个原因：

其一，按摩能够疏通经络。按摩不是随便在人体的某个部位推拿一下就可以发挥作用，而是具有一定的规律性。它是循经取穴，通过按摩对穴位进行刺激。而穴位是经络与体表连接的特殊部位，人们可以通过刺激穴位，来调节经络。按摩的原理就是通过穴位刺激来疏通经络，增强经络气血运行、反映病症、调整虚实、传导感应等功能，经络疏通了，气血运行好，人的抵抗力就增强，寒气就容易祛除。

其二，按摩可以调节人体神经系统。神经系统协调着身体的各项生理活动，如果神经系统出现异常，就会影响人体内某些器官正常功能的发挥，人体就会发生病变，比如精神不好的人，往往会食欲不振，这说明胃肠的消化功能受到了影响。

按摩疗法调节神经系统的方法主要有以下三种：

平肝阳	针对肝阳上亢者，通过按摩来促进周围血管的扩张，降低血压，从而缓解患者头痛、头晕等症状。
移痛法	针对某一部位出现疼痛的患者，用按摩创造一个新的兴奋点，使原来的疼痛得到缓解或消失。
解表	针对由于发生汗闭而出现体温升高、头痛、浑身乏力等症状的患者，通过按摩来促进患者全身发汗，从而有效缓解症状。

其三，按摩可活动关节。人们可以通过按摩疗法来增强关节的活动度，使得关节松动，从而有效治疗关节病。

其四，按摩可以增强体质，有效祛除寒气。按摩能够促进人体新陈代谢，加速血液循环，增强白细胞吞噬细胞的能力，因此，按摩可以有效提高人体免疫力。

按摩的手法非常容易。我们每个普通人都能做，而且效果非常好。

最简单有效的按摩手法有三种：

点揉穴位	用手指指肚按压穴位。不管何时何地，只要能空出一只手来就可以操作。
推捋经络	推法又包括直推法、旋推法和分推法。直推法就是用拇指指腹或食、中指指腹在皮肤上作直线推动；旋推法是用拇指指腹在皮肤上作螺旋形推动；而分推法是用双手拇指指腹在穴位中点向两侧方向推动。
敲揉经络	敲法即是借助保健锤等工具刺激经络的方法；用指端或大鱼际或掌根，固定于一定部位或穴位上，作顺时针或逆时针方向旋转揉动，即为揉法。这种方法相对推捋来说刺激量要大些，有人甚至认为敲揉比针灸效果还好。

第三章
CHAPTER THREE

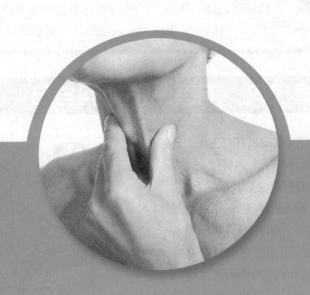

缺水急躁的阴虚体质
——滋阴润津降虚火

●阴虚体质表现：口渴、喉咙干、容易失眠、头昏眼花、容易心烦气躁、脾气差、皮肤枯燥无光泽、形体消瘦、盗汗、手足易冒汗发热、小便黄、粪便硬、常便秘。

阴虚，身体的"津液"不足了

◎中医讲究阴阳平衡，而阴虚代表着一种非平衡的状态，这就说明人体内部出现了问题。阴包括了血液、唾液、泪水和精液等人体的体液。阴虚通常就是指身体中的这些体液不够了，其症状主要表现为心烦易怒、失眠多梦等。

第一节

♥ 阴失调了吗，问医生不如问自己

不少人认为，有没有病只有医生才能告诉我们答案，所以身体的阴失调与否，也需要去问医生。如果这样想，你可就错了！

因为，任何一种疾病在到来之前，都会客气地和你打招呼，而并不是我们惯常所说的"不懂礼貌的不速之客"。这就好比任何一台机器运行时，如果出现故障，都会发出"警告信号"。当我们的身体阴失调时，亦会如此。

年纪轻轻头发就白了好多

走在大街上我们会发现，好多年轻人就已经有了白头发，这是怎么回事呢？中医认为，发为肾之华。华，就像花朵一样，头发是肾的外现，是肾的花朵。而头发的根在肾，如果你的头发花白了，就说明你的肾精不足，也就是肾虚了，这时候就要补肾气了。

17—19点发低烧

有些人认为发高烧不好，实际上发

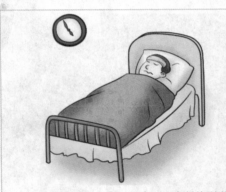

◎发高烧其实是气血充足的表现，发低烧则说明气血的水平很低，如果经常在17—19点的时候发低烧，这说明肾气已严重受损。

高烧反而是气血充足的表现。气血特别足的话，才有可能发高烧。小孩子动不动可以达到很高的热度，因为小孩子的气血特别足。人到成年之后发高烧的可能性就不大了，所以，发低烧实际上是气血水平很低的表现，特别在17点到19点的时候发低烧，这实际上是肾气大伤了。

喜欢吃味道重的东西

现在社会上有越来越多的"吃辣一

族"，很多人没有辣椒就吃不下饭。这在中医上怎么解释呢？一般有两个原因：一是人的脾胃功能越来越弱了，对味道的感觉也越来越弱，所以要用浓的东西来调自己的肾精出来，用味道厚重的东西帮助自己调元气上来，来帮助运化，说明元气已经大伤，肾精已经不足。另外一个原因就是现代人压力太大，心情太郁闷了，因为味厚的东西有通窜力，而吃辣椒和大蒜能让人心胸里的瘀滞散开一些。总而言之，我们只要爱吃味道重的东西，就表示身体虚了。

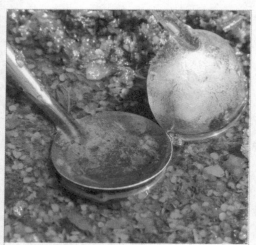

◎有越来越多的人喜欢吃重口味的食品，这其实是身体虚的一种表现。

成年人胸无大志，容易满足现状

在日常生活中，有些人刚刚三四十岁就已经没有什么远大的志向了，只想多赚钱维持生计，再比别人过得好一点就可以了，这实际上是肾精不足的表现。中医理论认为，肾不仅可以主"仁、义、礼、智、信"中的"智"，还可以主志气的"志"，肾的神就是"志"。一个人的志气大不大，智力高不高，实际上都跟肾精足不足有关。小孩子肾精充足，所以他们的志气就特别高远。而人到老年，很多人会说，我活着就行了，什么也不求了，这其实就表明他的精气快绝了。

老年人小便时头部打激灵

小孩和老人小便时有一个现象，就是有时头部会打一下激灵。但是老人的打激灵和小孩的打激灵是不一样的。小孩子是肾气不足以用，肾气、肾精还没有完全调出来，所以小便时气一往下走，下边一用力上边就有点空，就会激灵一下；而老人是肾气不足了，气血虚，所以下边一使劲上边也就空了。所以，小便时一定要咬住后槽牙，以收敛住自己的肾气，不让它外泄。

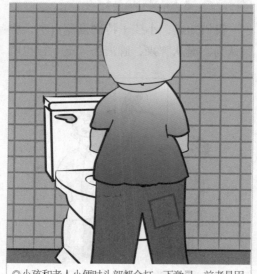

◎小孩和老人小便时头部都会打一下激灵。前者是因为身体还未发育成熟，后者则是肾气不足的表现。

迎风眼睛总是流眼泪

很多人都有迎风流泪的毛病，但因不影响生活，也就不太在意。在中医里，肝对应泪，如果总是迎风流泪的话，那就说明肝有问题了。肝在中医里属厥阴，迎风流泪就说明厥阴不收敛，长时间下去，就会造成肝阴虚。所以遇到这种情况，要及时调理，以免贻误病情。

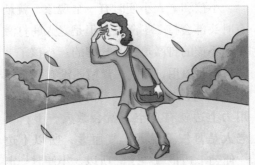

◎经常迎风流泪，是肝阴虚的表现，应及时调理以免贻误病情。

成年人了还总流口水

我们知道，小孩子特别爱流口水，中医认为，涎从脾来，脾液为"涎"，也就

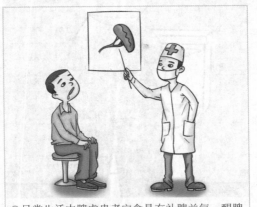

◎日常生活中脾虚患者宜食具有补脾益气、醒脾开胃的食物，如粳米、山药等。

是口水。脾属于后天，小孩脾胃发育尚弱，因此爱流口水。但是如果成年人还总是流口水，那就是脾虚的现象，需要对身体进行调养了。

睡觉时总出汗

睡觉爱出汗在医学上称为"盗汗"。中医认为，汗为心液，盗汗多由于气阴两虚，不能收敛固摄汗液而引起，若盗汗日久不愈，则更加耗伤气阴而危害身体健康。尤其是中青年人群，面临工作、家庭压力较大，体力、精力透支明显，极有可能导致人体自主神经紊乱，若在日常生活中不注意补"阴"，则必然得到盗汗症的"垂青"。

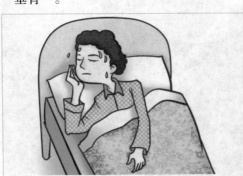

◎睡觉爱出汗在医学上称为"盗汗"。中医认为，汗为心液，盗汗多为气阴两虚，不能收敛固摄汗液所引起。

春天手脚还是冰凉的

有很多人到了春季手脚还是冰凉的，这主要是由于人体在冬天精气养得不足造成的。我们知道，春季是万物生发的季节，连树枝都长出新芽来了，人的身体也处于生发的阶段。但是人体肾经循行的路线是很长的，人的手脚又处于身体的末

端，如果冬天肾精藏得不够的话，那么供给身体生发的力量就少了，精气到不了四肢，所以也就出现四肢冰冷的症状了。这时候，我们就需要补肾了。

坐着时总是不自觉地抖腿

有些人坐着的时候总是不自觉地抖腿，你也许会认为这是个很不好的毛病，是没有修养的表现，但其实说明这个人的肾精不足了。中国古代相书上说"男抖穷"，意思是男人如果坐在那儿没事就抖腿，就说明他肾精不足。肾精不足就会影响到他的思维；思维有问题，做事肯定就有问题；做事有问题，就不会成功；做事总是不成功，就会导致他的穷困。所以，中国文化强调考察一个人不仅要听其言，

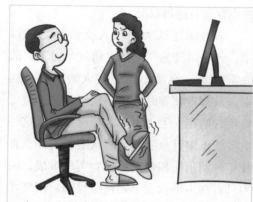

◎有的人坐着的时候总是不自觉地抖腿，中医认为这是男性肾精不足的表现。

还要观其行。

以上所说的这些现象，都是阴失调的表现。如果你的身体有上述状态，那就需要滋阴了。否则情况就会进一步恶化，疾病也会乘虚而入了。

从"阳常有余，阴常不足"说开去

"阳常有余，阴常不足"是元代名医朱丹溪对人体阴阳认识的基本观点，也是朱丹溪学术思想的最中心的内容，在中国传统养生史上占有重要地位。此观点是他运用"天人相应"的理论，通过分析天地、日月的状况，人体生命发生发展的过程和生理特点以及情欲的一般倾向而得出的结论。

朱丹溪认为，世间万物都有阴阳的两面，天为阳，地为阴，日为阳，月为阴。天大于地，太阳始终如一，而月亮却有阴晴圆缺，从这个自然界来说，就是"阳盛阴衰"的体现，人是自然界的一部分，当

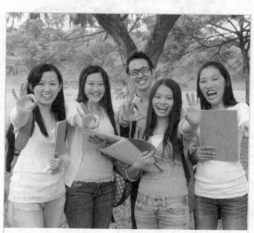

◎元代名医朱丹溪认为人体内"阳常有余，阴常不足"，说的是人一生中只有青壮年时期阴精相对充盈，所以大部分时间是处于阳有余而阴不足的状态。

然也存在着这种状况。

朱丹溪还认为，"人受天地之气以生，天之阳气为气，地之阴气为血"，故气常有余，血常不足，在人的生命过程中，只有青壮年时期阴精相对充盈，但青壮年时期在人生之中非常短促，故人这一生多处于阳有余阴不足的状态。为什么青壮年时期阴精相对充足呢？阴气难成，因为只有在男十六女十四精成经通后阴气才形成，阴气易亏，"四十阴气自半"，男六十四、女四十九，便精绝经断，从这个时候开始，人的阴精也就越来越少，所以，"阴气之成，止供给得三十年之视听言动已先亏矣"，这是时间上相对的"阴不足"。

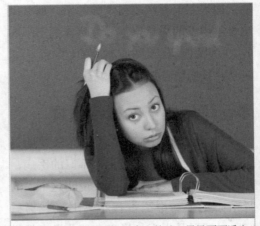

◎阴是我们生命活动的根本和基础，尽量不要透支它，长期晚睡、加班等都会透支人体内的能量。

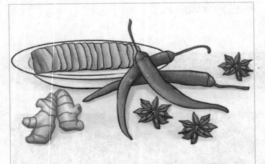

◎阴虚的人尽量少食温燥的食物，如花椒、茴香、桂皮、辣椒、葱、姜、蒜、韭菜、虾、荔枝、桂圆、核桃、樱桃、羊肉、狗肉等。

不仅如此，人还往往受到外界诸多因素的影响，如相火妄动就可引起疾病，而情欲过度，色欲过度，饮食厚味，都可引起相火妄动，损耗阴精。《色欲箴》中指出："彼昧者，徇情纵欲，唯恐不及"，阳既太过，阴必重伤，精血难继，于身有损，"血气几何？而不自惜！我之所生，翻为我贼"。这是从量的对比上理解"阴

不足"。朱丹溪感叹，"中古以下，世风日偷，资禀日薄"的社会风气，强调无涯情欲的"阳"与难成易亏的生殖物质的"阴"，存在着这种难以摆平的"供求"关系。

"阴不足、阳常有余"的理论直到现在也具有重大的意义。"阴"是我们生命活动的根本和基础，所以不要透支它。农村长大的人，比城市长大的人可以经得起更长时间的透支，这是由于农村长大的人，在幼年时期睡眠较早，身体储存的能源较多。现代的孩子，比上一代都晚睡，将来能透支的能量必定较少，生大病的机会一定比较多，生病也会比较早。

另外，现在为生活和工作奔波的人，由于大量消耗身体的能量，人体中的血气只能够维持日常工作或活动需要，一般的疾病侵入时，人体并不抵抗，疾病长驱直入。由于没有抵抗的战事，因此也没有任何不舒服的疾病症状，但是会在人体的肤色、体形及五官上留下痕迹，有经验的医

生能够识别出来。许多人都觉得自己非常健康，有无穷的体力，每天忙到三更半夜，尽情透支体力也不会生病。这种现象就是典型的阴虚。透支阴而不自知，等到大病来侵时，人们往往悔之晚矣。

所以，在日常生活中，我们要多储蓄能源，好好保护我们的"阴"，不要以为精神好、身体壮，就随意消耗，其实很多时候我们都在透支而不自知。

阴虚体质人常有爱发火的急躁性格

《黄帝内经》里说："今夫热病者，皆伤寒之类也……"这里指出了寒为热病之因。若寒邪过盛，则身体内表现出的都是热证、热病，也就是说，这个虚火实际上是由寒引起的。身体内的寒湿重造成的直接后果就是伤肾，引起肾阳不足、肾气虚，造成各脏器功能下降，血液亏虚。肾在中医的五行中属水，当人体内这个"水"不足时，身体就会干燥。每个脏器都需要工作、运动，如果缺少了水的滋润，就易生热。比如肝脏，肝脏属木，最需要水的浇灌，一旦缺水，肝燥、肝火就非常明显。因此，要供给肝脏足够的水，

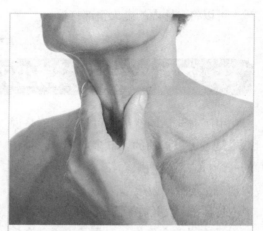

◎阴虚体质者易出现眼睛干涩、口干、舌燥、咽干、咽痛等症候，这是由肾阳不足、肾气虚引起的。

让肝脏始终保持湿润的状态。

头、面部也很容易上火。因为肾主骨髓、脑，肾阳不足、肾气虚时髓海就空虚，远端的头部会缺血，出现干燥的症状，如眼睛干涩、口干、舌燥、咽干、咽痛等。而且口腔、咽喉、鼻腔、耳朵是暴露在空气中的器官，较易受细菌的感染。当颈部及头、面部的血液供应减少后，这些器官的免疫功能就下降，会出现各种不适，这样，患鼻炎、咽炎、牙周炎、扁桃体炎、中耳炎的概率就会增加。如果此时

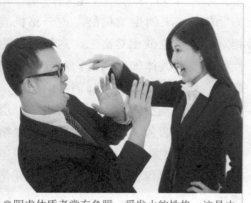

◎阴虚体质者常有急躁、爱发火的性格，这是由于肝火旺盛引起的。

不注意养血，各种炎症就很难治愈，会成为反复发作的慢性病。

体内寒湿重，上了虚火，就要想办法滋阴除湿寒。其实也不难，食用泥鳅就是不错的选择。

《本草纲目》记载，泥鳅味甘性平，能祛湿解毒、滋阴清热、调中益气、通络补益肾气，有"暖中益气"之功效，可以解酒、利小便、壮阳、收痔。经常食用泥鳅，可以将身体内的虚火全部打掉。

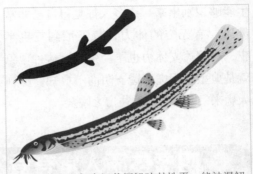

◎《本草纲目》中记载泥鳅味甘性平，能祛湿解毒、滋阴清热、调中益气。常食泥鳅可以有效消除体内的虚火。

控制性生活，减少对元精的损耗

中医有句话叫"欲不可早"，就是说欲望是不可以提前的。欲多就损精，损精的一个标志就是两眼昏花、眼睛无神、肌肉消瘦，还会牙齿脱落。

男耗精，女耗血。过早地开始性生活，对女子来说就会伤血，对男子来说就会伤精，这样将来对身体的伤害都是很大的。

此外，一个人即使要行房，也应考虑多种因素。朱丹溪提出了"四虚"之戒：

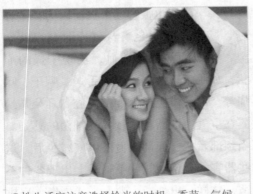

◎性生活应注意选择恰当的时机，季节、气候、时辰和情绪等都会对身体健康产生影响。

每年的四、五、六、十、十一月为"一年之虚"；上弦前下弦后，月廓空，为"一月之虚"；大风大雾，虹霓飞电，暴寒暴热，日月薄蚀，忧愁愤怒，惊恐悲哀，醉饮劳倦，谋虑勤动，又皆为"一日之虚"；病后、病时亦为一虚。

一个人要保养人体元气，避免阴精过分流失，行房事时就要谨防"四虚"，注意季节、时令、环境、疾病对性健康的影响。

春天，人的生殖机能、内分泌机能相对旺盛，性欲相对高涨，这时适当的性生活有助人体气血调畅，对身体是健康的。夏季，身体处于高消耗的状态，房事应适当减少。秋季，万物肃杀，房事就该开始收敛，以保精固神，蓄养精气。"冬不潜藏，来年必虚"，冬季更应节制房事，以保养肾阳之气，避免耗精血。

另外，酒醉不能行房，因为这样容易

伤肝，同时也会导致男子的精子减少；阳痿之后不可通过服壮阳药行房，因为这是提前调元气上来，元气一空，人就会暴死；人在情感不稳定的时候，尤其是悲、思、惊、恐的情绪过重的时候不能行房，否则容易伤及内脏，损耗阴精，还可能因此而患病；行房时间不可选择早上，以晚上10点为最佳。在戌时，心已经很愉悦了，那么下一步就是要让肉体也能够喜悦，这就是身心不二。我们中国人讲究身心不二，所以这个时候，人体就进入到一个男女阴阳和合的时期。

人的精气是有定量的，在长年累月折腾之下必然大量损耗，也许在三年五载内

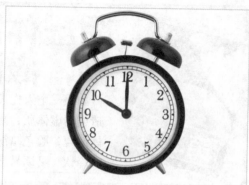

◎传统认为晚上10点左右是性生活的最佳时段，人体在这时会进入阴阳和合的状态。

难以感觉到身体有什么大的变化，而一旦发病，想要恢复就很困难了。所以，现代人在性生活方面一定要节制，要保持一种良好的习惯。

❤ 蓄积能量就要避免出汗过多

不少人认为，锻炼时就要运动到大汗淋漓，否则就达不到健身的目的，那么真的是这样吗？

汗为心液，在人体属阴。适度地宣泄可以使身体处于阴阳平衡的状态，而如果出汗过多，就会导致阴液亏损过多。阴不足以涵阳，人体健康就会出轨，由此可见运动时不可过度。中国古人锻炼也不主张大量出汗，而以微微汗出为宜，这叫"沾濡汗出"，出一层细汗，对人体是最有好处的。所以在锻炼时，我们一定注意保持这个原则，不要过度出汗。

有时候，几个人进行同样的运动后，有人出汗多，有人出汗少，这是因为出汗的多少是因人而异的。

其一，汗液取决于汗腺的分泌，而汗腺的数量，不仅有性别差异，还有个体差异。

其二，出汗多少还取决于体液含量。有些人体液较多，运动时出汗就多；反之，运动时出汗就少。

其三，运动前是否饮水对出汗也有影响，如果运动前大量饮水，就会导致体液增多而增加出汗量。

因此，出汗越多并非锻炼效果越好。一些无汗运动，如散步、瑜伽、骑自行车等，同样可以起到预防或减少各种慢性疾病的作用，还能帮助降低患卒中、糖尿病、痴呆、骨折、乳腺癌和结肠癌的危险。

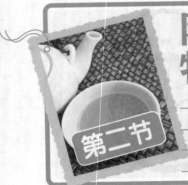

阴虚体质：多吃凉性食物，滋阴清热安心神

第二节

◎如果一个人先天禀赋不足，后天调养不当，久病不愈就会造成阴虚体质，阴虚体质的人大多比较瘦。主要表现为：身体消瘦，脸色暗淡无光或潮红；口舌容易干燥、口渴时喜欢喝冷饮、易烦易怒、容易失眠、大便偏干、小便短少等。

❤ 阴虚体质的膳食要点：多吃水果，少食辛辣

阴虚体质的进补关键在于补阴，阴虚体质的人要遵循滋阴清热，滋养肝、肾的养生原则。五脏之中肝藏血，肾藏精，同居下焦，所以，以滋养肝、肾二脏为要。此体质之人性情较急躁，常常心烦易怒，这是阴虚火旺、火扰神明之故。

味甘、性凉寒平的食物是阴虚者的好伴侣，《本草纲目》中记载的下列食物，适合阴虚者选用麦苗、醋、绿豆、豌豆、菠菜、竹笋、空心菜、冬瓜、莲藕、百合、丝瓜、番茄、胡瓜、苦瓜、紫菜、梨、柳橙、柚子、西

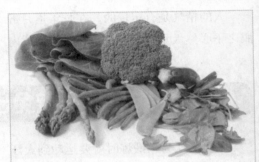

◎《本草纲目》认为绿豆、豌豆、菠菜等蔬菜适合阴虚者食用。

瓜、白萝卜、椰子等。阴虚体质的人不要吃大蒜、辣椒、胡椒、咖啡、榴梿、荔枝、龙眼、樱桃、核桃、红豆、韭菜、生姜等食物。

这里给阴虚体质人群提供一款佳肴：

珠玉二宝粥

【材料】山药60克，薏苡仁60克，柿霜饼24克。

【做法】将山药、薏苡仁捣成粗粒，放入锅内；加水适量，用火煮至烂熟；再将柿霜饼切碎，调入煮好的粥内，搅匀溶化即成。

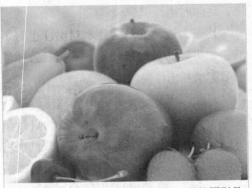

◎阴虚体质者的进补关键在于补阴，总的原则是多吃水果，少吃辛辣。

养阴须从食物的四气五味说起

中药有四气五味之说，食物同药物一样，也有温、热、寒、凉四性，辛、甘、酸、苦、咸五味之说。熟知食物的四性、五味，对固护人体阴气具有重要的意义。

食物的温、热、寒、凉四性

在中医观点里，温热为阳，寒凉为阴，不懂得食物的"性"，就不知道如何养阴敛阳，也就很难明白饮食宜忌的原理。正如清代医学家黄宫绣所说："食物虽为养人之具，然亦于人脏腑有宜、不宜，食物入口，等于药之治病同为一理。合则于人脏腑有宜，而可却病卫生；不合则于人脏腑有损，而即增病猝死。"

凡性寒凉的食物，如香蕉、冬瓜、薏苡仁等多有滋阴生津、清热泻火、凉血解毒作用，对阳气旺盛、内火偏重者为宜。性温热的食物，如羊肉、韭菜等有温中散

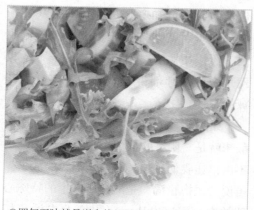

◎四气五味就是说食物的平衡和选择性，但总的原则仍然在于阴阳平衡，只要阴阳平衡就不会生病。

寒、补阳暖胃之功，适合阳虚畏寒的人食用，热病及阴虚火旺者应忌食。

过去的人多干体力劳动，一出门就晒大太阳，体内容易有热气，如果多吃些寒凉食物会滋阴降火，但是现在大多数人出入都是空调环境，终日坐办公室，一年四季都不怎么出汗，如果再过食寒凉之物就会伤身。所以只有将食物的温热寒凉因人、因时、因地灵活运用，才能使人体在任何时候都能做到阴阳平衡，不会生病。

食物的辛、甘、酸、苦、咸五味

食物除五种味道外，还有淡味、涩味，习惯上把淡附于甘味，把涩附于咸味。

五味之中，辛味与"阴"关系最大，因为辛味最容易伤阴。在人们意识里，辛味指的就是辣椒，其实古人所谓的辛味是指姜、葱、花椒一类的刺激性气味，以及

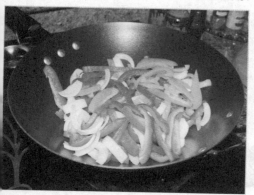

◎传统认为食物同药物一样，也有温、热、寒、凉四性及辛、甘、酸、苦、咸五味之说。明白了这个才算是明白了饮食宜忌的原理。

玫瑰花一类的芳香味。辛味宣散，祛散风寒，但辛味食物吃多了会耗阴伤精，容易使人"上火"。此外，辛类的食物是走气的，我们知道肺是主气的，我们一吃辣的东西就会打喷嚏、流鼻涕、流眼泪，所以中医有"病在气无食辛"，也就是说如果肺部得了病，就不要吃太辛辣的东西。

如果说辛味是"阴"的对头，那么酸味就是"阴"的伙伴了。说起酸味，这不由得让我们想起"望梅止渴"的故事。虽说"望梅止渴"是酸味所产生的特殊心理效应，但这也从一定程度上告诉我们

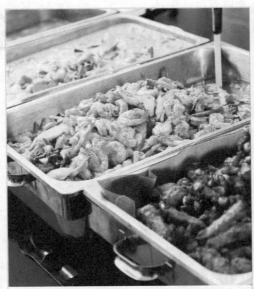

◎食之五味，适度食用方可达到滋阴之效，不能因偏嗜而不当饮食，否则只会引起疾病。

酸味可以生津，有效滋阴。中医认为酸类的东西是走筋走肝，主收敛的，如果得了肝部疾病则要少吃，太收敛则肝气不能生发。

至于甘味、苦味和咸味，此类食物大都有滋阴的功效，但摄入不能太过，否则会起反作用，比如过食甘苦，会造成毛发干枯脱落；过食咸味，脸就容易发黑。此外还要注意的是心脏有了毛病就不能吃苦，脾胃有了毛病不能吃甜，得了关节炎、骨质增生等骨头上的疾病时就要少吃咸。

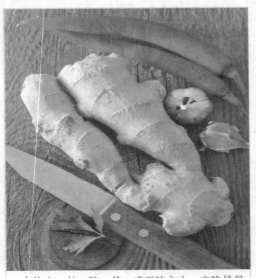

◎食物辛、甘、酸、苦、咸五味之中，辛味最易伤阴。如辣椒、姜、蒜、葱等。

❤ 早饭如春雨，流食最补阴

出于各种原因，如今很多人养成了不吃早饭的习惯，岂不知早晨7点到9点，正是胃经当令之时。经脉气血是从子时一阳初生，到卯时的时候阳气就全升起来了，

那么到了辰时人体就需要补充一些阴的东西。而食物就属于阴，所以此时吃早饭就像贵如油的春雨，可以有效补充人体所需之阴。

有些女性怕发胖，为了减肥就有意不吃早餐，其实吃早饭是不容易发胖的，为什么这么说呢？因为上午是阳气最足的时候，也是人体阳气气机最旺盛的时候，这个时候吃饭最容易消化。另外到9点以后就是脾经当令了，脾经能够通过运化把食物变成精血，然后输送到人的五脏去，所以早饭吃得再多也不会发胖。

早饭要吃，但又该吃些什么呢？中医讲究"早吃咸晚吃甜"，因为咸入肾，早吃咸会调动人的肾精和元气，提高人的精气神，精神一整天。所以我们早饭尽量吃些咸味的东西。

此外，要想让早上吃的食物迅速转变成血液津精，源源不断地供给全身的每一个器官，就要尽量避免饼干、面包之类的干食。因为经历了一夜的消耗，人体的各种消化液已经分泌不足，此时如果再食入饼干、面包等干食，就会伤及胃肠的消化功能，降低血液津精的生成与运输。

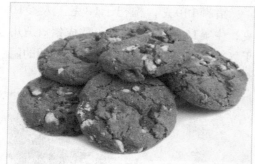

◎人体经过一夜的消耗，起床时各种消化液已经分泌不足，此时要注意不吃饼干、面包等干粮，以免伤及肠胃并影响消化功能。

♥ 四款滋阴养颜粥

在生活水平显著提高、绝大多数人温饱无忧的今天，营养不均衡的问题却日益突出，尤其是产后女性，在孕育、哺乳、工作中，都要消耗大量的体液，很容易出现虚脱的症状，头晕眼花、身心疲惫、心慌气短等。这时滋阴非常重要。

食物补阴有着不可代替的作用，产后女性可根据自己的需要进行食补，比如补肾阴，可选择乌鸡、鳖甲、龟板、枸杞子。更重要的是，要做到生活规律、心情舒畅、积极参加户外锻炼。

下面两款滋阴粥，有助于产后的女性恢复原来的健康活力和青春靓丽。

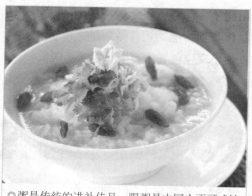

◎粥是传统的进补佳品，喝粥是中国人不可或缺的食疗良方之一。

养血补津粥

红花10克，当归10克，丹参15克，糯米100克，熬成粥。适合于面色灰暗、虚劳燥咳、心悸、脾虚的阴虚者。

滋阴补气粥

猪脚600克，枸杞子18克，人参10克，生姜15克，白糖5克，熬成粥。适用于气短、体虚、神经衰弱、目昏不明的阴虚者。

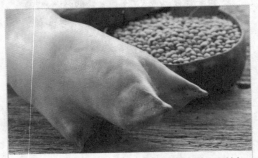

◎用猪脚、枸杞子、人参等原料熬制而成的滋阴补气粥适用于气短、体虚、神经衰弱、目昏不明等症。

除了产后女性需要滋阴外，阴虚性缺铁症的女性也要着重滋阴。

对于阴虚性缺铁症的女性来说，缺铁阻碍了人体进行氧化过程和新陈代谢，使身体各项功能的运作效率随之降低，导致女性出现脸色苍白、皮肤粗糙等现象。

那么如何改善呢？这样的女性应多吃富含维生素A、核黄素、铁、钙等的食物，如肝、肾、心、瘦肉、奶类、蛋类、红糖、红枣、糙米、水果和蔬菜。同时应常呼吸新鲜空气，晒太阳，做健身运动，保持乐观的情绪，增强免疫力。

下面两款滋补粥能有效改善女性阴虚性缺铁症。

益气养阴粥

取黄芪20克，山药10克，黄精20克，白芍10克，优质大米100克，熬粥。适用于身倦、乏力、气短等，如疲劳综合征、贫血。

养血补阴粥

取何首乌20克，肉苁蓉15克，北沙参15克，桑叶3克，莲子肉10克，优质大米100克，熬粥。适用于面色苍白、舌质淡红、脉细无力、手足麻痛、心烦易怒、月经不调者。

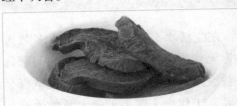

◎用何首乌、肉苁蓉、北沙参等原料熬制的养血补阴粥适用于面色苍白、脉细无力、手足麻痛、心烦易怒及月经不调等症。

♥ 鸭肉是阴虚人的上乘之品

鸭子是餐桌上的上乘佳肴，也是人们进补的优良食品。鸭肉的营养价值与鸡肉相仿。但在中医看来，鸭子吃的食物多为水生物，故其肉性味是甘的、寒的。民间还传说，鸭是肺结核病人的"圣药"。

《本草纲目》中记载：鸭肉主大补虚劳，最消毒热，利小便，除水肿，消胀满，利脏腑，退疮肿，定惊痫。可见，鸭肉是阴虚体质的人食物选择的上乘之品。

《白门食谱》记载："金陵八月时期，盐水鸭最著名，人人以为肉内有桂花香也。"桂花鸭，是下酒佳品。逢年过节或平日家中来客，上街去买一只盐水鸭，似乎已成了南京世俗的礼节。

明代有首民谣："古书院，琉璃截，玄色缎子，盐水鸭。"古书院，指的是当时最大的国立大学——南京国子监；琉璃截，指的是被称为当时世界奇迹的大报恩寺塔；玄色缎子，指的是南京著名的特产玄色锦缎；而小小的盐水鸭居然位列其中，可见当时盐水鸭在南京人心目中的地位了。

下面给大家推荐一个鸭肉的做法。

山药炖鸭

【材料】鸭肉250克，山药100克，红枣、枸杞各少许，葱段、姜片、八角、花椒、香叶、陈皮、黄酒、冰糖、盐、胡椒粉各适量。

【做法】将鸭肉洗净后切块，入冷水中煮开，关火捞出鸭肉，用冷水冲洗2～3次。锅中加冷水，放入鸭肉、葱段、姜片、八角、花椒、香叶、陈皮、黄酒，大火烧开后转中小火炖50分钟。加盐调味，放两块冰糖，再放入山药块、红枣和枸杞炖10分钟，出锅加胡椒粉和葱花即可。

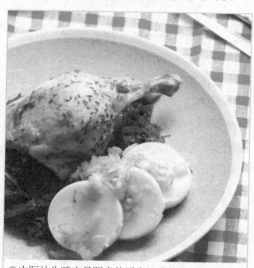

◎中医认为鸭肉是阴虚体质者的进补佳品。

饭前先喝汤，滋阴胜过良药方

人们常说"饭前先喝汤，胜过良药方"，这话是有道理的。因为，从口腔、咽喉、食道到胃，是食物的必经之路。尤其是午饭，作为一天当中最重要的一餐，吃饭前先喝几口汤，等于给这段消化道加点"润滑剂"，使食物能顺利下咽，防止干硬食物刺激消化道黏膜。

若饭前不喝汤，则饭后会因胃液的大量分泌使体液丧失过多而产生口渴感，这时才喝水，反而会冲淡胃液，影响食物的消化和吸收。

但是这饭前要喝的是什么样的汤呢？中医强调，最好喝肉汤。这里的肉汤可以是鸡汤、牛筋汤、猪蹄汤、鱼汤、肉皮

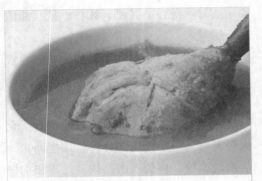

◎饭前最好喝上一小碗肉汤，不同的汤能起到不同的抗病防疾效果，如鸡汤可抗感冒。

汤、羊蹄汤、牛肉汤、排骨汤等。不同的汤可以起到不同的抗病防疾效果。

鸡汤抗感冒：鸡汤，特别是母鸡汤中的特殊养分，可加快咽喉部及支气管膜的血液循环，增强黏液分泌，及时清除呼吸道病毒，缓解咳嗽、咽干、喉痛等症状。煲制鸡汤时，可以放一些海带、香菇等。

排骨汤抗衰老：排骨汤中的特殊养分以及胶原蛋白可促进微循环，50～59岁是人体微循环由盛到衰的转折期，骨骼老化速度快，多喝骨头汤可收到药物难以达到的功效。

鱼汤防哮喘：鱼汤中含有一种特殊的脂肪酸，它具有抗炎作用，可以治疗呼吸道炎症，预防哮喘发作，对儿童哮喘病最为有效。

所以，饭前喝汤是日常养生的一个重要细节。但这并不是说喝得越多就越好，要因人而异，一般中晚餐前以半碗汤为宜，而早餐前可适当多些，因经过一夜睡眠后，人体水分损失较多。进汤时间以饭前20分钟左右为好，吃饭时也可缓慢少量进汤。总之，进汤以胃部舒适为度，饭前

饭后切忌"狂饮"。

最后，我们再讲一下应该如何熬制营养而又鲜美的肉汤。

熬汤用陈年瓦罐效果最佳

熬汤时，瓦罐能均衡而持久地把外界热能传递给里面的原料，而相对平衡的环境温度，又有利于水分子与食物的相互渗透，这种相互渗透的时间维持得越长，鲜香成分溢出得越多，熬出的汤就越鲜醇，原料就越酥烂。

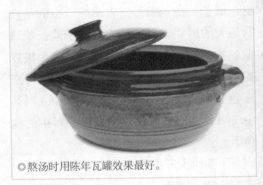

◎熬汤时用陈年瓦罐效果最好。

火候要适当

熬汤的要诀是：旺火烧沸，小火慢煨。这样才能把原料内的蛋白质浸出物等鲜香物质尽可能地溶解出来，使熬出的汤更加鲜醇味美。只有文火才能使营养物质溶出得更多，而且汤色清澈，味道浓醇。

配水要合理

水温的变化，用量的多少，对汤的营养和风味有着直接的影响。用水量一般是熬汤的主要食品重量的3倍，而且要使食品与冷水共同受热。熬汤不宜用热水，如果一开始就往锅里倒热水或者开水，肉的

表面突然受到高温，外层蛋白质就会马上凝固，使里层蛋白质不能充分溶解到汤里。此外，如果熬汤的中途往锅里加凉水，蛋白质也不能充分溶解到汤里，汤的味道就不够鲜美，而且汤色也不够清澈。

熬汤时不宜先放盐

因为盐具有渗透作用，会使原料中的水分排出、蛋白质凝固，鲜味不足。

熬制时间不要过长

长时间加热能破坏煲类菜肴中的维生素；加热1~1.5小时，即可获得比较理想的营养峰值，此时的能耗和营养价值比例较佳。

喝茶虽好，想滋阴要讲究着喝

中国人多爱喝茶，把茶看作健康的饮料。但由于缺乏医学常识，有人喜欢在酒后饮茶，想以之解除酒燥，化积消食。但是因为酒味辛甘，入肝、肺二经，饮酒后阳气上升，肺气增强，茶味苦，属阴，主降；所以酒后饮茶，特别是饮浓茶对肾脏不利。

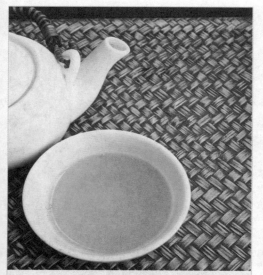

◎茶是健康的饮料，但喝时也有诸多讲究，不然会对脏腑造成损伤。

茶碱有利尿作用，浓茶中含有较多的茶碱，它会使尚未分解的乙醛过早地进入肾脏。而乙醛对肾脏有很大的损害作用，易造成寒滞，导致小便频浊、阳痿、睾丸有坠痛感和大便干燥等症。所以，酒后最好不要立即饮茶，尤其不能饮浓茶。最好进食瓜果或饮果汁，既能润燥化食，又能醒酒。

此外，饮茶不当也会醉人。因为茶叶中含有多种生物碱，其中的主要成分是咖啡因，它具有兴奋大脑神经和促进心脏机能亢进的作用，同时茶叶中还含有大量茶多酚，暴饮浓茶会妨碍胃液的正常分泌，影响食物消化。那些平时多以素食为主、少食脂肪的人如果大量饮用浓茶，就可能醉茶；空腹饮茶以及平时没有喝茶习惯，偶尔大量饮用浓茶的人，也可能醉茶。醉茶表现为心慌、头晕、四肢乏力等症状。发生醉茶时也不必紧张，立即吃些饭菜、甜点或糖果，就可起到缓解作用。

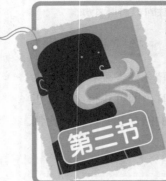

第三节

津液少，阴不足——爱上火的根源

◎爱上火是现代都市人的烦恼病，中医认为阴虚是爱上火的根源，治火应从补阴入手，才能事半功倍。养生亦要以滋阴为要，千万不要引起"相火之变"。一旦相火妄动，耗伤阴精，受害的必是你自己。

♥ 相火妄动就会耗伤阴精

元代名医朱丹溪在《格致余论》一书中，有一篇论述相火的专篇《相火论》。朱丹溪的相火论源于南宋理学思想。理学家程颢、程颐两兄弟说："天地阴阳之运，升降盈虚，未尝暂息，阳常盈，阴常虚，一盈一虚，参差不齐，而万变生焉！"朱丹溪受这一思想启发，认为人之孕育与成长，都和天地之气有关。相火论

就是在"阳有余，阴不足"的认识基础上产生的。

朱丹溪在《相火论》中阐述了相火的实质，他认为，凡动皆属火，火内阴而外阳，且有君、相之分，君火寄位于心，相火寄位于命门、肝、胆、三焦诸脏。"相火"又包含正常和异常两种不同状况，即"相火之常"与"相火之变"："相火之

◎爱上火是现代都市人的一大烦恼，喜食燥热肥厚的食品是上火的主要原因。

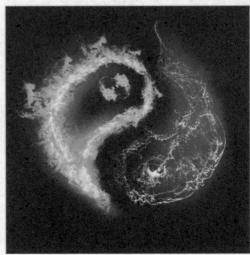

◎传统中医认为人体阴阳失调，"阳有余而阴不足"是爱上火的根源。

常"，是指处于正常状况下的相火，即人身生生不息的机能活动，为生命之源；"相火之变"，是指处于异常状况下的相火，是指相火妄动，即动失其常，其实就是人体机能活动失去节制，导致人身生命机能异常活动，为致病之本。

朱丹溪认为："人之疾病亦生于动，其动之极也，病而死矣。"即在动失其常的异常状况下，相火非但不能产生并维持人体生生不息的机能活动，反而危害人体导致病变，故称"相火之变"。朱丹溪由于充分认识到"相火之变"对人体的危害，所以赞同李东垣倡导的"相火，元气之贼"的观点。

而人体阴精在发病过程中，极易亏损，各类因素均易致相火妄动，耗伤阴精，如情志过极、色欲无度、饮食厚味等，都易激起脏腑之火，煎熬真阴，阴损则易伤元气而致病。所以，朱丹溪主张抑制相火、保护阴精，还提出了一系列防治措施。

在养生预防方面，他主张以恬淡虚无、精神内守、修身养性来遏相火妄动。

在饮食上，他提出平日常食"自然冲

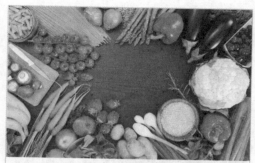

◎传统认为日常食用"自然冲淡之味"可收补阴之功，如各种谷物、蔬菜和水果等。

淡之味"，如谷、蔬、果、菜，可收补阴之功。

在临床治疗上，他主张滋阴降火，滋阴为本，降火为标。他创制的大补阴丸，就是采用黄柏、知母来降阴火，用熟地、龟板补肾水。

另外，朱丹溪还指出一些药物，如甘草、白术、地黄、泽泻、五味子、天门冬之类，均为味厚补阴药物，用于虚者补气最有疗效。

纵观朱丹溪的相火论，其实他也旨在告诫人们一点，就是养生要以滋阴为要，千万不要引起"相火之变"，一旦相火妄动，耗伤阴精，受害的必是你自己。

上火分虚实，对治有绝招

办公楼里的白领们工作压力大，精神长期紧张，经常就会抱怨："烦，又上火了。"那么，"上火"到底是怎么回事呢？

中医认为，在人体内有一种看不见的"火"，它能温暖身体，提供生命的能源，这种"火"又称"命门之火"。在正常情况下，"命门之火"应该是藏而不露、动而不散、潜而不越的。但如果出于某种原因导致阴阳失调，"命门之火"便失去制约，改变了正常的潜藏功能，火性就会浮炎于上，人们就会出现咽喉干痛、

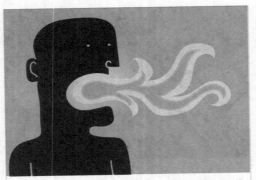

◎中医认为人体内有一种看不见的"火"，它能温暖身体，提供生命的能源。一旦火失去制约，人体就会出现咽痛、眼赤、烂嘴角等症状，这就是"上火"。

两眼红赤、鼻腔热烘、口干舌痛，以及烂嘴角、流鼻血、牙疼等症状，这就是"上火"了。

引起"上火"的具体因素有很多，如情绪波动过大、中暑、受凉、伤风、嗜烟酒以及过食葱、姜、蒜、辣椒等辛辣之品，贪食羊肉、狗肉等肥腻之品和缺少睡眠等都会引起"上火"。春季风多雨少，气候干燥，人容易"上火"。为预防"上火"，我们平时生活要有规律，注意劳逸结合，按时休息。要多吃蔬菜、水果，忌吃辛辣食物，多饮水或喝清热饮料。

《本草纲目》中记载绿豆可以消肿通气，清热解毒。而梨可以治痰喘气急，也有清热之功。《本草纲目》中记载了这样一个方子，医治上火气急、痰喘很有效。原文是这么说的："用梨挖空。装入小黑豆填满，留盖合上捆好，放糠火中煨熟，捣成饼。每日食适量，甚效。"

下面再为大家介绍几款祛火的食疗方。

梨水

【材料】川贝母、香梨、冰糖。

【做法】川贝母10克捣碎成末，梨2个，削皮切块，加冰糖适量，清水适量炖服。

【功效】对头痛、头晕、耳鸣、眼干、口苦口臭、两肋胀痛都有疗效。

绿豆薏米粥

【材料】石膏粉、薏米、绿豆。

【做法】先用水煎煮石膏，然后过滤去渣，取其清液，再加入薏米、绿豆煮粥食之。

【功效】可以祛胃火，容易便秘、腹胀、舌红的人可以多喝。

不过，需要注意的是，"上火"又分为虚火和实火，正常人的阴阳是平衡的。实火就是阴正常而阳过多，它一般症状较重，来势较猛；而虚火是指阳正常阴偏少，这样所表现出的症状轻，但时间长，并伴手足心热、潮热盗汗等。

一般来说，人体轻微"上火"通过

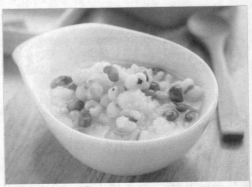

◎《本草纲目》中记载绿豆可以消肿通气、清热解毒，所以绿豆薏米粥是夏季祛火的佳品。

适当调养，会自动恢复；如果"上火"比较厉害，就需要用一些药物来帮助"降火"。如果是实火，中医最常用各种清热、解毒、降火的药，连吃三天肯定降火。但目前单纯实火的人已是越来越少了，多数都是虚火，如果是虚火，就要用艾叶水泡脚或用大蒜敷脚心降火后再行进补。

判断"上火"是实火还是虚火的方法

看小便	小便颜色黄、气味重，同时舌质红，是实火；小便颜色淡、清，说明体内有寒，是虚火。
看大便	大便干结、舌质红为实火；大便干结、舌质淡、舌苔白为虚火；大便稀软或腹泻说明体内有寒，是虚火。
看发热	如果身体出现发热的症状，体温超过37.5℃时，全身燥热、口渴，就说明内热大，是实火；发热时，手脚冰冷，身体忽冷忽热，不想喝水，是体内有寒，为虚火。

❤ 荷叶用处多，清热祛火不能少

"小荷才露尖尖角，早有蜻蜓立上头"，古诗中随处可见咏荷的诗句。这种可供观赏的本草既入诗画，也是一味良药。《本草纲目》中记载："牙齿疼痛。用荷叶蒂七个，加浓醋一碗，煎成半碗，去渣，熬成膏，时时擦牙，有效。"可见其具有清热祛火的疗效。

中医认为，荷叶味苦，性平，归肝、脾、胃经，有清热解暑、生发清阳、凉血止血的功用，鲜品、干品均可入药，常用于治疗暑热烦渴、暑湿泄泻、脾虚泄泻以及血热引起的各种出血症。而荷叶的祛火功能让它成为当之无愧的养心佳品。

荷叶入馔可制作出时令佳肴，如取鲜嫩碧绿的荷叶，用开水略烫后，用来包鸡、包肉，蒸后食用，清香可口，可增食

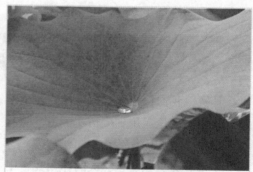

◎中医认为荷叶味苦性平，有清热解暑、生发清阳的功用，用荷叶做的菜肴是夏季不可多得的养心佳品。

欲。荷叶也常用来制作夏季解暑饮料，比如荷叶粥：取新鲜荷叶一张，洗净煎汤，再用荷叶汤与大米或绿豆共同煮成稀粥，可加少许冰糖，碧绿馨香、清爽可口、解暑生津。荷叶粥对暑热、头昏脑涨、胸闷烦渴、小便短赤等症有效。

荷叶具有降血压、降血脂、减肥的功效，因此，高血压、高血脂、肥胖症患者，除了经常喝点荷叶粥外，还可以每日单用荷叶9克或鲜荷叶30克左右，煎汤代茶饮。如果再放点山楂、决明子同饮，则有更好的减肥、降脂、降压之效。

取荷叶适量，洗净，加水煮半小时，冷却后用来洗澡，不仅可以防治痱子，而且具有润肤美容的作用。

荷全身都是宝。除了荷叶，果实莲子有补脾益肾、养心安神的作用，可煮粥食用；莲子心具有清心安神的作用；藕具有清热生津、凉血散瘀的作用，藕粉是老人、幼儿、产妇的滋补食品，开胃健脾，容易消化；藕节具有止血消瘀的作用，常用于治疗吐血、咯血、衄血、崩漏等，可取鲜品30～60克，捣烂后用温开水或黄酒送服；莲蓬具有化瘀止血的作用，可用于治疗崩漏、尿血等出血症，取5～9克，煎服；莲须具有固肾涩精的作用，可用于治疗遗精、尿频等，3～5克代茶饮或煎服；荷梗具有通气宽胸、和胃安胎、通乳的作用，常用于妊娠呕吐、胎动不安、乳汁不通等，取9～15克代茶饮或煎服。

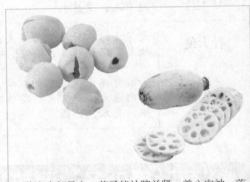

◎荷全身都是宝：莲子能补脾益肾、养心安神；莲子心能清心安神；莲藕能清热生津、凉血散瘀。

💛 小小豆芽也是祛火的能手

其实，我们每个人都可以成为养生专家。将中医理论运用到生活实际中，既有益于身体健康，又增添了生活的乐趣。

小小豆芽怎么有这么大的作用呢？中医认为，豆芽尤其是绿豆芽，在去心火、止血方面有强大的功效。在春季吃豆芽，能帮助五脏从冬藏转向春生，豆芽能清热，有利于肝气疏通、健脾和胃。

经常去菜市场的人会发现，豆芽也有不同的品种。传统的豆芽指黄豆芽，后来市场上出现了绿豆芽、黑豆芽、豌豆芽、蚕豆芽等新品种。虽然豆芽菜均性寒味甘，但功效并不相同。

绿豆芽容易消化，具有清热解毒、利尿除湿的作用，适合湿热郁滞、口干口

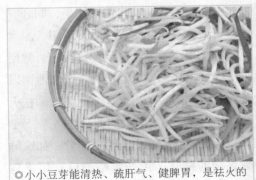

◎小小豆芽能清热、疏肝气、健脾胃，是祛火的能手。

渴、小便赤热、便秘、目赤肿痛等人群食用。黄豆芽健脾养肝，其中维生素B$_2$含量较高，春季适当吃黄豆芽有助于预防口角发炎。黑豆芽养肾，含有丰富的钙、磷、铁、钾等矿物质及多种维生素，其含量比绿豆芽还高。豌豆芽护肝，富含维生素A、钙和磷等营养成分。蚕豆芽健脾，有补铁、钙、锌等功效。

豆芽最好的吃法是和肉末一起入汤，熟了放盐和味精即可，应尽量保持其清淡爽口的性味。

豆芽不能隔夜，买来最好当天吃完，如需保存，可将其装入塑料袋密封好，放入冰箱冷藏，但不能超过两天。

男女老少，清火要对症食疗

上火有不同的情况，男女老少情况各有不同，怎么能一概而论呢。只有根据具体情况，对症清火。

孩子易发肺火

有些孩子动不动就发热，只要着一点凉，体温立刻就会升高，令妈妈们苦恼不已。中医认为，小儿发热多是由于肺卫感受外邪所致。小儿之所以反复受到外邪的侵犯，主要是由于肺卫正气不足，阴阳失于平衡。可以多吃一些薏苡仁、木耳、杏仁、梨等润肺食品。

《本草纲目》中记载，梨"甘、寒、无毒"，可以治咳嗽，清心润肺，清热生津，适合咽干口渴、面赤唇红或燥咳痰稠者饮用。冰糖养阴生津，润肺止咳，对肺燥咳嗽、干咳无痰、咳痰带血都有很好的辅助治疗作用。一般儿童可作日常饮品。不过，梨虽好，也不宜多食，因为它性寒，过食容易伤脾胃、助阴湿，故脾虚便溏者慎食。下面就是雪梨冰糖水的具体做法。

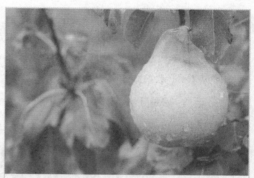

◎《本草纲目》认为梨可以治咳嗽、清心润肺、清热生津。易发肺火的孩子可常食，但要注意适量。

【材料】雪梨2个，冰糖适量。

【做法】雪梨去心切成小块，然后与冰糖同放入锅内，加少量清水，炖30分钟，便可食用。

老年易发肾阴虚火

老年人容易肾阴亏虚，从而出现腰膝酸软、心烦、心悸汗出、失眠、入睡困难，同时兼有手足心发热、盗汗、口渴、咽干或口舌糜烂、舌质红，或仅舌尖红、少苔、脉细数。应对证给予滋阴降火中药，如知柏地黄丸等。饮食上应少吃刺激性及不好消化的食物，如糯米、面团等；多吃清淡滋补阴液之品，如龟板胶、六味地黄口服液等；多食富含B族维生素、维生素C及富含铁等食物，如动物肝、蛋黄、番茄、胡萝卜、红薯、橘子等。

女性易发心火

妇女在夏天情绪极不稳定，特别是更年期的妇女，如突受情绪刺激，则会烦躁不安，久久不能入睡。这主要是由于心肾阴阳失调而导致心火亢盛，从而出现失眠多梦，胸中烦热，心悸怔忡，面赤口苦，口舌生疮，潮热盗汗，腰膝酸软，小便短赤疼痛，舌尖红，脉数，应给予中药对证滋阴降火。《本草纲目》提出了枣仁安神丸、二至丸等用于滋阴降火的方剂。另外，多吃酸枣、红枣、百合或者干净的动物胎盘等，也可以养心肾。

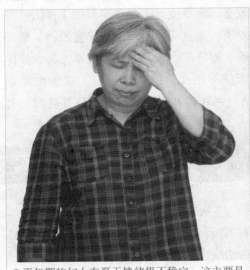

◎更年期的妇女在夏天情绪极不稳定，这主要是由于心肾阴阳失调而导致心火亢盛，从而出现心悸烦闷、潮热盗汗等症。

♥ 脑出血、脑血栓——都是"心火"惹的祸

心为君主之官，它的地位高于脑。心是主管情感、意识的，所以有"心神"之称。神明指精神、思维、意识活动及这些活动所反映的聪明智慧，它们都是由心所主持的。心主神明的功能正常，则精神健旺，神志清楚；反之，则神志异常，出现惊悸、健忘、失眠、癫狂等症候，也可引起其他脏腑的功能紊乱。

心火一动，一般是急症，不急救就有生命危险。常见的突发性病症有脑出血、脑血栓。如果出现这种危险的病症可以服用"急救三宝"。

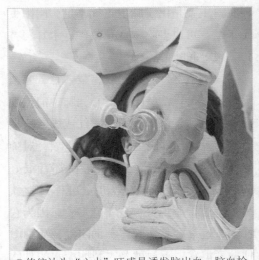

◎传统认为"心火"旺盛是诱发脑出血、脑血栓等疾病的主要原因。

急救三宝

安宫牛黄丸	安宫牛黄丸里有牛黄、麝香、黄连、朱砂、珍珠等中药材。很多病人高烧昏迷，就是用安宫牛黄丸来解救的。适用于高烧不退、神志昏迷不清的患者。
紫雪丹	紫雪丹，历史最悠久，药性为大寒，药店比较常见。现代名为"紫雪散"。紫雪丹适用于伴有惊厥、烦躁、手脚抽搐、常发出响声的患者。
至宝丹	至宝丹对昏迷伴发热、神志不清但不声不响的患者更适用。

"急救三宝"过去主要治疗感染性和传染性疾病，一般都有发热、昏迷出现，现在也广泛用在脑损伤、脑血管意外伤，但必须有明显的热象，至少舌头要很红，舌苔要黄。只要符合标准，不管是脑出血、脑血栓，还是因为煤气中毒、外伤导致的昏迷，都可以服用。它们能保护脑细胞，后患也小。及时服用安宫牛黄丸，可抑制细胞死亡。

"心"火旺盛者，大多会失眠，在中医里是没有安眠药的，中医治疗失眠是从病根子上治疗。一般的病都跟"心"有关。

家里应常备的安神的中药

天王补心丹	阴虚血少明显的失眠适用。因为心血被火消耗掉了，所以人不仅失眠、健忘，心里一阵阵发慌，而且手脚心发热、舌头红、舌尖生疮，这个药补的作用更大一些。
牛黄清心丸	这种失眠是心火烧的。除了失眠，还有头晕沉、心烦、大便干、舌质红、热象比较突出的人可以选择。
越鞠保和丸	对于失眠而梦多、早上醒来总感觉特别累、胃口不好、舌苔厚腻的人适用。人们常说，失眠就在临睡前喝杯牛奶。但这个方子是要分人的，如果是这种越鞠保和丸适应的失眠，千万别再喝牛奶了。喝了会加重肠胃的负担，只能加重病情。
解郁安神颗粒	适用于因情绪不畅导致的入睡困难，这种人多梦，而且睡得很轻，一点小声就容易醒，还可有心烦、健忘、胸闷等症状同在。

❤ 消除胃火，遏制口臭

口臭，是困扰很多现代人的病症，这毛病不大，但却常使人，尤其是年轻人，产生很多烦恼，例如因不敢开口说话，而不敢参加社交活动等。

朱丹溪说口臭是上火的表现，由胃火引起。胃腑积热，胃肠功能紊乱，消化不良，胃肠出血，便秘等引起口气上攻及风火或湿热，口臭也就发生了。

我们知道火分虚实，口臭多为实火，由胃热引起。胃热引起的口臭，舌质一般是红的、舌苔发黄，这时只要喝用萝卜煮的水，消食化瘀，口臭很快就会消除了。胃热引起的口臭多是偶尔发生的，如果是经常胃热、消化不良的人，治疗时最好的办法就是敲胃经，一直敲到小便的颜色恢复淡黄清澈为止。口臭伴有口干、牙床肿痛、腹胀、大便干结症的，充分按揉足二趾趾面，并按揉足部内庭、冲阳、公孙穴各1分钟；再从小腿向足趾方向推足背及其两侧各30次。

但是，随着人们生活方式的改变，由胃热引起的口臭已经很少，最常见的口臭还是胃寒的原因。这类人多是舌苔普遍发白，口臭时有时无，反复发作。那么对于这类由胃寒引起的口臭，平时就要多喝生姜水，如果怕麻烦，也可以将姜切成薄片，取一片含在嘴里。

每个人都希望自己口气清新，在社交谈话时给对方留下良好的印象。那么有口臭的人一定要分清自己的疾患是何种原因引起的，然后对证施治。此外，平时还要注意口腔卫生，定期洗牙，以预防口臭。

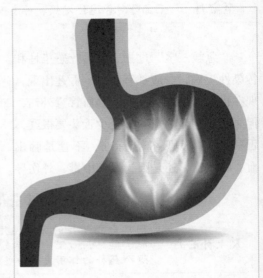

◎传统中医认为口臭是由"胃火"引起的，胃肠功能紊乱，消化不良、便秘等引起口气上攻及风火或湿热，口臭也就发生了。

第四章

CHAPTER FOUR

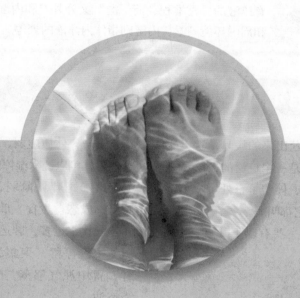

容易发胖的痰湿体质
——祛痰除湿消脂

● 痰湿体质的人主要表现有体形肥胖，腹部肥满松软，面部皮肤油脂较多，多汗且黏，胸闷，痰多，面色淡黄而暗，眼泡微浮，容易困倦，平素舌体胖大，舌苔白腻或甜，身重不爽，喜食肥甘甜黏，大便正常或不实，小便不多或微浑等。

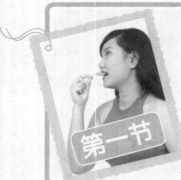

祛除湿痰，畅达气血
——"逆转"痰湿体质

第一节

◎祛除湿痰是痰湿体质者的首要任务。在中医里，"痰"是一个广泛的概念，不但包括一般概念中的痰，还指人体内所有津液的异常堆积；而"湿"又分外湿和内湿，外湿指空气和周围环境潮湿，内湿则指体内津液的聚停。

❤ 痰与湿是如何形成的

在中医学中，吐出来的痰只是狭义的痰。"痰"涵盖的是一个广泛的概念，只要你的津液积聚了，停留了，处于一个不正常的运行状态，它都叫痰。

痰形成的原因主要有以下几点：

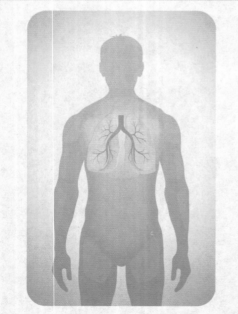

◎中医认为，痰的产生主要与肺、脾两脏有关，肺部出现病变则肺内的津液就会凝聚成痰。

第一，体质虚弱，中气不足，由于脾虚不运，可以使水湿停留，凝聚为痰。

第二，脾胃薄弱，宿滞逗留，损伤脾胃；或恣食生食、瓜果，中阳被伤；或因热病饮水过多，脾运不及，等等，都可以使水湿停留，聚集为痰。还有恣食肥甘，胃中浊气郁蒸，酿湿生热也可以化为痰浊。

第三，外感失治，或体弱屡患外感，肺气被伤，不能输津四布，通调水道下输膀胱，使水液停留，也可成痰，痰贮于肺，肺气不利，痰涌气道而发，必致咳嗽痰多。

中医认为，痰的产生主要与肺、脾两脏有关。肺主呼吸，调节宗气（元气）的出入和升降。如肺失肃降，就可出现咳喘、卧不平等症。在风邪或寒邪侵肺时，肺内的津液会凝聚成痰。脾主运化，即消化和运送营养物质至各脏器。如果湿邪侵犯人体，或思虑过度、劳倦及饮食不节，都能伤脾而使其失去运化功能，造成水湿内停凝结成痰。

一般来说，"炼液为痰"是一个复杂的过程，因为痰开始都是液态的，是停滞的水液，但是淤在那里时间长了，就成了有形的物质。比如说身上长了一个肉疙瘩，西医叫脂肪瘤，中医叫作痰核。实际上它就是人体脂肪代谢失常的病理产物。从这个角度来说，"痰"是千变万化的。很多疾病的表现都可以归结于痰，比如说男性的阴茎硬结症。组织里长了一个硬东西，影响了勃起功

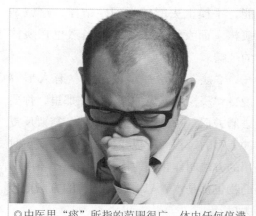

◎中医里"痰"所指的范围很广，体内任何停滞的津液形成的有形物质都可以称为痰。

不同的痰症及治疗方法

寒痰	症状	由寒邪犯肺，使肺内津液凝聚成痰。痰呈白色，病人怕冷，喜热饮，舌苔薄白或腻。
	治疗方法	小青龙汤加减：桂枝6克，制半夏10克，干姜6克，细辛3克，杏仁10克，白芥子6克。有气喘加炙麻黄6~9克。
风痰	症状	由风邪侵肺即伤风引起，开始痰白稀，以后可转黄黏痰，病人怕风，舌苔初起白，后转薄黄。
	治疗方法	杏苏饮加减：杏仁10克，苏叶6克，荆芥6克，前胡10克，桔梗10克，白前10克。痰色转黄，加胆星6克，连翘10克，银花12克。
热痰	症状	由热邪侵肺或先受风或寒邪而发高热数天后，使津液烧灼而转化为黄黏痰，病人怕热喜凉饮，舌红苔黄腻。
	治疗方法	泻白散化裁：桑白皮10克，地骨皮10克，甘草5克，生石膏30克，黄芩10克，杏仁10克，胆星6克。
湿痰	症状	湿邪侵入人体（如居潮湿环境），使肺、脾功能失调或饮食不节而运化失调引起。痰为白色稀水样，病人有身重、倦乏或便溏等症，舌苔薄白或白腻。
	治疗方法	二陈汤加味：制半夏10克，橘红10克，茯苓10克，炙甘草5克，杏仁10克，薏苡仁15克，苍白术各10克。
燥痰	症状	由久旱气候干燥、燥邪侵肺，痰黏稠不易咳出或有咯血，病人觉口鼻咽燥等症，舌苔薄黄。
	治疗方法	清燥救肺汤出入：北沙参15克，天麦冬各10克，生石膏30克，炙把叶10克，杏仁10克，生地15克，浙贝10克，玉竹15克。

能，手摸上去能感觉到硬结样，这就是痰核。而女性的子宫肌瘤当然也在痰核的范畴。

"痰"的治疗难度很大。有人形容说："痰核"就像油漆，粘在那里，你要去磨去抠，一点一点把它减掉，需要反复冲、磨的过程。所以我们又把治"痰"时用的方法叫作化痰、涤痰、消痰。不少的药物也都是本着"消""磨"的方法把痰去掉。

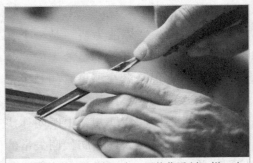

◎ "痰"的治疗难度很大，只能像雕刻一样一点一点把它打磨掉，因此治痰时用的方法一般称为化痰、涤痰、消痰，药物也都是本着消、磨的原则将痰祛除。

好吃懒做，多为痰湿体质

生活越来越方便，交通工具越来越多，生活的环境似乎是越来越舒适，室内有空调，冬暖夏凉，人们似乎忘记了自然环境的规律。出门坐车，就连上下楼的楼梯都有电梯取而代之，有些人甚至就住二楼也要坐电梯。这种好吃懒做的生活习惯，在不自觉中就让人变成了痰湿体质。

痰湿体质可能是人类社会发展到一定程度的结果：为了适应不可遏制的发展，

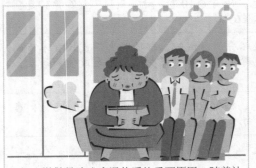

◎好吃懒做是造成痰湿体质的重要原因。随着社会的发展，生活环境也越来越舒适，各种空调、代步工具和电梯的出现导致越来越多的人成为痰湿体质。

人类迟早要进化出一种适应这种生活方式的体质，于是出现了很多痰湿体质的人。

肺、脾、肾三脏对于调节人体水液代谢非常重要，而现代生活方式就恰恰最伤肺、脾、肾三脏。肺位于胸腔，在五脏中位置最高，肺脏通过呼吸推动水液由上往下畅流全身，是水之上源。看看生活中我们是怎样在不知不觉中让肺脏饱受委屈的：久用电脑，含胸驼背。任何一个脏器功能的正常行使必须依赖于良好的结构和空间，长期胸廓不舒展致使肺脏不能充分呼吸，再加上长期不运动，结果氧气吸入不够，二氧化碳呼出不充分，呼吸浅，吸进来的空气还是污染的，呼吸的质量很差。氧气少，食物如何充分代谢？二氧化碳多，体内如何不堆积垃圾？这就是为什么不劳作、不运动也会感到很累，会觉得腰酸背痛的原因。

现在一般人餐桌上的是经过深度加工

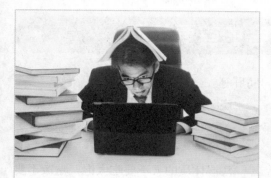

◎长期伏案工作，会使胸廓不舒展、肺脏难以充分呼吸，导致吸入的氧气不够、食物难以充分代谢，最终形成痰湿体质。

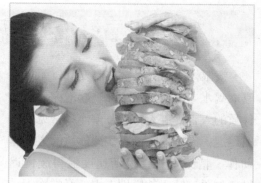

◎暴饮暴食、经常吃冷冻寒凉的食品也是造成痰湿体质的重要原因。

的食品，膏粱厚味、肥甘油腻。中国人的脾胃天生是用来受纳运化五谷杂粮等天然食品的，最怕加工得面目全非的食品和肥甘油腻、膏粱厚味，常吃就会消受不起。最后，脾胃怠工，吃喝进来的食物不少化成了半成品，造成了痰湿。所以，痰湿体质从外形、指标上看似乎并不缺少能量，多形体庞大肥硕、血糖高、血脂高。问题是这些能量发挥不了作用，能量的代谢停在了中游，半途而废，滋生疾病。

还有暴饮暴食、冰冻寒凉、经常吃减肥药也是脾胃最为害怕的，青少年的痰湿体质多数和这个有关。小时候吃冰冻寒凉的东西太多，会在先天遗传的基础上，促生或加重阳虚、气虚、痰湿、血瘀体质偏颇。痰湿体质、阳虚体质间夹者，一旦发胖就是中重度肥胖，很不好治。

凡是伤肝胆的习惯都不可避免地会伤脾，因为它们的关系太密切了。所谓的"见肝之病"就"知肝传脾"。经常生气、情志不舒展、不吃早餐、熬夜吃夜宵等都是肝胆最不喜的，肝木克脾土，脾伤则生痰湿。经常熬夜的人，舌象是典型的痰湿壅盛舌象，即舌苔厚腻、久久不退。夜里11点到凌晨1点，是胆经当令的时候。熬夜影响胆气的疏泄，肝胆相照，必然影响到肝脏，进而影响肝及脾。

由肝及脾，慢慢形成痰湿体质，这在中青年女性中较为常见。有的女性越是不开心就越吃，越吃就越胖，越胖就越不想动，想躺想睡，呈现出一派痰湿体质之象。虽然"脾为生痰之源"，但是切不可以忘记"肝木克脾土"，肝才是"罪魁祸首"。

所以，治痰湿体质要多运动，注重饮食调理，更重要的是养好肝脾。

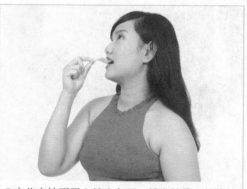

◎有些女性不开心就吃东西，越吃越胖，越胖就越不想动，由肝及脾，慢慢形成痰湿体质。

祛痰祛湿是痰湿体质者的首要任务

痰湿体质的人多数容易发胖，而且不喜欢喝水。小便经常浑浊、起泡沫。痰湿体质的人舌体胖大，舌苔偏厚；常见的还有经迟、经少、闭经；痰湿体质的人形体动作、情绪变化、说话速度显得缓慢迟钝，似乎连眨眼都比别人慢。经常胸闷、头昏脑涨、头重、嗜睡，身体沉重，惰性较大。进入中年，如果经常饭后胸闷、头昏脑涨，是脾胃功能下降，是向痰湿体质转化的兆头。

痰湿体质的女性比较容易出现各种各样的美容困扰，比如容易发胖、皮肤经常油腻粗糙、易生痤疮等，因此女性美容一定要有六通：月经通、水道通、谷道通、皮肤通、血脉通、情绪通。

痰湿体质人群多是多吃、少动的一类人群，比较容易出现在先贫后富、先苦后甜、先饿后饱成长经历的企业家、官员、高级知识分子等人群中。痰湿体质的人易感肥胖、高血压、糖尿病、脂

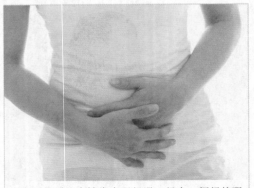

◎痰湿体质的女性常出现经迟、经少、闭经的现象，应引起重视。

肪肝等。

痰湿体质养生应注意以下几个要点：

饮食调养：入口清淡

痰湿体质的人不要吃太饱，吃饭不要太快；美容不要随大流，多吃水果并不适合痰湿体质；吃一些偏温燥的食物，如荸荠、紫菜、海蜇、枇杷、白果、大枣、扁豆、红小豆、蚕豆，还可以多吃点姜；痰湿体质的人应该少吃酸性的、寒凉的、腻滞和生涩的食物，特别是少吃酸的，如乌梅、山楂等。

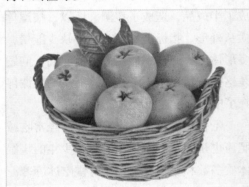

◎痰湿体质的人饮食宜以清淡为主，不宜盲目多吃水果，可多吃一些偏温燥的食物，如枇杷、大枣等。

家居环境：多晒太阳

痰湿体质的人起居养生要注意多晒太阳，阳光能够散湿气，振奋阳气；湿气重的人，经常泡泡热水澡，最好是泡得全身发红，毛孔张开；痰湿体质的人穿衣服要尽量宽松一些，这也利于湿气的散发。

药物调养：健脾胃，祛痰湿

痰湿体质者也可以用一些中药草来调理。祛肺部、上焦的痰湿可用白芥子、陈皮；陈皮和党参、白扁豆合在一起，是治中焦的痰湿；赤小豆主要是让湿气从小便而走。

经络调养：中脘、水分、关元

改善痰湿体质的主要穴位有：中脘、水分、关元等，最适合用艾条温灸，一般灸到皮肤发红发烫。每次腹部、背部、下肢各取1个穴位灸。如果灸后出现口苦、咽喉干痛、舌苔发黄、大便干结、梦多或失眠等明显的症状，停灸即可。

❤ 情志不畅会加重体内痰湿

《黄帝内经》中有云："夫百病之所始生者，必起于燥湿寒暑风雨，阴阳喜怒，饮食起居。"人在生气、动怒时，呼吸加快，肺泡扩张，耗氧量加大，肝糖原大量损失，血流加快，血压升高，心跳加速，周身都会处于生理机能的失控状态。这对身体的影响非常大。如果本身是痰湿体质，还会加重体内的痰，尤其是生闷气，更容易造成体内痰湿瘀积。

另外，还有一种情形是有气无处发的窝囊气。这种人外表看起来很有修养，好像从来不发脾气，其实心理经常处于生气或着急的状态。这种人很容易形成"横逆"的气滞，造成十二指肠溃疡或胃溃疡，严重的会造成胃出血。

既然生气这么危害人体的健康，那么，怎样才能做到不生气呢？

事实上，遇事不生气的人少之又少。做到不生气需要日常保养，需要修养身心，开阔心胸，或者寻找一种信仰。当面对人生不如意时，能有更宽广的心胸包容他人的过错，把生气的念头消灭掉。如果

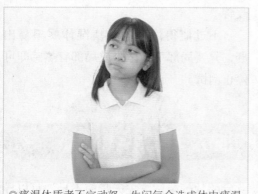

◎痰湿体质者不宜动怒。生闷气会造成体内痰湿更加淤积。

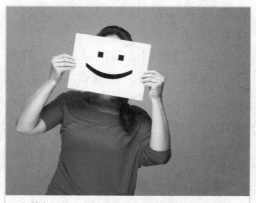

◎保持良好的心态是减少体内湿痰淤积的好方法。

生活或工作的环境经常会使自己生气，那就换一个环境。

不过，这种修炼需要日积月累，还有一个应急的措施就是按摩太冲穴。当你生气后，立刻按摩脚背上的太冲穴，可以让上升的肝气往下疏泄。这时，这个穴位按起来会很痛，必须反复按摩，直到按起来不再痛为止。或者吃一些可以疏泄肺气的食物，如陈皮、山药等，也很有帮助。最简单的消气办法则是用热水泡脚，水温控制在40～42摄氏度，泡的时间则因人而异，最好泡到肩、背出汗。

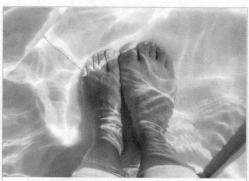

◎热水泡脚是最简单有效的消气方法。身体痰湿而又容易生气者可常用此法养生。

有的人需要半小时，血气不足的人有时需要泡两个小时。

痰湿体质的刮痧调治法

对于痰湿体质，如果采用刮痧疗法进行调治，可以采用以下方式：

（1）用平刮法沿肋骨走，从正中向左刮拭胁肋部脾脏体表投影区。用面刮法从上向下刮拭中府穴，上脘穴至下脘穴，石门穴至关元穴、章门穴。

（2）用面刮法刮拭下肢维胃经足三里穴、丰隆穴至脾经阴陵泉穴、三阴穴、公孙穴。

（3）用面刮法刮拭肺俞穴、脾俞穴、三焦穴、肾俞穴、膀胱俞穴。

一般来说，刮痧对痰湿体质具有以下两点保健作用：

（1）可以振奋阳气，健脾益气，促进代谢，利湿化痰。改善痰湿体质因水湿内停积聚而引起的水湿内盛的症状。

（2）经常刮痧，健脾强壮阳气，预防痰湿体质好发疾病，促进痰湿体质的改善。

不过值得注意的，痰湿体质不易出痧，只要局部毛孔微张或局部有热感即可停止刮拭。

中医对治痰湿体质者的脱发现象

中医认为头发主要与肝血和肾经有关。一方面，肾精决定了头发的多少，

头发的软硬荣枯，先天肾精不足，可以导致头发枯黄稀疏；另一方面，肝肾精血负

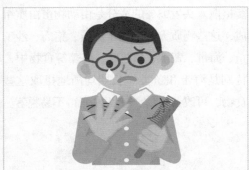

◎中医认为痰湿体质易脱发，这是因为痰湿内生，血瘀血热，熏蒸发根，头发、头皮就出现了油腻瘙痒，最终造成脱发。

责头发的日常养护。这种情况下，多吃补益肝血肾精的黑色食品和一些坚果可以乌发、美发。

可是痰湿体质的脱发很不同。这种脱发就不是枯黄干脱的，而是因为痰湿内生，血瘀血热，熏蒸发根，头发、头皮就出现了油腻瘙痒，造成脱发。

对于痰湿体质的脱发现象，建议大家试试"生发丸"。其方如下：

【组成】侧柏叶120克，当归60克。

【用法】上药焙干，研为细末，水泛为丸，如梧桐子大，每天早晨以淡盐汤送下9克，连续服用20天为一个疗程。

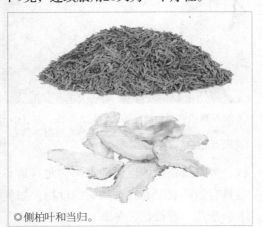

◎侧柏叶和当归。

【功效】一般服药一个疗程之后即见脱发减轻，且有新发生长；有的10天即可见效，对于疗效较差者，至多可连服三四个疗程。

另外配合外用水洗法，效果比较理想。其方如下：

【组成】川藁本9克，白芷9克，蕲艾9克，藿香9克，荆芥9克，防风9克，川芎9克。

【用法】上药用纱布包好，加水300毫升，煎热后外洗头部，一日2次，每剂可用3天。

在日常生活中，脱发患者也要加强注意，以防止继续脱发，促进新发再生。一般说来，注意的事项如下：

（1）不用尼龙梳子和头刷。尼龙物品容易产生静电，给头发和头皮带来不良刺激。最理想的是选用黄杨木梳和猪鬃头刷，既能去除头屑，增加头发光泽，又能按摩头皮，促进血液循环。

（2）不用脱脂性强或碱性洗发剂。这类洗发剂的脱脂性和脱水性均很强，易使头发干燥头皮细胞坏死。应选用对头皮和头发无刺激性的无酸性天然洗发剂，或根据自己的发质选用。

（3）精神状态不稳定，每天焦虑不安会导致脱发，压抑的程度越深，脱发的速度也越快，所以脱发患者务必消除精神压抑感。经常进行深呼吸，散步，做松弛体操等，可消除当天的精神疲劳。

（4）烫发吹风要慎重。吹风机吹出的热风温度达100摄氏度，会破坏毛发组织，损伤头皮，因此要避免频繁吹风。烫发次数也不宜过多。烫发液对头发的影响也较大，使用次数多了会使头发发丝元气大伤。

（5）使用空调要适度。空调的暖湿风和冷风都可成为脱发和白发的原因，空气过于干燥或湿度过大对保护头发都不利。

（6）避免暴晒。日光中的紫外线会对头发造成损害，使头发干枯变黄，因此夏季要避免日光暴晒，在室外游泳、日光浴时要注意防护。

（7）避免不戴游泳帽在公共泳池长时间游泳。公共泳池中会使用大量漂白粉用于杀菌消毒，这会使头皮头发干涩，使脂溢性脱发患者的头发更容易脱落。

（8）脱发患者还要注意营养成分的均衡摄取。头发95%的成分是由动物蛋白质组成，这些物质大量存在于鸡蛋、猪肉、沙丁鱼、海带、黄瓜、黑芝麻、海藻等食物中，特别是海带和鱼类。长期均衡地摄取这些食物，可改善发质，使头发变得不易脱落。

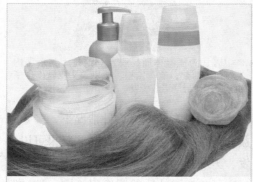

◎脱发患者还应避免暴晒、不用碱性或脱脂性洗发剂及烫发等。

痰湿体质者要多游泳

痰湿体质给人最大的印象就是肚大腰圆、面部及脑门油光闪亮。有的人到立夏，感觉头晕、心慌、晨起有痰。典型的痰湿体质者早晨起床总有痰堵在喉咙处，这是因为中气不足，脾虚不运，造成水湿停留，凝聚为痰。

痰湿体质的人体形肥胖，喜欢吃甜腻食物，面部皮肤油脂较多，多汗、胸闷，容易困乏，大便正常或较软散，小便不多或微浑；舌体胖大，舌苔白腻，脉滑。性格则温和、稳重，能忍常人难忍之事。

痰湿体质易患糖尿病、卒中、心脑血管疾病。因此，痰湿体质日常饮食应以清淡为主，每餐宜吃七八分饱，酒类不宜多

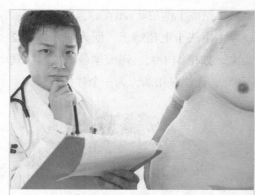

◎痰湿体质者多数油光满面、肚大腰圆，并且中气不足，常常头晕、心慌等，游泳是痰湿体质者克服上述症状的最佳运动项目。

饮，多吃蔬菜、偏温燥的水果，尤其是那些具有健脾利湿、宣肺祛痰的食物，如萝卜、紫菜、薏苡仁、冬瓜、赤小豆、扁豆

等，少吃甜、黏、油腻的食物。

痰湿体质还不宜长时间待在阴冷潮湿的环境；要保持心情舒畅，多动脑，如看报、听广播等，避免痰湿停聚造成大脑功能衰退；还要注意长期坚持体育锻炼，尤其是游泳，游泳对痰湿体质者有很好的调节作用。

关于痰湿体质的药物调养，重在调补肺、脾、肾三脏，可在医生指导下，对症施治，选服二陈汤或香砂六君子汤或金匮肾气丸。

痰热内扰，就要化痰清热

什么是痰热内扰？中医认为，心烦，口苦，并且头晕目眩，时常感到胸闷，恶心，痰多，舌质偏红而舌苔黄腻的症状，均属于痰热内扰，这种情况下人比较容易失眠。治疗方法则是化痰清热，养心安神。这里给大家推荐清火涤痰汤。

清火涤痰汤的用药方法如下：胆南星6克，生姜3片，茯神15克，贝母10克，竹沥10克，麦冬10克，柏子仁10克，丹参10克，僵蚕10克，菊花10克，橘红10克，杏仁10克，这个方中用胆南星、贝母、竹沥、生姜化痰泄浊；柏子仁、茯神、麦冬、丹参养心安神；僵蚕、菊花熄风定惊；杏仁、橘红豁痰利气。上述药物共达化痰清热、养心安神之功效。

一般症状比较轻的人，可以用温胆汤。半夏（汤洗去滑）、麦门冬（去心）各45克，茯苓60克，酸枣仁90克（炒），炙甘草、桂心、远志（去心，姜汁炒）黄芩、草薢、人参各30克；若痰热扰心，气血不足证者，可在温胆汤基础上适量加远志、人参、熟地、枣仁，名为十味温胆汤；若痰涎窝心，瘀血脉者，则可在十味温胆汤基础上加菖蒲、远志、郁金、杏仁、丹参以痰瘀并治，清心安神。

◎清火涤痰汤有化痰清热、养心安神的功效，适合痰热内扰者饮用。

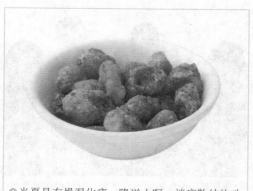
◎半夏具有燥湿化痰、降逆止呕、消痞散结的功效，治痰饮眩悸、风痰眩晕、呕吐反胃等症。

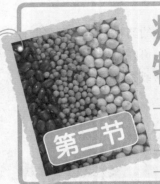

痰湿体质：清淡微温食物，化痰降浊畅气血

第二节

◎食疗是中医的一贯主张。对于胃口常开、食量颇大的痰湿体质者来说，吃什么以及怎么吃是十分重要的事情。痰湿体质者要戒除肥甘厚味，戒酒，忌暴饮暴食、进食过速等，并多吃蔬菜、偏温燥的水果以及化瘀祛痰的食物。

❤ 多食粗，少食细——痰湿体质的饮食法则

"食不厌精，脍不厌细"是孔子《论语·乡党》中的话，但从营养学的角度分析，这句话是站不住脚的。我们不仅不能"食不厌精"，还要多食粗粮，这是预防疾病的有效手段。尤其是对于痰湿体质的人来说，正是太多的细粮造成了体内的痰湿，要想改变体质，必须要逆向而行。

随着生活条件的改善，很多人已经习惯了大鱼大肉、精米白面，岂不知，在你吃这些精细食物的同时，糖尿病、高血脂、高血压等"富贵病"也会追随而来。

所以，我们不如换换口味，吃适量的粗粮。那么哪些食物称得上粗粮呢？

玉米、小米、红米、紫米、高粱、大麦、燕麦、荞麦等都属于粗粮。除了这些谷物，还有很多豆类，比如黄豆、绿豆、红豆、黑豆、芸豆、蚕豆等；另外，像红薯、土豆、山药，也属于粗粮。有些蔬菜比如芹菜、韭菜，也都富含膳食纤维。

"粗粮"吃起来粗，可营养上一点都不比细粮差。比如，荞麦含有的赖氨酸是小麦的3倍。最可贵的是，荞麦粉还含有

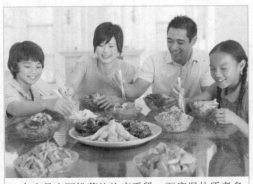

◎食疗是中医推荐的治疗手段，而痰湿体质者多数胃口颇大，日常生活中吃什么、怎么吃的问题对他们来说显得尤为重要。

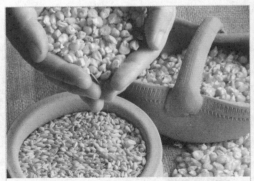

◎痰湿体质者宜多食粗粮，太多的细粮会加重其体内的痰湿。常见的粗粮有玉米、小米、红米、高粱、大麦等。

丰富的B族维生素。无论热量还是营养丰富程度，荞麦都高于小麦。再比如，小米中的胡萝卜素、B族维生素含量非常高；红薯里有大量的铁和钙；豌豆、绿豆、红小豆里则有大量的氨基酸、磷，还含有多种微量元素。

适当吃粗粮有利于排便和减肥，然而，什么东西都过犹不及，吃多了也不是件好事。吃过多的粗粮，不仅对消化系统不利，还有其他一些负面的影响。

因此，吃粗粮要适量、合理。粗粮和细粮搭配能最好地发挥它们的作用。但是要注意的是，有些人也不宜吃粗粮。

（1）胃肠功能差的人。老人和小孩的胃肠功能较弱，太多的食物纤维会对他们的胃肠产生很大的负担。

（2）缺钙、铁等元素的人。粗粮里含有植酸和食物纤维，它们结合形成沉淀，阻碍人体对矿物质的吸收，影响肠道内矿物质的代谢平衡。

（3）患消化系统疾病的人。如果患有肝硬化合并食道静脉曲张或胃溃疡，进食大量的粗粮易引起静脉破裂出血和溃疡出血。

（4）免疫力低下的人。如果每天摄入的纤维素超过50克，就会使人的蛋白质补充受阻、脂肪利用率降低，造成骨骼、心脏、血液等脏器功能的损害，降低人体的免疫能力。

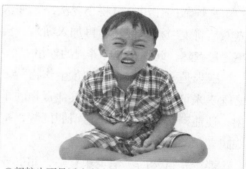

◎粗粮也不是适合所有人吃。老人和孩子肠胃功能弱不适合吃粗粮，此外消化系统有疾病、缺钙和铁等元素的人也不适合吃粗粮。

荤食生痰湿，五谷方为养

谷物不仅承载了无数人的生命，还有着非凡的养生保健价值。许多长寿之人，也是靠这些看似平凡的食物健康活到天年的。那么，哪些谷物是对身体有益处的呢？

稻米煮粥可补脾、益胃、清肺。其米汤可以养气、养阳、润燥，有助于消化和促进脂肪的吸收，用米汤给婴儿冲米粉是不错的育儿方法。

小米粥是当之无愧的"代参汤"，有滋阴养血的功效。许多产妇产后都吃小米

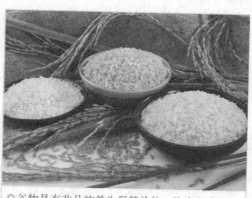

◎谷物具有非凡的养生保健价值，许多长寿之人都是靠这些食物颐养天年的。

粥来恢复体力。此外，小米可防治消化不良，也是老人和病人的绝佳补品。民间常将小米同桂圆煮粥，再加入红糖，空腹食用，可补血养心、安神益智，对心脾虚弱、气血不足、失眠健忘、惊悸等症有治疗作用。

粳米具有调和五脏等作用。取粳米熬粥成乳汁状，喂养初生婴儿，可开胃助食，此粥也适用于脾胃不好的老年人。

小麦是北方人的主食，具有安心养神、去烦躁的作用。可将小麦洗净，加水煮熟后将麦粒捞出取汁，再加入粳米、大枣等量煮熟，此粥有健脾养胃的作用。

玉米是全世界公认的"黄金作物"，常吃玉米可加速致癌物质和其他毒物的排出，还能延缓衰老，降低血清胆固醇，抗眼睛老化，增强记忆力。

荞麦是自然的"消炎粮食"，用荞麦粉反复涂敷可以治疗痘疮溃烂。用苦荞麦皮、黑豆皮、绿豆皮做枕芯，可以健脑明目，有促进睡眠的作用。

绿豆可谓"济世神谷"。用绿豆粉蒸成糕食用可解酒。将绿豆粉炒成黑色，用醋调和敷在肿块上，可治疗肿毒初发。绿

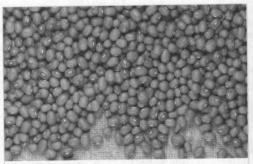

◎绿豆是"济世神谷"：绿豆粉可解酒、治疗肿毒初发；绿豆荚可治愈血痢；绿豆芽可解酒毒和热毒。

豆荚可有效治愈血痢。绿豆芽可解酒毒和热毒。绿豆叶绞出的汁与醋隔水炖热可治上吐下泻。

大豆是人们不可缺少的长寿食品。除了平时多吃豆制品，还可将大豆研碎涂在疮肿处，有一定疗效。将其煮成汁喝，能除邪毒并能治水肿。把大豆炒黑再放入酒中饮用，可治疗瘫痪、口吃、产后伤风头痛。大豆皮可治疗痘疮和眼睛昏暗、视物不清。

高粱为"五谷之精"。将高粱米加葱、盐、羊肉汤，煮成粥食用，可治疗阳虚盗汗。

芝麻更是强身健体的必备食物。取半汤匙黑芝麻，细嚼后吞下，每日3~5次，连用7天，对鼻出血有奇效。将黑芝麻晒干后炒熟研碎，和粳米同煮成粥，可补肝肾、润五脏，还可治疗身体虚弱，头晕目眩，大便干燥、贫血等症。

五谷杂粮的食用方法，可谓是花样繁多，但对于痰湿体质者来说，最好做成粥来食用。每天早晚喝一碗杂粮粥可以养身体的元气。

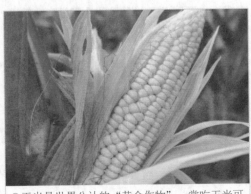

◎玉米是世界公认的"黄金作物"，常吃玉米可加速致癌物质和其他毒物的排出。

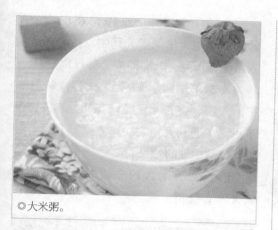

◎大米粥。

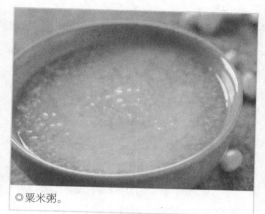

◎粟米粥。

大米粥

【材料】大米、白砂糖各适量。

【做法】将大米淘净，放入锅中，加清水适量，煮为稀粥服食，每日1～2剂。喜欢甜食的人，可加白糖适量同煮服食。不过切忌过甜，否则伤肾。

《本草纲目》解读：大米性味甘、平，入脾、胃经，有补中益气之功。以大米煮粥服食，当米烂时取其上面的浓米汤饮之，对脾胃亏虚、消化功能薄弱者尤为适宜。

粟米粥

【材料】粟米，大米。

【做法】将粟米、大米淘净，放入锅中，加清水适量，煮为稀粥服食。

《本草纲目》解读：粟米性味甘、咸、凉，入脾、胃、肾经，有健脾和胃、补益虚损之功。《本草纲目》言其"煮粥食，益丹田、补虚损、开肠胃"。尤其是病人和产妇，此粥能补虚疗损。

糯米粥

【材料】糯米。

【做法】将糯米淘净，放入锅中，加清水适量，煮为稀粥服食。

《本草纲目》解读：糯米性味甘、温，入脾、胃、肺经，有补中益气、固表止汗之功。《本草纲目》言其"暖脾胃，止虚寒泻痢，缩小便，收自汗，发痘疮"，很适用于食欲不振、便溏久泻的人。不过需要注意的是，《本草纲目》言糯米"糯性黏滞难化，小儿、病人最忌之"，所以脾胃虚弱者不宜多食。

山药粥

【材料】山药，小麦面粉，或用干山药磨粉，葱、姜适量，红糖少许。

【做法】将山药去皮，洗净，切为薄片，捣为泥糊，放锅中煮沸后，下小麦面粉调匀，再放入葱、姜及红糖等，煮成粥糊服食，每日1剂。

《本草纲目》解读：山药性味甘、平，入脾、肺、肾经，有补益脾胃、益肺

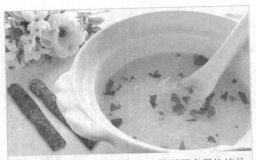

◎山药粥能补脾气而益胃阴，是不可多得的培补脾胃而性质平和的膳食。

补肾之功。《本草纲目》言其"益肾气，健脾胃，止泻痢，化痰涎，润皮毛"。山药补而不滞，不热不燥，能补脾气而益胃阴，是培补脾胃而性质平和的药物。小麦面粉有养心除烦、健脾益肾、除热止渴之功，适用于妇人脏燥、脾虚泄泻、烦热消渴等。《本草纲目》言其"生食利大肠"。

红薯粥

【材料】新鲜红薯，大米。

【做法】将红薯洗净，连皮切为薄片，加水与大米同煮为稀粥，待熟时，调入白糖，再煮一二沸即成，每日1剂。

《本草纲目》解读：红薯性味甘、平，入脾、胃、大肠经，有补益脾胃、生津止渴、通利大便之功。煮粥服食，有健脾胃、益中气的效果。

因为红薯粥含糖分较多，所以糖尿病人不宜食用。

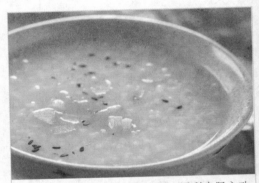

◎红薯粥有健脾胃、生津止渴、通利大肠之功效，但不适合糖尿病人食用。

痰湿者，宁可食无肉，不可食无豆

豆类的营养价值非常高，我国传统饮食讲究"五谷宜为养，失豆则不良"，意思是说，五谷是有营养的，但没有豆子就会失去平衡。

现代营养学也证明，每天坚持食用豆类食品，只要两周的时间，人体就可以减少脂肪含量，增加免疫力，降低患病的概率。因此，很多营养学家都呼吁，用豆类食品代替一定量的肉类等动物性食品，是解决人们营养过剩引起的痰湿体质的最好方法。

豆子的种类非常多，每种所含的营养

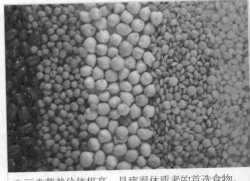

◎豆类营养价值极高，是痰湿体质者的首选食物。

成分和营养价值都各不相同。

大豆：抗癌降血脂

　　大豆含有丰富的植物固醇。植物固醇进入人体后，在肠道与胆固醇竞争，可较多地被吸收，从而降低了人体对胆固醇的吸收。这样，不仅可以抑制结肠癌的发生，还能防治冠心病。

　　另外，当人体内的胆固醇过多时，胆固醇会沉积在血管壁上，使血管变硬，管腔变窄，甚至发生血管破裂或栓塞，导致卒中。大豆中的磷脂可使胆固醇软化，生成胆固醇酯。胆固醇酯不会沉积在血管壁上，从而起到降血脂作用。

　　由大豆制成的豆浆还是牛奶的最好替代品。有些人喝了牛奶会出现腹胀、肠鸣和腹泻。这是因为牛奶中含有乳糖，而这些人体内缺乏分解乳糖的乳糖酶，因此出现"乳糖不耐受"现象。而豆浆不含乳糖，且大豆中有40%的优质蛋白质，18%的脂肪（其中以有益人体健康的不饱和脂肪酸为主），还含有多种矿物质和维生素。所以说，不习惯喝牛奶的人可以用豆浆来代替。

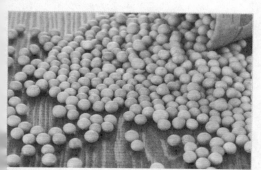

◎大豆含有丰富的植物固醇，常食可抑制结肠癌的发生，还能防治冠心病。

豇豆：健脾和胃

　　豇豆也就是我们所说的长豆角。它除了有健脾和胃的作用外，最重要的是能够补肾。李时珍曾称赞它能够"理中益气，补肾健胃，和五脏，调营卫，生精髓"。所谓"营卫"，就是中医所说的营卫二气，调整好了，可充分保证人的睡眠质量。此外，多吃豇豆还能治疗呕吐、打嗝等不适。

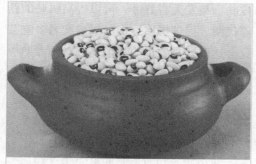

◎豇豆不仅能健脾胃，还能补肾，是不可多得的食疗佳品。

毛豆：降血脂

　　毛豆是未成熟的黄豆，而且是老少咸宜的"零嘴"。毛豆含有的植物性蛋白质量多质高，足以与动物蛋白质媲美。毛豆中的皂素能排除血管壁上的脂肪，并能减少血液里胆固醇的含量。所以，常吃毛豆可使血脂降低，有利于健康。

蚕豆：健脾利湿

　　蚕豆，又叫胡豆，性味甘平，特别适合脾虚腹泻者食用。蚕豆还是低热量的食物，对需要减肥，以及患高血脂、高血压和心血管系统疾病的人，是一种良好的食品。但蚕豆不可生吃，也不可多吃，以防腹胀。

芸豆：利减肥

芸豆又叫菜豆，味甘平、性温，有温中下气、利肠胃、止呃逆、益肾补元气等功效。

芸豆是一种难得的高钾、高镁、低钠食品，尤其适合心脏病、动脉硬化、高血脂、低血钾症和忌盐患者食用。吃芸豆对皮肤、头发大有好处，可以提高肌肤的新陈代谢，促进机体排毒。想减肥者多吃芸豆会达到轻身的目的。但芸豆必须煮熟、煮透，否则会引起中毒。

豌豆：下乳

中医认为，豌豆性味甘平，有补中益气、利小便的功效，是脱肛、慢性腹泻、子宫脱垂等中气不足症状的食疗佳品。中医典籍《日用本草》中有豌豆"煮食下乳

汁"的记载，因此，哺乳期女性多吃点豌豆可增加奶量。此外，豌豆含有丰富的维生素A原，食用后可在体内转化为维生素A，有润肤的作用，皮肤干燥者应该多吃。但豌豆吃多了容易腹胀，消化不良者不宜大量食用。

日常生活中，只要每餐都吃些豆类食物，食足两周，人体便可增加纤维的吸收，减少体内脂肪，增强身体免疫力，降低患病的概率。

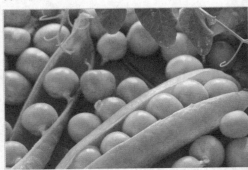

◎中医认为豌豆性味甘平，有补中益气、利小便的功效，是补中气的佳品。哺乳期的女性多食豌豆还可增加奶量。

♥ 晚餐要少吃，痰湿体质者的长寿之道

大多数现代人，都已经颠覆了午餐才是正餐的饮食习惯，晚上反而吃得比较正式。的确，忙碌的上班族也只有到了晚上才有时间和精力做一桌饭菜好好品尝。但是有人因为下班晚，晚餐经常到了8点以后才吃，甚至10点钟才吃，吃完后过不了一会儿就要睡觉了。这样的习惯容易引发多种疾病。高血压、糖尿病、心脑血管疾病、肝胆疾病等慢性病就与晚餐进食不当

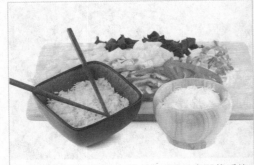

◎痰湿体质者晚餐一定要少吃。这是痰湿体质的健康长寿之道。

有着必然联系。

其实，对于痰湿体质者来说，晚餐才是最需要少吃的一餐。

首先，晚餐少吃睡得香。具体吃多少依每个人的身体状况和个人的需要而定，以自我感觉不饿为度。晚餐千万不能吃饱，更不能过撑。并且，晚餐后4个小时内不要就寝，这样可使晚上吃的食物充分消化。

其次，晚餐少吃不易患结石。有关研究表明，痰湿体质者晚餐早吃可大大降低尿路结石病的发病率。人的排钙高峰常在进餐后4～5小时。若晚餐过晚，当排钙高峰期到来时，人已上床睡觉，尿液便潴留在输尿管、膀胱、尿道尿路中，不能及时排出体外，致使尿中钙不断增加，久而久之，逐渐扩大形成结石。所以，傍晚6点左右进餐较合适。

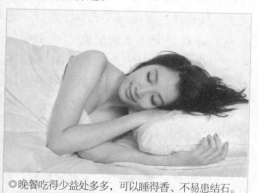

◎晚餐吃得少益处多多，可以睡得香、不易患结石。

除此之外，健康的晚餐还有很多地方需要我们注意。

（1）晚餐应选择含纤维和碳水化合物多的食物。晚餐时应有两种以上的蔬菜，如凉拌菠菜，既增加维生素又可以提供纤维。面食可适量减少，适当吃些粗

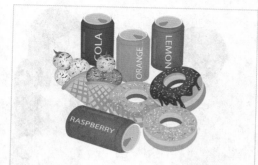

◎晚餐时应选择含纤维和碳水化合物多的食品，尽量不喝酒，不吃水果、甜点和油炸食物等。

粮。可以少量吃一些鱼类。

（2）晚上尽量不要吃水果、甜点、油炸食物，尽量不要喝酒。不少人有晚餐时喝酒的习惯。这种习惯并不利于健康。过多的酒精在夜间会阻碍新陈代谢，因酒精的刺激，胃得不到休息，导致睡眠不好。需要特别注意的是晚餐不要食用含钙高的食物。比如虾皮、带骨小鱼等一定不要吃，以免引发尿道结石。

（3）用脑过多，晚餐更要吃好。长期高强度用脑的人需要补充乙酰胆碱，增强记忆力。这里给脑力劳动者推荐一个晚餐营养食谱：100克清蒸鲫鱼或素烧豆腐，200克凉拌芹菜或菠菜，一个玉米面的窝头，一小碗紫菜汤（不要加虾皮）或一碗紫米粥。

对于不同年龄的人群来说，晚餐也要有不同的侧重。

（1）学龄前儿童。这个年龄段的孩子消化功能未完善，晚餐不宜吃得太多。主食以米面、粗粮类为宜。菜肴不宜太素，可以多吃些黄色蔬菜如胡萝卜、南瓜和绿色蔬菜如菠菜等，适当食用蛋白质含量较丰富的食物如肉末、豆腐、蒸鸡蛋、

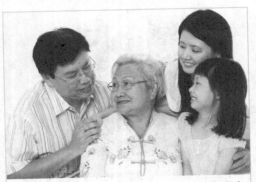

◎晚餐还要注意年龄的区别，儿童、青少年和中老年人的晚餐都应有所不同。

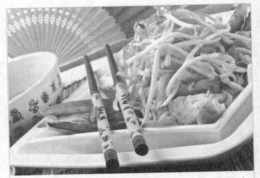

◎中年人的晚餐不能吃得太饱，并且要注意清淡不油腻，以清蒸、凉拌为宜。

鱼虾类及动物内脏等，但不要食用油炸、太油腻和刺激性食物。睡前1小时最好不要进食。

（2）青少年。青少年身体消耗量大，新陈代谢旺盛，晚餐要吃饱、吃好。晚餐提供的热量应占全天总热量的30%，荤素搭配，少吃肥肉、油炸食品等高脂类食物或不易消化的食物，而以富含淀粉、蛋白质、粗纤维和维生素的食物为最佳。这样既帮助消化，防止便秘，又能供给身体所需的营养物质和微量元素。如果晚上熬夜学习或工作，可以在睡前1小时左右加餐，吃点牛奶、饼干等。夏天可以吃点清热解暑的饮品，如莲子汤、绿豆汤、红枣汤等。

（3）中年人。中年人的晚餐一定不要吃得太饱，还要控制饮酒量。如果晚餐暴饮暴食，易诱发心脑血管病、糖尿病、脂肪肝、胰腺炎或失眠等疾病。所以中年人晚餐宜清淡些，以素菜为主，少吃油腻食物，少吃肉禽类荤菜或不吃荤菜，但也要注意营养的搭配。夏天烹饪手法以清炒、清蒸、凉拌为宜，可以吃点

如清蒸鲫鱼、素烧豆腐、凉拌菠菜、凉拌芹菜、菌菇类等营养丰富的菜肴。要注意的是，晚餐有应酬的人在食用了酒类和大量菜肴后，也需进食适量的主食，因为酒伤肝，主食护肝。

（4）老年人。素食和清淡是老年人晚餐的基本原则，不宜吃油炸、油腻、生冷的食物，晚餐掌握七八分饱就可以。夏天天气炎热，很多老年人都没胃口。营养专家建议，老年人晚餐吃点饺子、包子之类带馅的食品，不仅营养均衡，还有助于消化。如黄瓜馅饺子，不但清凉爽口，还能防暑、降压、预防心脑血管疾病。

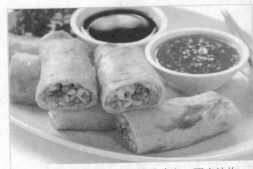

◎老年人的晚餐以素食和清淡为主，不吃油炸、油腻、生冷的食物。

宣肺利气食谱

魏文帝皇后甄氏有一年冬天不幸感遇风寒，病好之后就时常咳嗽不止。太医经过诊断后认为病后肺肾虚弱，所以才导致咳嗽喘息。用现代医学来讲，其实就是因为体内痰湿引起的咳嗽。在治疗上应该先祛湿利肺。太医给皇后开过药后，又建议皇后应该在饮食上多注意，并给皇后开列了一份食谱，告诉御膳房据食谱搭配皇后的饮食。一个月后，皇后果然不再咳嗽了。

此食谱主要包括：白及燕窝粥、川贝炖雪梨、莲子百合煨猪肉、胡桃银耳炖海参、灵芝鸭、银杏南瓜饼等。

白及燕窝粥

【组成】白及15克，燕窝10克，冰糖少许。

【做法】燕窝摘去毛渣；白及洗净，切薄片。将白及与燕窝同放入碗内，加水适量，隔水蒸至熟，滤去药渣。冰糖放入锅内，加水适量煮熬，用纱布过滤，然后将糖汁倒入燕窝内即可。

【功效】补肺养阴，止嗽止血，尤其适用于肺结核、肺气肿、咯血者。

川贝炖雪梨

【组成】雪梨1个，川贝母粉5克。

【做法】将雪梨洗净，挖空中心，入川贝母粉，隔水炖熟即可。食梨，每日1次，连食3～5天。

【功效】清热化痰，润肺止咳，适用肺阴虚有热、咳嗽痰黏稠者。

莲子百合煨猪肉

【材料】莲子、百合各50克，猪瘦肉250克，盐、葱、姜、黄酒各适量。

【做法】莲子、百合洗净，与瘦猪肉同放锅内，加姜、葱、盐、黄酒、清水适量，共炖1个小时即可。佐餐食用。

【功效】养阴清热，润肺清心，适用于肺气虚弱之人。

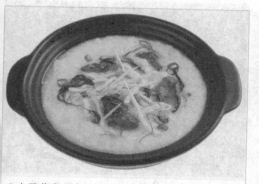

◎白及燕窝粥有补肺养阴、止嗽止血的功效，尤其适用于肺结核、肺气肿、咯血患者。

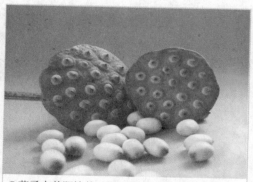

◎莲子有养阴清热、润肺清心的功效，适用于肺气虚弱之人。

胡桃银耳炖海参

【材料】胡桃肉15克，银耳10克，瘦猪肉、海参各50克。

【做法】将胡桃肉用开水烫泡，去内衣；银耳泡开，洗净，摘成小朵；瘦猪肉洗净，切丝；海参浸软，洗净，切丝。把全部材料一齐放入炖盅内，加开水适量，炖盅加盖，文火隔水炖1个小时，调味即可。

【功效】补肾益精，润肺养胃。尤其适用于肺肾虚弱者。

灵芝鸭

【组成】灵芝、肉桂、草果各5克，鸭子1只，生姜、葱、食盐、绍酒、卤汁、冰糖、麻油各适量。

【做法】鸭子宰杀后，去毛，除去内脏，用清水洗净；灵芝、肉桂、草果用水煎熬两次，每次水沸后一刻钟滤出药汁，两次共收滤液约3千克；生姜、葱洗净，将药液放入锅中，加生姜、葱，再把鸭子放入锅中，全部淹入汁内，在文火上煮至熟，捞起。鸭子放入卤汁内卤熟，捞出。

取适量的卤汁放入锅内，加食盐、冰糖抖匀，调好色味，放入鸭子，在文火上烧煮，直到卤汁均匀地粘在鸭子上，色红亮时捞出，再均匀地涂上麻油即成。

【功效】滋阴补肺，益肾止咳，适用于肺肾虚弱之咳嗽喘息者。

银杏南瓜饼

【组成】糯米粉400克，银杏适量，南瓜250克，白糖50克，生油25克，豆沙200克。

【做法】将银杏炒熟磨成粉。南瓜切成块，放入蒸笼里蒸熟，冷却剥去外皮。再将熟南瓜搅成糊状，加银杏粉、糯米粉和糖，揉成粉团，散放到蒸笼里蒸熟，倒入涂过油的盆里冷却，再搓成圆长条，截成大小相同的坯子。将坯子用手按扁，做成两边薄中间厚的圆形皮子，包上豆沙后，按成饼形，即成南瓜饼生坯。将平锅烧热，放生油。再将生坯放入锅内，用小火煎成两面微黄色即成。可作为点心常食。

【功效】滋养肺脏，镇咳化痰，有滋补血气之功效。

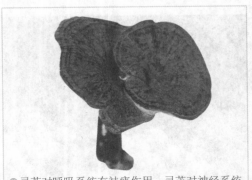

◎灵芝对呼吸系统有祛痰作用，灵芝对神经系统有抑制作用，对循环系统有降压和加强心脏收缩力的作用，对呼吸系统有祛痰作用。

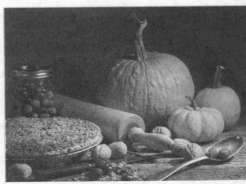

◎银杏南瓜饼有滋养肺脏、镇咳化痰之功效，可作为点心常食。

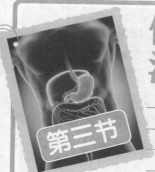

健脾胃，去痰湿——痰湿到平和的演变

第三节

◎脾是生痰之源，痰湿体质的养生最主要是保护脾、不伤脾。"肾为先天之本""脾为后天之本"，人一旦出生，作为独立的人生活在世界上，就得靠脾对饮食进行吸收转化输入。中医学认为，脾胃若伤，百病由生。

♥ 脾被伤，痰湿重，百病自然生

金元四大著名医学家之一、"补土派"的代表人物李东垣说：脾胃是滋养元气的源泉，是精气升降的枢纽，内伤脾胃，则百病由生。

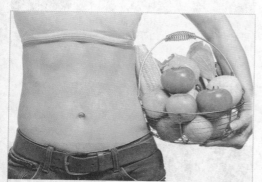

◎祛痰湿就应健脾胃，脾胃健康则痰湿体质就有可能向平和体质转变。

那么下面就分别介绍一下脾胃。

脾位于中焦，腹腔上部，在膈之下。脾的主要生理功能包括以下几个。

脾主运化

一是运化水谷的精微。饮食入胃，经过胃的腐熟后，由脾来消化吸收，将其精微部分，通过经络，上输于肺，再由心肺输送到全身，以供各个组织器官的需要。

二是运化水液。水液入胃，也是通过脾的运化功能而输布全身的。若脾运化水谷精微的功能失常，则气血的化源不足，易出现肌肉消瘦、四肢倦怠、腹胀便溏，甚至引起气血衰弱等症。若脾运化水液的功能失常，可导致水液潴留，聚湿成饮，湿聚生痰或水肿等症。

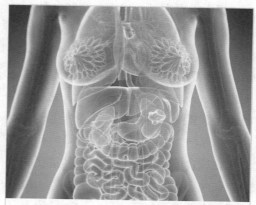

◎中医认为脾脏对人体意义重大，脾的状态不好，体内痰湿就重，会导致百病缠身。

脾主升清

脾主升清是指脾主运化，将水谷精微向上输送至心肺、头目，营养机体上部组织器官，并通过心肺的作用化生气血，以营养全身。

脾主统血

所谓脾主统血，是指脾有统摄（或控制）血液在脉中运行而不致溢出脉外的功能。《类证治裁》曰"诸血皆统于脾"，《难经·四十二难》中提出"脾裹血"亦即是指这一功能。脾主统血是脾气对血液的固摄作用，其实质是渊源于脾的运化功能，机制在于脾主运化、脾为气血生化之源。脾气健运，则机体气血充足，气对血液的固摄作用也正常。

除此以外，脾还具有不可忽视的其他功能。

中医认为正常思考问题，对机体的生理活动并无不良影响，但思虑过度，所思不遂则伤脾。《素问》说："思则气结。"脾气结滞，则会不思饮食，脘腹胀闷，影响运化升清和化生气血的功能，而导致头目眩晕、烦闷、健忘、手足无力等。

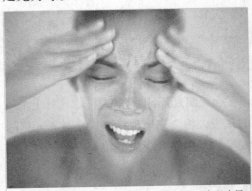

◎脾气郁结，会致人不思饮食、脘腹闷胀，出现头晕目眩、健忘、手足无力等症状。

胃是人体加油站，全力打好保"胃"战

胃上承食道，下接十二指肠，是一个中空的肌肉组成的容器。胃是人体的加油站，人体所需要的能量都来源于胃的摄取。金朝医学家张元素说："胃者，脾之腑也……人之根本。胃气壮则五脏六腑皆壮也。"胃为水谷之海，其主要生理功能是受纳腐熟水谷、主通降，以降为和。由于胃在饮食消化过程中起着极其重要的作用，与脾一起被称为"后天之本"，故有"五脏六腑皆禀气于胃"。中医认为胃气强则五脏功能旺盛。因此，历代医家都把

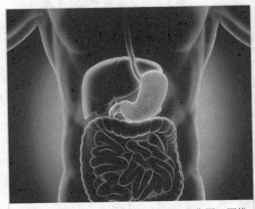

◎胃在饮食消化过程中起着极为重要的作用，历代医家都把固护胃气作为重要的养生和治疗原则。

固护胃气当作重要的养生和治疗原则。

胃是一个特殊的器官，酸甜苦辣、荤素五谷，都要在胃里消化，而胃又是一个颇为娇嫩的器官，不注意保养便可能出现问题。

对胃的调节，除了在饮食上多注意，

这里给大家推荐一种摇摆练习。摇摆运动是日本学者倡导的一种运动方法，它能减轻局部疼痛、肌肉麻痹，还可以带动胃肠的活动从而加强胃肠功能，对防治便秘、肠粘连、腹胀、腹痛等症状有良好效果。

摇摆健胃的方法

仰卧式	去掉枕头，平躺在硬床上，身体伸成一条直线。双脚尖并拢，并尽力向膝盖方向勾起，双手十指交叉，掌心向上，放于颈后，两肘部支撑床面。身体模仿金鱼游泳的动作，快速地向左右两侧做水平扭摆。每次练3～5分钟，每天练习2次。
俯卧式	身体俯卧，伸成直线。两手掌十指交叉，掌心向上，垫于前额下。以双肘尖支撑，做迅速而协调的左右水平摆动。
屈膝式	仰卧，双手十指交叉，垫在颈后，掌心向上。两腿并拢屈膝，脚跟靠近臀部。摆动时以双膝的左右摇动来带动身体的活动，向左右两侧交替扭转。开始时幅度可小，熟练后即可加大幅度，加快频率。

💜 脾胃功能健旺，则面生华彩

中医学认为，脾胃是脏腑气化升降的枢纽，乃气血生化之源，所以保养脾胃十分必要。金元四大名医之一的朱丹溪在《局方发挥》中说："胃为水谷之海，多血多气，清和则能受，脾为消化之气，清和则能运。"

脾胃为后天之本，气血生化之源。脾胃功能健运，则气血旺盛，见面色红润，肌肤弹性良好。反之，脾失健运，气血津液不足，不能营养颜面，其人必精神萎靡，面色淡白，萎黄不泽。原来身体里的脾胃还有这么大的作用，掌管着人的容貌

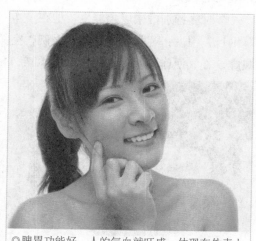

◎脾胃功能好，人的气血就旺盛，体现在外表上就是面色红润、肌肤弹性良好。

气色，爱美的女性可不能忽视这个"大人物"。

现代化的生活，由于食物过于精细、工作压力大、运动量少、烟酒过度、环境恶化等原因，导致女性的脾胃功能减弱，使得许多女性面色无华、晦暗、肌肤粗糙，斑点多多，再高明的美容师，恐怕也难掩其憔悴之态。

所以，女性一定要给予脾胃充分的重视。从饮食、运动、环境、习惯等方面加以改善，保养好身体里掌管你容貌气色的脾胃，把它养好了，它自然会发挥作用，让你美丽出众、光彩照人。

饮食调养对脾胃的养生保健最为重要。在日常生活中，饮食营养成分的均衡，食物品种的丰富多样，进餐的定时定量，均有利于脾胃的保养。

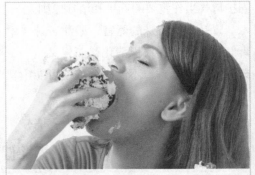

◎饮食调养是脾胃养生的关键，应杜绝一切会对脾胃造成损伤的行为。如暴饮暴食、操劳过度等。

千万不要做以下损伤脾胃的行为。

第一，暴饮暴食，一日三餐不规律，过冷或过热。

第二，感受湿热或寒湿，脾被湿困。

第三，思虑过多，操劳无度。

第四，病后失调，身体虚弱。

每天食粥一大碗，壮脾祛湿调痰湿

李时珍特别推崇以粥养生，他在《本草纲目》中说："每日起食粥一大碗，空腹虚，谷气便作，所补不细，又极柔腻，

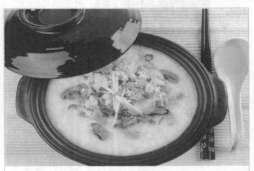

◎李时珍认为粥是最适合中国人的进补佳品，经常喝粥可以滋养脾胃、保护元气。

与肠胃相得，最为饮食之妙也。"

粥对老年人、儿童、脾胃功能虚弱者都是适宜的。不仅如此，健康的人经常喝粥，更可以滋养脾胃，从而保护元气。所以，李时珍甚至提出了"粥是第一补人之物"的论断。

粥能健脾胃、补虚损，最宜养人益寿，这里给大家介绍几款养生粥。

山药枸杞粥

【材料】山药300克，枸杞10克，大米100克。

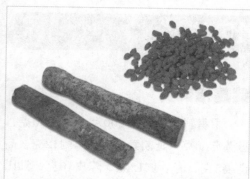

◎山药枸杞粥营养丰富，非常适合体弱、易疲倦者食用。

【做法】首先将大米和枸杞洗净、沥干，山药去皮洗净并切成小块。将锅置于火上，将500克的水倒入锅内煮开，然后放入大米、山药以及枸杞续煮至滚时稍搅拌，再改中小火熬煮30分钟，一道山药枸杞粥就做好了。

《本草纲目》解读：山药有"益肾气，健脾胃，止泻痢，化痰涎，润皮毛"之效。与枸杞、大米一起熬制的粥营养丰富，非常适合体弱、容易疲劳的人食用。

莲子粳米粥

【材料】嫩莲子100克，粳米200克。

【做法】首先将嫩莲子泡水，待其发涨后，在水中用刷子擦去表层，抽去莲心，冲洗干净后放入锅中，加清水煮得烂熟，备用。然后将粳米淘洗干净，放入锅中加清水煮成薄粥，粥热后加入莲子，搅匀，趁热食用。

《本草纲目》解读：莲子性平，味甘、涩，具有养心安神、健脾补肾、固精止遗、涩肠止泻之功效。可以治疗脾虚泄泻、肾亏遗精、妇女崩漏与白带过多、心肾不交之心悸失眠、虚烦消渴及尿血等症。现代研究证明，莲子除含有多种维生素、微量元素外，还含有荷叶碱、金丝草苷等物质，对治疗神经衰弱、慢性胃炎、消化不良、高血压等病症有效。而莲子粳米粥能健脾补肾，适用于脾虚食少、便溏、乏力、肾虚带下、频尿、遗精、心虚失眠、健忘、心悸等症。

百合粥

【材料】百合40克，粳米100克，冰糖适量。

【做法】将粳米洗净，加水大火熬制，水开以文火熬1小时后加入百合，快熟时再放少许冰糖，稍煮片刻即可。

《本草纲目》解读：百合具有"润肺止咳、补中益气、清心安神"的功效。百合粥非常适于心阴不足、虚烦不眠、口干、干咳者食用。

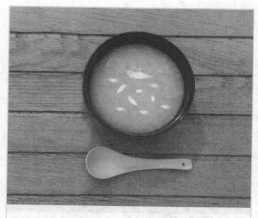

◎百合粥具有补中益气、清心安神的功效，适合心阴不足、虚烦不眠、口干、干咳者食用。

对付胃痛，食物疗法最见效

胃痛，是痰湿体质常见的病症，为上腹部近心窝处发生疼痛的病症。胃痛常包括现代医学中的消化性溃疡、急慢性胃炎、胃神经官能症、胃下垂等疾病。

临床应根据胃痛的不同特点，分辨不同的疾病。若病程较长，而且反复发作，痛的时间有规律性，常伴有嗳气、嘈杂、吞酸，则考虑为消化性溃疡；若上腹部疼痛闷胀，无明显规律性，食后加重，呕吐，局部压痛较广泛而不固定，则应考虑慢性胃炎；若胃脘胀痛，常随情绪变化而增减，痛无规律性，经各种检查无器质性病变时，则应考虑为神经官能症；若患者形体瘦长，食后脘腹胀痛不适，站立时胃痛加剧，卧时减轻，则应考虑为胃下垂。

那么，怎样让胃痛不再折磨你呢？饮食疗法是比较理想的治疗方法，以下的两种方式可供参考。

黄芪猪肉方

【材料】猪瘦肉200克，黄芪30克，猴头菇60克，延胡索12克，香附12克，高良姜5克，春砂仁12克，陈皮10克，淮山30克，党参30克，白芍12克。

【做法】先将猪瘦肉切成薄片，再和其余材料一起放入锅内，先用武火煮滚，后用文火煲1小时30分。

【功效】主治慢性胃炎之胃痛。

党参瘦肉方

【材料】猪瘦肉200克，党参30克，猴头菇60克，鸡内金12克，川朴10克，木香10克，没药10克，春砂仁12克，台乌10克，甘草8克，淮山30克，白芍12克，黄芪30克。

【做法】先将猪瘦肉切成薄片，再和其余材料一起放入锅内，武火煮滚，后用文火煲1小时30分。

【功效】补血敛气、培元固本。

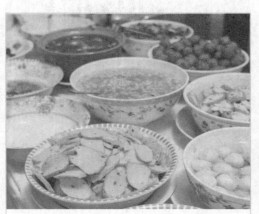

◎食疗是治愈胃痛的理想方法，不同的胃痛疾病可烹制不同的菜肴来食用。

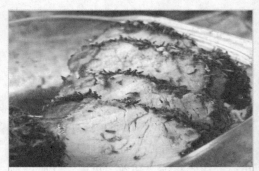

◎党参瘦肉方的材料主要包括猪瘦肉、党参、猴头菇、淮山等，可治疗消化道溃疡之胃痛。

第五章

CHAPTER FIVE

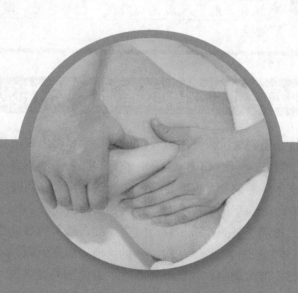

长痘易怒的湿热体质
——祛湿清"浊"利身

●湿热体质表现为：肢体沉重，发热多在午后明显；舌苔黄腻，脉数。湿热体质者应以清消湿浊、散热泻火为原则，常食清热化湿、平性偏甘寒的食物，少食辛辣燥烈温热的食物，宜戒烟限酒。

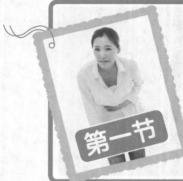

湿热氤氲，又湿又热，排泄不畅的湿热体质

◎有句古话说："千寒易除，一湿难去。湿性黏浊，如油入面。"湿与寒在一起是湿寒，与热在一起是湿热，与风在一起是风湿，与暑在一起是暑湿。湿邪不除，则百病生。

💛 湿热氤氲，湿热体质者湿、热并见

湿邪的致病特征是阻碍气机，易伤阳气；其性重浊黏滞、趋下。具体如下。

湿字，以"三点水"为偏旁，也就是说湿性类水，水属于阴，所以湿属于阴邪。湿邪侵及人体，留滞于脏腑经络，最易阻滞气机，从而使气机升降失常。胸胁为气机升降之道路，湿阻胸膈，气机不畅则胸闷；湿困脾胃，使脾胃纳运失职，

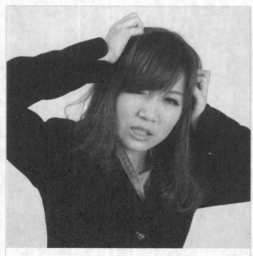

◎湿邪致病有沉重、黏滞的特性，主要表现为头昏沉重、大便黏腻不爽、小便涩滞不畅等。

升降失常，会出现纳谷不香、不思饮食、脘痞腹胀、便溏不爽、小便短涩的症状。由于湿为阴邪，阴胜则阳病，所以湿邪为害，易伤阳气。

湿，给人的感觉是含有水分，是沉重的。所以湿邪致病，临床症状有沉重的特性。若湿邪外袭肌表，湿浊困遏，清阳不能伸展，则头昏沉重，状如裹束；如湿滞经络关节，阳气布达受阻，则可见肌肤不仁、关节疼痛重等。湿邪还易出现排泄物和分泌物秽浊不清的现象。

湿有黏滞的特点。由湿邪所导致的病症都是黏滞。这种特性的表现，如大便黏腻不爽，小便涩滞不畅，以及分泌物黏浊和舌苔黏腻等；再者就是病程缠绵。

热邪主要有4个特点。

（1）热为阳邪，热的致病特点是往上走。所以热邪为病，常见面红，目赤，发烧，舌边、舌尖红肿或口舌生疮，牙龈肿痛，咽红肿痛等症状。

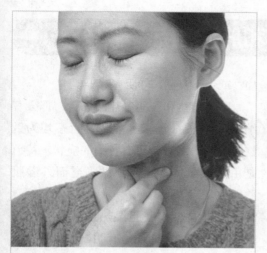

◎热邪是阳邪，致病特点是上行，表现出来就是面红、目赤、发烧、咽红肿痛等。

（2）热邪耗气伤津，消灼阴液，常见口渴喜冷饮，咽干舌燥，小便短赤，大便秘结等症状。

（3）热入血分，可使血流加速，甚至灼伤脉络，迫血妄行，从而出现各种出血，如吐血、衄血、便血、尿血、崩漏等症状。

（4）如果热邪侵入血分，并且在此郁结，使局部脉络气血不通，可发痈肿疮疡。故《灵枢·痈疽》说："火热不止，热胜则肉腐，肉腐则为脓……"

湿热患者临床表现为热势缠绵，下午热高、身重、神疲、懒言、神志昏沉、胸脘痞闷、恶心、纳呆、腹胀、便溏，或发黄疸，小便不利或黄赤，舌苔黄腻。多见于肠伤寒、黄疸型肝炎、钩端螺旋体病等。

湿性重浊黏腻，与水同类，所以属于阴邪，有壅遏气机、易困脾阳的致病特点。火热之性炎上、燔灼、躁动，与寒相对，所以属于阳邪；有升温冲逆、伤阴耗气、入血动血、扰乱神明、传变迅速等致病特点。湿热之邪也有内外之分。内湿由脾胃运化功能失常之所生，而内热（火）则多因五志化火、嗜食辛辣、烟酒成癖、痰湿瘀血久蕴等所形成。

肝病是湿热之邪最常见的病症，多数肝病患者都有不同程度的湿热之邪的基本特征。肝胆病中常见的肠胃道症状，如腹胀、腹泻、纳呆等，或是各种感染性肝胆疾病所表现的发热、脓肿之类，均与湿热之邪内犯肝胆密切相关。

现代人生活节奏快、工作压力大，易造成湿热等不良体质。在平时的生活中应多注意观察自己的身体反应并及时调理。若由于工作的压力、生活的压力，没时间没精力也没条件在饮食生活上那么讲究，则可适当选用一些体质调理类的茶品，在工作空闲期饮用。

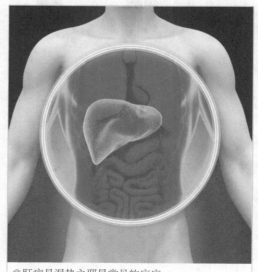

◎肝病是湿热之邪最常见的病症。

湿热体质分脾胃湿热和肝胆湿热

湿热体质的人性情多急躁易怒，平时面有油光，容易口苦口干，自觉身体发重，很容易困倦，而且总是口舌生疮。

从中医方面来讲，湿热分为脾胃湿热和肝胆湿热。下面就具体说一下脾胃湿热和肝胆湿热，以及它们各自的治疗方法。

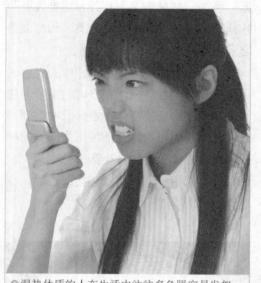

◎湿热体质的人在生活中往往多急躁容易发怒，平时面有油光，容易口苦口干及困倦。

脾胃湿热会伴有脘腹痞闷，呕恶，厌食，肢体困重，大便溏泻，小便短赤不清；或面目肌肤发黄，色鲜明如橘子，皮肤发痒，或身热起伏，汗出而热不解。舌红苔黄腻脉濡数。

肝胆湿热会伴有胁肋胀痛，口苦纳呆，呕恶，腹胀，大便不调，小便短赤，舌红苔黄腻，脉弦滑数，或身目发黄或寒热往来，或阴囊湿疹，或睾丸肿胀，热

痛；或带下黄臭，外阴瘙痒等。

脾胃湿热和肝胆湿热的患者，都会有纳呆、呕恶、腹胀等症状；舌苔均为舌红苔黄腻；二者都可有黄疸的症状。黄疸是由湿热熏蒸，胆汁不循肠道而外溢肌肤所致。

脾胃湿热和肝胆湿热虽然是同因致病，但是二者之间还是有明显的区别，在治疗时要注意对症下药。二者之间的不同主要表现如下。

（1）二者偏湿偏热各有不同。虽然脾胃湿热与肝胆湿热之病因均为湿热，但湿热偏重不同。肝胆湿热热重于湿。热的表现如身热，口干，口苦，大便干结。小便短赤的表现也很明显，而湿的表现相对较轻。脾胃湿热湿重于热，湿的表现如肢体困重、纳呆、腹胀、大便溏泻表现明显，热的表现相对较轻。

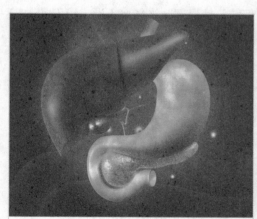

◎湿热体质分脾胃湿热及肝胆湿热，两种湿热主要的区别在于脾胃湿热湿重于热，而肝胆湿热是热重于湿。

（2）两者治愈的疗程及愈后效果不同。脾胃湿热的治疗时间较长，但愈后较少复发。肝胆湿热虽治疗的疗程较短，但会经常发作。脾胃湿热湿大于热，湿邪致病的特点是病程较长，所以一般缠绵难愈。

（3）两者表现出来的症状不同。肝胆湿热因湿热郁结于肝胆，疏泄失职，肝气郁滞，不通则痛，故胁肋部胀痛不适。而脾胃湿热为脘闷腹痛症状，无胁肋胀痛的症状。且肝胆湿热有湿热下注的症状，如阴囊湿疹、潮湿、睾丸肿胀、坠痛，或带下黄臭、外阴瘙痒等症状。脾胃湿热则没有这些症状。

当然两种湿热也有相同的表现，如脾胃湿热与肝胆湿热都有腹胀、纳呆、呕恶等脾胃功能失调的症状。但两者产生的原因不同。肝胆湿热是因为肝气横逆犯胃，脾胃受病，运化失健则腹胀、纳呆、呕恶，故脾胃症状相对较轻。而脾胃湿热是因湿热之邪蕴结脾胃，受纳运化失职，升降失常，致腹胀、纳呆、呕恶，故脾胃症状相对明显。肝胆湿热多兼有脾胃症状，而脾胃湿热则不兼胁痛、口苦等肝胆症状。

脾胃湿热一般表现在胃脘疼痛，嘈杂灼热，口干不欲饮，饥而不欲食，小便色黄，大便不畅。对脾胃湿热的治疗应本着清热不碍利湿，利湿不助热的原则，应用三仁汤加减，常加冬瓜皮、茵陈，使湿祛热清，脾胃安和。湿热下痢多用葛根芩连汤加减；若出现黄疸之症，可用茵陈五苓散加减。

肝胆湿热的临场表现也有很多，如胁肋满闷，口苦纳呆，呕恶腹胀，大便不调，小便短赤，舌红苔黄腻，脉弦滑数，身目发黄，寒热往来，阴囊湿疹，睾丸肿胀热痛，带下黄臭，外阴瘙痒等。治疗肝胆湿热的原则就是利湿清热、清肝利胆。对于湿偏重者，用茵陈五苓散治疗；对于热偏重者，用龙胆泻肝汤治疗。但用药前务必先请医生确诊方可。

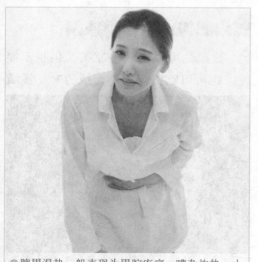

◎脾胃湿热一般表现为胃脘疼痛、嘈杂灼热、小便色黄、大便不畅等。

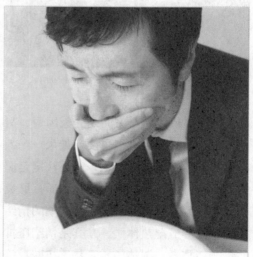

◎肝胆湿热一般表现为胁肋满闷、口苦纳呆、呕恶腹胀等。

💗 湿热体质养生法则：疏肝利胆，清热祛湿

湿热体质者常见面部不清洁感，面色发黄、发暗、油腻。牙齿比较发黄，牙龈比较红，口唇也比较红。湿热体质的大便异味大、臭秽难闻。小便经常呈深黄色，异味也大。湿热体质的女性带下色黄，外阴异味大，经常瘙痒，舌红苔黄。

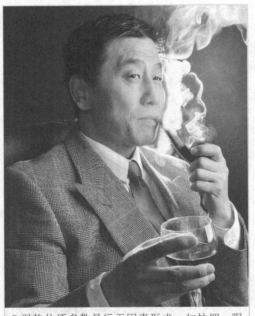

◎湿热体质多数是后天因素形成，如抽烟、喝酒、熬夜等兼备者几乎注定是湿热体质。

形成湿热体质一方面是先天因素，另一方面，后天因素也很重要。如果一个人抽烟、喝酒、熬夜三者兼备，那注定是湿热体质；滋补不当也促生湿热体质；肝炎携带者也容易导致湿热体质；长期的情绪压抑也会形成湿热体质，尤其是情绪压抑后借酒浇愁者。湿热体质者易感皮肤、泌尿生殖、肝胆系统疾病。

湿热体质在调养方面可从以下方面入手。

饮食调养：少吃甜食，口味清淡

湿热体质者要少吃甜食、辛辣刺激的食物，少喝酒。比较适合湿热体质的食物，有绿豆、苦瓜、丝瓜、菜瓜、芹菜、荠菜、芥蓝、竹笋、紫菜、海带、四季豆、赤小豆、薏苡仁、西瓜、兔肉、鸭肉、田螺等；不宜食用麦冬、燕窝、银耳、阿胶、蜂蜜、麦芽糖等滋补食物。

家居环境：避免湿热环境

尽量避免在炎热潮湿的环境中长期工作和居住。湿热体质的人皮肤特别容易感染，最好穿天然纤维、棉麻、丝绸等质地的衣物，尤其是内衣更重要，不要穿紧身的。

药物调养：适当喝凉茶

祛湿热可以喝一些凉茶，但也不能过。也可以吃些车前草、淡竹叶、溪黄

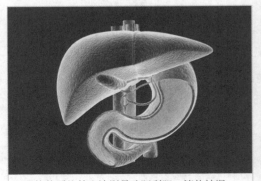

◎湿热体质的养生法则是疏肝利胆、清热祛湿。

草、木棉花等，但这些药一般来说不是很平和，不能久吃。

经络调养：肝俞、胃俞、三阴交

湿热明显时首选背部膀胱经的刮痧、拔罐、走罐，可以改善尿黄、烦躁、失眠、颈肩背疲劳酸痛。上述穴位不要用艾条灸，可以指压或者毫针刺，用泻法，要由针灸医生操作。

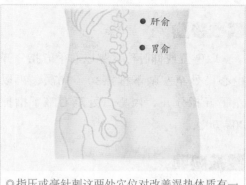

◎指压或毫针刺这两处穴位对改善湿热体质有一定效果。

湿热体质要注意疏肝利胆

湿热之邪经常侵犯到肝胆，而肝胆又是各类情志病的主宰者。现代人生活压力比较大，难免会被各种不良情绪困扰，长期的情绪异常也会导致湿热体质，所以现在很多人会出现上述各种湿热体质的症状。在辨清自己的体质后，就要加以调理。湿热体质的人最应该注意的问题就是如何疏肝利胆。疏肝利胆也就是调理身体的气机。

按摩肝胆区及肝胆经相应的穴位，可疏通肝胆局部气血，促进肝胆生理功能的

正常发挥，起到疏肝利胆、通调气机的作用，不仅可以减少各种情志病证（如胁肋胀痛、胸闷不适等）的发生，还可以缓解因情志抑郁导致的各种湿热症状。具体操作方法如下。

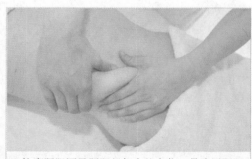

◎按摩肝胆区及肝胆经相应的穴位，是疏通肝胆局部气血的重要方法。

旋摩胁肋

取坐位或仰卧位，左手手掌贴于左侧胁肋部，然后顺时针方向旋摩100圈。右手以同样方法逆时针方向旋摩左侧胁肋部100圈。也可两手同时操作。

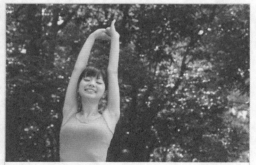

◎湿热体质应注意疏肝利胆，调理身体气机，这能有效舒缓各种湿热症状。

横推胁肋

取坐位或仰卧位，先以右手五指分开由心口处至左腋下推擦30~50次，再以左手五指分开，由心口处至右腋下推擦30~50次。

竖推胁肋

取坐位或仰卧位，虎口张开向下，拇指贴附于胁肋前侧，其余四指贴附于胁肋部位，做自上而下的推动，共推擦30~50次。

按揉期门穴

期门穴位于胸部，乳头直下，第六肋间隙，是肝经的穴位。取坐位或仰卧位，以左手中指指腹按揉胸部右侧期门穴半分钟，再以左手中指指腹按揉胸部左侧期门穴半分钟。

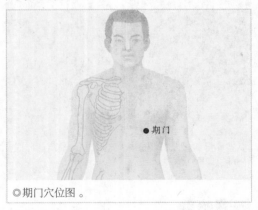

◎期门穴位图。

按摩日月穴

日月穴位于胸部，乳头下方，第七肋间隙，是胆经上的穴位。取坐位或仰卧位，先以右手中指指腹按揉左侧日月穴半

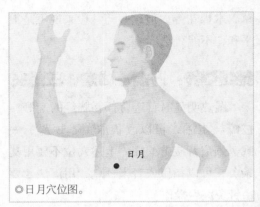

◎日月穴位图。

分钟，再以左手中指指腹按揉右侧日月穴半分钟。

点按太冲穴

太冲位于足背，第一二跖骨接合部之前凹陷中，是肝经的穴位。取坐位，以右手中指指尖按揉右脚上的太冲穴半分钟，再以左手中指指尖按揉左脚上的太冲穴半分钟。

点按行间穴

行间穴位于足背，第一二趾间缝纹端，是肝经的穴位。取坐位，以右手中指指尖按揉右脚上的行间半分钟，再以左手尖按揉左脚上的行间穴半分钟。

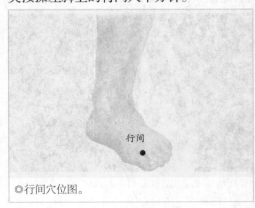

◎行间穴位图。

点按阳陵泉穴

阳陵泉位于小腿外侧，腓骨小头下方凹陷中，是胆经的穴位。取坐位，以左手拇指指尖点按左腿上的阳陵泉穴20次，再以右手拇指指尖点按右腿上的阳陵泉穴20次。

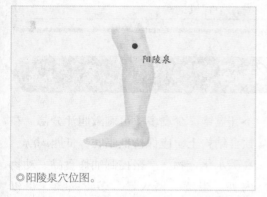

◎阳陵泉穴位图。

再介绍个简单的方法，那就是敲胆经。敲胆经主要是刺激胆经，强迫胆汁分泌，提升人体的吸收能力，提供人体造血系统所需的充足养料。具体操作方法是从两大腿外侧根部开始，自上而下慢慢敲打至膝盖处，再反向敲打回大腿根部，如此反复，每天1～2次，每次敲打2～3分钟。敲打时可以用拳头，要稍用些力量。

敲胆经是要敲两条腿，但一条腿一条腿敲还是两条腿一起敲随便你。敲胆经只是敲大腿外侧的胆经，并不要求很正确的穴位。当然，有人对针灸穴位比较了解，力求到位，那很好。但对一些对针灸穴位不太了解的人就无须苛求，敲就有作用，既不在乎穴位正确与否，也不在乎是否完全沿着经络线路，基本上是在大腿外侧胆

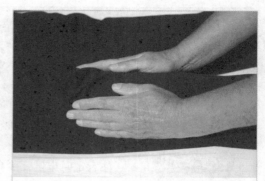

◎敲胆经不但可强身健体，而且还能美容瘦腿，是女性养生保健的首选项目。

经的通道上就一定不会白敲。敲胆经不仅可增强体质，达到强身健体的目的，同时它还是美容瘦腿的好方法。

疏肝利胆的常用药物是茵陈。茵陈是中医治疗黄疸的专用药，有很好的利胆作用。莪术、姜黄、郁金三味药为同科药物，均能疏肝、利胆、降脂，常与茵陈配合同用。现在市面上也有很多疏肝利胆的成药。如白金丸，它是由郁金、明矾二味制成，可疏肝利胆、降脂化痰浊，并有化结石的作用。柴胡疏肝散由柴胡、枳壳、芍药、甘草、香附、陈皮等组成，可作为常用成方。中药决明子能清肝明目，平时泡茶常饮之，有泻肝火、降血脂的功效。

还可以经常喝些玫瑰花茶，此茶可以疏肝理气止痛。方法如下：玫瑰花6克，沸水冲泡。代茶频饮。

另外，湿热体质者还应注意注意劳逸结合，早睡早起，保证有充足的睡眠时间。多参加体育锻炼及旅游活动，因为体育锻炼能运动身体，呼吸新鲜空气，沐浴和煦阳光，增强体质。

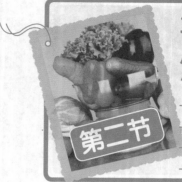

湿热体质：少甜少酒，燥湿散热助排毒

◎湿热体质者应注重饮食结构的调整，因为饮食结构不合理会加重湿热的各种症状。湿热体质要注意少甜少酒，少辣少油，戒烟戒酒，并多食清淡祛湿的食物。在饮食规律方面要注意定时定量，少食多餐，不宜过饱等。

💛 湿热体质的整体饮食结构

湿热体质者不论是脾胃湿热还是肝胆湿热，都会围绕消化道出现症状，如缺乏食欲，经常想呕吐，以及腹胀等症状。这时因为湿热之邪最易侵犯的脏腑就是脾胃和肝胆，而脾胃和肝胆与消化饮食都有着重要的关系。所以湿热体质者更要注意调整饮食结构，饮食和湿热之间相互影响。如果本身就是湿热体质，加上饮食结构不合理，就会加重湿热的各种症状，甚至会引发不可救治的疾病。湿热体质者最忌讳烟酒和甜食。燥湿散热助排毒。湿热的饮食应定时定量，少食多餐，

◎湿热体质者要注意调整饮食结构。如果本身是湿热体质，再吃湿热的食品，必然会加重湿热的症状，严重时会引发难以救治的疾病。

不宜过饱。少食多餐可刺激胆汁分泌。在饮食结构上，应保持低脂肪、低胆固醇、高碳水化合物。严格控制油炸食品、动物内脏、蛋黄的摄入量。多食蔬菜，可以吃少量的豆制品。应补充水果或果汁，既利于稀释胆汁，又可弥补炎症造成的津液和维生素损失。湿热体质饮食忌食辛辣、咖啡、浓茶等刺激品，少食肥甘厚味的食物。

湿热体质在日常生活中做到注重饮食，哪些该吃、哪些少吃或者不该吃都应该做到心里有数，下面介绍一些适合湿热体质的食物。

主食及豆类

湿热体质要多吃五谷。中医说"五谷为养"，米面粮食不仅是日常饮食的主要食材，谷物所含有的碳水化合物更是构成人的机体组织的重要物质。吃对、吃好主食，对湿热体质者是非常重要的。豆类的营养价值很高，是植物性蛋白质的好来

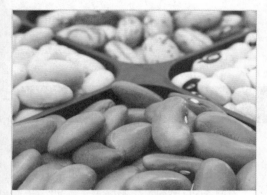

◎湿热体质者的主食为五谷杂粮及豆类。

源,也是B族维生素和矿物质的好来源。比较适合湿热体质食用的主食和豆类有小麦、荞麦、粳米、高粱、刀豆、麦芽、豌豆、大豆及其制品等。

肉蛋奶

　　湿热体质者对肉类的选择上,应避免辛温的肉类,比如羊肉、牛肉,应选用偏寒凉或平性且脂肪含量较低的肉类,如鱼肉、瘦肉,还可选择乳类及其制品等。

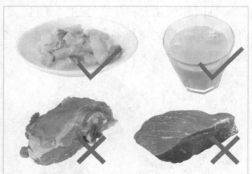

◎湿热体质者应避免进食辛温的羊肉、牛肉,可食用偏寒凉或性平的鱼肉、乳类。

水果

　　水果的营养成分和营养价值与蔬菜相似,是人体维生素和无机盐的重要来源之

一。各种水果普遍含有较多的糖类和维生素,而且还含有多种具有生物活性的特殊物质,因而具有较高的营养价值和保健功能。其所含成分主要有糖类、维生素、无机盐等。但现代水果由于改良的原因,含糖量太高,建议湿热体质吃水果要适量,这样才能有利于身体健康。比较适合湿热体质者的水果包括柑、橘、猕猴桃、柚、荔枝、柠檬、山楂等。

蔬菜

　　蔬菜含有大量的维生素,湿热体质对蔬菜的选择范围较广,建议湿热体质多吃蔬菜。比较适合的蔬菜有萝卜、佛手瓜、薤白、甘蓝、大头菜、韭菜、茴香、大蒜、紫苏、松蘑、香菇等。其中,萝卜既有利胆作用,又能帮助脂肪的消化与吸收,是湿热体质的最佳选择。

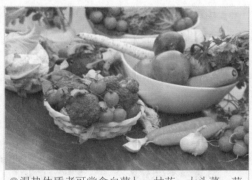

◎湿热体质者可常食白萝卜、甘蓝、大头菜、茴香、韭菜等蔬菜。

　　这里再给大家列出湿热体质膳食搭配,作为参考。早餐:紫米、鸡蛋、牛奶、小麦面粉、猪肉、小白菜、甘蓝等,如紫米粥、煮鸡蛋、小白菜包子、炒甘蓝。午餐:鲤鱼、番茄、橘子、佛手瓜、

白菜、豆腐、大米等，如番茄煨鱼、素炒佛手瓜、白菜豆腐汤、米饭。晚餐：百合、莲子、粳米、香菇、油菜、小麦面粉等，如百合莲子粥、香菇烧菜心、花卷。

💜 湿热体质要少吃甜食

中医在五行学说的指导下，提出了四气五味学说。

四气五味是中医研究药物药性的一套理论。它通过对药物寒、热、温、凉的药性和酸、甘、辛、苦、咸的药味，来分析药物的作用特性。后世又发展了药物归经学说，丰富了中医的药学理论。其实，食物和药物之间，在中医看来，并没有绝对的界限。食物并不是简单地为我们提供营养，实际上对人们的健康有着不可估量的潜在影响。我们在日常生活中要遵循五味的规律来调节饮食。

中医认为，酸、苦、甘、辛、咸分别与人体的肝、心、脾、肺、肾相对应，各有其特殊的作用。甘味可以补脾，过多的甘味食物会引起脾气偏胜。湿热体质的人最好少吃甜食，因为甜食性黏腻，易生痰，容易导致人体内的湿气更重。

根据五行相克的原理，如果甘味太过，就会克伐肾脏（土克水），即如果我们吃入的甘味食物过多，就会损伤肾的功能。由于肾主骨藏精，其华在发，因此甜味的东西吃多了就会使头发失去光泽、掉发，同时还常出现腰膝酸软、耳鸣耳聋等肾精虚的症状。

现代研究也表明甜味食品吃多了有害无益。适当的甜食可以补充气血、解除肌肉紧张和解毒等，而且糖果可以丰富人们的生活，点心中适当加些糖可提高食欲。但吃得过多，甚至嗜好成癖，不但无益，反而有害。

英国和加拿大科学家经研究证明，老年人的某些癌症竟与多食甜食有着不解之缘。日本学者认为，糖是一种酸性食物，

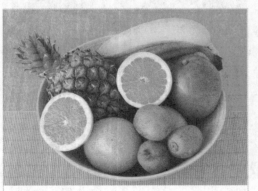

◎湿热体质者可多食柑、柚、猕猴桃、柠檬、山楂等水果。

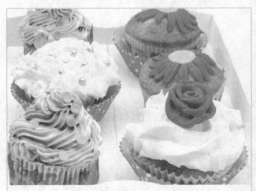

◎湿热体质者不宜吃甜食，中医认为甜食性黏腻、易生痰，会使人体内的湿气更重。

如果大量食用，会使体内酸碱平衡失调，呈现中性或弱酸性环境，这样会降低人体免疫力，削弱白细胞抗击外界病毒进攻的能力，加之钙量不足，均可成为致癌的诱发因素。

吃糖过多，糖在人体内表现为较强的有机酸，它促使胃酸增多，加重胃病患者的疼痛，造成胃溃疡等疾病的发生，减低胃肠的蠕动，造成便秘。吃糖过多，在肾脏中产生高浓度的草酸，草酸与钙产生化学作用，生成草酸钙沉淀，就是尿道结石和肾结石的成分。据统计，结石患者多爱甜食。

经常吃糖可为口腔的细菌提供生长繁殖的良好条件。这些细菌和残糖在一起，能使牙齿、牙缝和口腔里的酸性增加。牙齿经常受酸性侵蚀，就容易引起龋齿和口腔溃疡。

吃糖过多会影响视力。因为糖在体内代谢需要维生素B_2参与，而糖本身不含维生素B_2，故吃糖过多会造成人体维生素B_2缺乏。体内缺乏维生素B_2，可使血液、神经或消化系统的组织内丙酮酸和乳酸等积

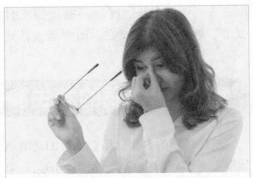
◎吃糖过多还会影响视力，促使动脉粥样硬化和冠心病的发作等，湿热体质者应更加注意这个问题。

蓄，从而抑制胆碱乙酰化酶，阻碍乙酰胆碱的合成，导致视神经传导障碍。因此，过量吃糖易发生神经炎，尤其是球后视神经炎，使视力下降。此外，糖在体内与钙发生中和反应，致使体内钙大量消耗，钙元素的减少，又使眼球壁失去正常的弹性，眼球易伸长，引起轴性近视。

长期摄入糖量过多可促进动脉粥样硬化和冠心病的发病率的增加。西欧国家和美国的高血压、动脉硬化、冠心病、肥胖病、糖尿病的发病率之所以高，与他们的高糖高脂饮食有关。

总之，任何事情都要讲究一个"适可

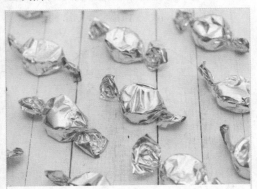
◎糖类进食过多可诱发结石、癌症等病痛，吃糖应适可而止。

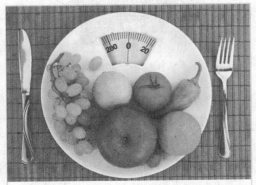
◎湿热体质者对于饮食的平衡要求尤为严格，因为稍不注意就会失之偏颇。

而止"，饮食也是这样。不能说想吃什么了，就多吃、天天吃，而要适度，达到一个平衡。湿热体质尤其要注意这个问题。

💙 湿热体质的养生食谱

　　湿热体质的养生食谱，注重的是清热燥湿。下面分别从茶类、粥类、汤类、菜类来介绍一下湿热体质的养生食谱。

茶类

1.玫瑰花茶

　　【材料】玫瑰花6克。

　　【用法】沸水冲泡，代茶频饮。

　　【功效】能疏肝理气止痛。

　　【适应证】对于肝胆蕴热及情志不畅的湿热体质者较适用。

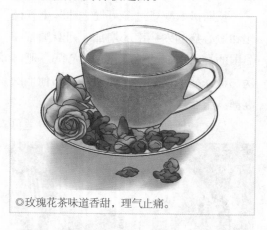

◎玫瑰花茶味道香甜，理气止痛。

2.乌梅饮

　　【材料】乌梅500克，曲醋1000毫升。

　　【用法】将乌梅用曲醋浸泡24小时。每日3剂，每次10～20毫升。

　　【功效】散瘀止痛，补血强筋。

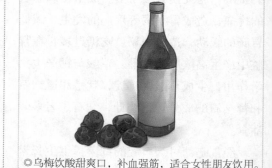

◎乌梅饮酸甜爽口，补血强筋，适合女性朋友饮用。

粥类

1.薏苡仁绿豆粥

　　【材料】薏苡仁50克，绿豆20克，薄荷5克，白糖适量。

　　【做法】把薄荷轻煎取汤汁，再煮薏苡仁、绿豆，粥成后加入薄荷汁再煮两沸，加白糖即可食用。

　　【功效】清热利湿，疏肝利胆。薏

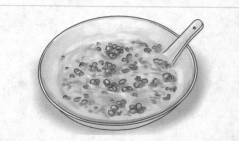

◎薏苡仁粥制作简单，清热祛湿效果明显，可做日常饮食经常食用。

苡仁和绿豆均是清热除湿的佳品，二者合用，可以增强清热除湿的功效，还可以疏肝利胆，较适合肝胆蕴热者食用。

2.扁豆薏苡仁绿豆粥

【材料】薏苡仁50克，绿豆20克，白扁豆20克，大米50克。

【做法】将以上材料同煮。

【功效】清热利湿，补益脾胃。

汤类

1.百合桑槐青果炖老鸭

【材料】百合，桑槐，青果，老鸭（雌的）。

【做法】先将老鸭放入沸水锅中过一遍水，除去血水。然后重新准备2000克水，将老鸭放进去，炖1个小时，放入百合、桑槐、青果，再炖30分钟，即可调味出锅。

【功效】清热祛湿、健脾养颜。桑槐有比较好的清热祛湿的功效。野生百合有美容功效。青果其实就是台湾青枣，也有祛湿的功效。老鸭之所以要选择雌的而非雄的，因为雌的比较温和，雄的则燥热。

2.牛肚薏苡仁汤

【材料】牛肚500克，薏苡仁150克，盐5克，味精2克。

【做法】先将牛肚用沸水洗过，然后用刀刮去黑膜，洗净备用。用清水将薏苡仁洗净，备用。汤锅置大火上，加入2000克水，并将牛肚放入，煮沸待用。用小火炖至牛肚软后，加入薏苡仁，再煮半小时，将牛肚捞出切成条，再放回汤锅中，然后以精盐、味精调味即成。

【功效】清热除湿，补益脾胃。

菜类

1.田螺酿肉

【材料】田螺，瘦肉，豆腐。

【做法】将新鲜田螺清水洗净，去小段尾巴。把瘦肉剁成末，葱切末，豆腐碾末，待用。把田螺下水煮熟，挑出螺肉剁细，螺壳和螺帽放一旁待用。把肉末、葱末、豆腐、螺肉、适量盐、料酒拌匀成馅料。用勺把馅料放进田螺并挤压，盖上螺帽。往锅里加田螺、冰糖、老抽、油，加水没过田螺，大火煮开，小火焖煮10分钟，大火收汤。

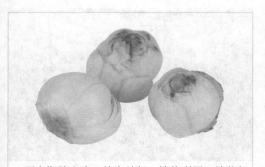

◎百合润肺止咳，补中益气，清热利尿，清热解毒，健脾和胃。

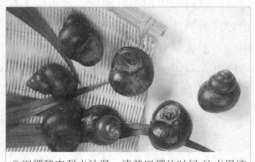

◎田螺酿肉利水祛湿。清养田螺的时候，往水里滴上几滴色拉油,有利于快速去除田螺里面的污泥。

【功效】清热、解毒、利水、去湿、消肿。

2.泥鳅炖豆腐

【材料】泥鳅，豆腐。

【做法】将泥鳅500克去腮及内脏，洗净入锅，加水煮至半熟，再加豆腐250克，加盐炖烂即成。

【功效】补中益气，清热利湿。

♥ 天热湿重引便秘，莴笋为你解忧

夏季天气炎热，人体排汗频繁，水分流失较多，导致肠道干燥，就容易造成便秘。特别是本来就患有便秘的患者，在这一季节就更容易加重病情。

关于便秘的症状，主要表现为排便次数减少、排便周期延长、粪质坚硬、便下困难、出而不畅，同时还会伴有腹胀、腹痛、头晕、口臭、会阴部胀痛、排便带血以及出汗气短、头晕头痛、心悸、皮疹等。

在对付便秘的诸多方法中，一种最简单又无副作用的方法，那就是吃莴笋。莴笋营养丰富，是蔬中美食，古人称之为"千金菜"，有语曰："呙国使者来汉，隋人求得菜种，酬之甚厚，故名千金菜，今莴苣也。"

莴笋的药用价值很高。中医认为，莴笋能够利五脏、通血脉。《本草纲目》中记载，李时珍曾用莴笋加酒，煎水服用来治疗产后乳汁不通。现代医学表明，莴笋中含有的大量纤维素，能够促进人体的肠壁蠕动，可以治疗便秘。另外，莴笋中还含有铁、钙等元素，如果儿童经常吃莴笋，对换牙、长牙是很有好处的。

酸辣莴笋虾

材料：莴笋1根、活虾200克、蒜2瓣、朝天椒1个。

调料：白醋2小勺（10毫升）、白砂糖3小勺（15克）、盐1小勺（5克）。

做法：

（1）莴笋洗净，削去表皮和老筋，用擦丝器擦成细丝，加1/2小勺盐拌匀，放置10分钟。

（2）活虾洗净，放入滚水中氽烫2分钟后，捞起放入凉开水中过凉，去掉虾头和虾壳备用。（氽烫的时间不要过长，放入锅中等水再次沸腾煮2分钟即可）

（3）将蒜、朝天椒切碎放入碗中，加白醋、糖、盐，混合均匀成调味汁。

（4）莴笋滤出多余水分放入盘中，剥好的虾子放在莴笋上面，淋入调味汁，拌匀即可。

功效：清热、解毒、辅助降血脂。

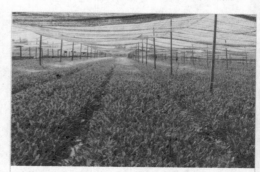
◎莴笋营养丰富，药用价值也很高，可以用来治疗便秘。

疏肝利胆，祛湿热——湿热体质养肝要先行

第三节

◎养肝护胆，是湿热体质患者的首要任务。这是因为肝脏最易被湿热之邪侵犯。湿热体质的人常会有急躁易怒的表现，就是由于肝的疏泄功能和主情志的功能发生了异常，因此湿热体质者应特别重视肝脏和胆脏的养护工作。

♥ 养肝先要了解肝脏

肝为"将军之官"，对人体健康具有总领全局的重要意义，我们要呵护好自己的肝脏，切勿因一些不良生活习惯，使肝脏成为最大的受害者。在保养肝脏之前，我们不妨先来认识一下人体内的这位"将军之官"。

肝属木，位置在东边，就像春天，所以肝脏主生发。中医理论认为，肝主要有两大功能，即主藏血和主疏泄。

中医所讲的肝，是一种功能，主升发，与人体的气血运行等有关，是一个抽象的概念。中医认为肝开窍于目，在体

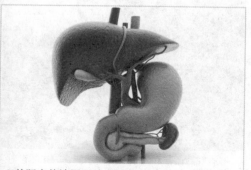

◎养肝应从认识肝脏开始，中医认为肝有两大功能，主藏血和主疏泄。

为筋，其华为爪甲。人的眼睛、经筋和指甲的健康与否反映着肝气的好坏，也就是这些地方表现出来的疾病都与肝有关。肝在经脉上对应的是足厥阴肝经。肝经从头顶开始，经胸胁、小肚、小腿，贯穿全身。很多人都有这样的经验，就是一生气就两肋胀痛，有时候肚子也跟着胀，其实就是因为生气伤肝，在肝经络上的表现。

中医认为肝的功能有以下几点。

肝主疏泄

肝主疏泄，泛指肝气具有疏通、条达、升发、畅泄等综合生理功能。古人以木气的冲和条达之象来类比肝的疏泄功能，故在五行中将其归属于木。肝主疏泄的功能主要表现以下三方面。

（1）调节精神情志。中医认为，人的精神活动除由心所主外，还与肝的疏泄功能有关。肝的这一功能正常，人体就能较好地协调自身的精神、情志活动，表现

117

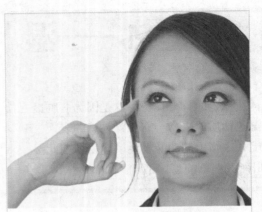

◎中医认为人的精神活动与肝的疏泄功能有关：肝功能正常则人就表现为精神愉快、心情舒畅，反之则精神抑郁、胸胁胀闷。

为精神愉快、心情舒畅、理智灵敏；疏泄不及，则表现为精神抑郁、多愁善虑、沉闷欲哭、胸胁胀闷等；疏泄太过，则表现为兴奋状态，如烦躁易怒、头晕胀痛、失眠多梦等。

（2）促进消化吸收。肝的疏泄功能有助于脾胃的升降和胆汁的分泌，以保持正常的消化、吸收功能。如肝失疏泄，可影响脾胃的升降和胆汁的排泄，从而出现消化功能异常的症状，如食欲不振、消化不良、嗳气泛酸，或腹胀、腹泻等，中医称为"肝胃不和"或"肝脾不调"。

（3）维持气血、津液的运行。肝的疏泄功能直接影响着气机的调畅。如肝失疏泄，气机阻滞，可出现胸胁、乳房或少腹胀痛。气是血液运行的动力，气行则血行，气滞则血瘀。若肝失疏泄，气滞血瘀，则可见胸胁刺痛，甚至症积、肿块，女子还可出现经行不畅、痛经和经闭等。

肝的疏泄功能还有疏利三焦、通调水道的作用。故肝失疏泄，有时还可出现腹水、水肿等。

肝主筋

筋的活动有赖于肝血的滋养。肝血不足，筋失濡养可导致一系列症状。若热邪炽盛，灼伤肝的阴血，可出现四肢抽搐、牙关紧闭、角弓反张等，中医称之为"肝风内动"。

肝主藏血

肝有贮藏血液和调节血量的功能。当人体在休息或情绪稳定时，机体的需血量减少，大量血液贮藏于肝；当劳动或情绪激动时，机体的需血量增加，肝就排出其所储藏的血液，以供应机体活动的需要。如肝藏血的功能异常，则会引起血虚或出血的病变。若肝血不足，不能濡养于目，则两目干涩昏花，或为夜盲；若失于对筋脉的濡养，则筋脉拘急，肢体麻木，屈伸不利等。

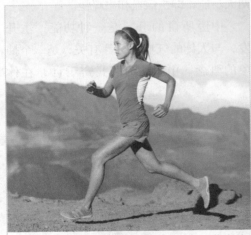

◎肝有贮藏血液和调节血量的功能：人在休息时机体的需血量减少，肝就将血液贮藏起来；当剧烈运动时，肝就排出藏血以供机体活动之需。

肝开窍于目

眼睛的视觉功能主要依赖肝之阴血的濡养；肝的经脉又上联目系。因此，肝的功能正常与否常常在眼睛上反映出来。

例如：肝血不足可出现视物模糊、夜盲；肝阴亏损，则两目干涩、视力减退；肝火上炎，则目赤肿痛。

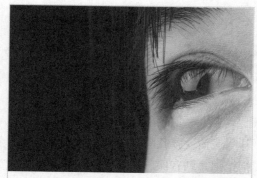

◎肝的经脉上联目系。肝功能的正常与否常在眼睛上反映出来，如肝火上炎则目赤肿痛。

💛 湿热体质养肝护肝总法则

湿热之邪最易侵犯肝脏，所以湿热体质的人会有急躁易怒的表现。其实这是湿热之邪蕴结于肝，导致肝的疏泄功能和主情志的功能发生了异常。而肝脏功能异常，会加重湿热的症状，会形成恶性循环，所以湿热体质一定要注意保护肝脏，在适当的时候养肝。

下面介绍几种养肝护肝的方法。

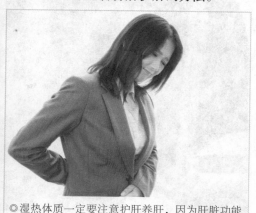

◎湿热体质一定要注意护肝养肝，因为肝脏功能异常，会加重湿热的症状，而湿热之邪又是最易侵犯肝脏的。

压护肝穴

双手相叠，擦两乳间的膻中穴，上下往返30次，可舒畅气机，刺激胸腺，增强免疫力。

或者可以两拳松握，捶击两小腿上部的足三里穴，可起到补肾强肝，固护脾胃的作用。

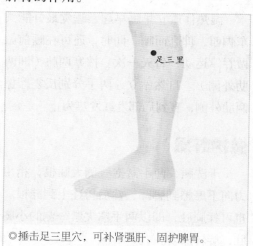

足三里

◎捶击足三里穴，可补肾强肝、固护脾胃。

饮护肝汤

【材料】枸杞子30克，大米60克。

【做法】先将大米煮成半熟，加入枸杞子，煮熟即可食用。

【功效】此粥适合那些经常头晕目涩、耳鸣遗精、腰膝酸软的人。肝炎患者服用枸杞粥，则有保肝护肝、促使肝细胞再生的良效。此外，黑米粥和红枣粥也适合春季护肝。其中黑米粥适合肝肾虚损及妇女产后体虚；红枣粥则更适于脾胃虚弱者。

喝养肝茶

根据个人口味调适量蜂蜜、红糖。每天饭前喝1次，能温中养胃、护肝驱寒，适合肝火旺，脾胃功能不佳者。

葱白1根，拍扁切碎放锅里，加开水1碗，用大火烧沸，加红茶适量，调入生姜汁1匙，冲浓茶趁热饮用。喝完后就可以上床睡觉，能增热御寒。

卧姿养肝

湿热体质宜早睡早起，睡觉最好能头东脚西，仰卧而睡。同时，还可在睡前做做吞津运动，每天一次。按摩两胁（即两肋外侧）。自然站立，两手分别反复摩擦两肋外侧，直到局部发红发热为止。

做护肝操

干洗腿，两手紧抱一侧大腿根，稍用力向下摩擦到脚踝，然后再往上到腿根。也可揉腿肚，即以两手掌夹紧一侧的小腿肚，旋转揉动。

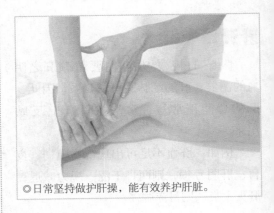

◎日常坚持做护肝操，能有效养护肝脏。

晒眼养肝

中医讲，肝开窍于目。所以，如果肝脏受损，眼睛就会觉得干涩、困乏。反之，养好眼也能护肝。可以选择在阳光温暖却不强烈的时候，放松全身，面对太阳，闭上眼睛，让玻璃窗和眼睑滤去过于强烈的太阳光，使温热的感觉透进眼球，同时转眼珠，先顺时针方向缓缓转10次，再逆时针转10次，每天持续15分钟即可。

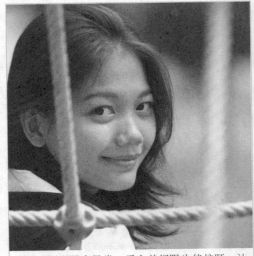

◎肝受损则眼会异常，反之养好眼也能护肝。让眼部适当晒晒太阳对身体十分有益。

❤ 和肝汤，养肝补脾的良药

和肝汤是治疗肝郁血虚、脾不健运的代表方剂。

【组成】当归9克，白芍9克，党参9克，北柴胡9克，茯苓9克，香附9克，炒白术9克，苏梗6克，大枣4个，薄荷（后下）5克，炙甘草6克，陈皮10克，大腹皮6克，冬瓜皮10克，焦神曲10克，茵陈蒿6克，木香5克，炒谷芽20克。

【用法】水煎服，每日1剂。

和肝汤是总结《伤寒论》小柴胡汤和解之法所拟的方子。本方的应用范围极广，可用于肝胆系统疾病、脾胃系统疾病、心脏系统疾病、泌尿系统疾病、神经系统疾病等多个系统疾病的治疗，均取得了较理想的效果。当然，这些病的病机必须是由于各种原因导致的肝血不足，肝气不柔，肝气郁滞，疏泄不利，脾不健运，水湿内停或筋脉失养，经络阻滞不畅，除此无效。

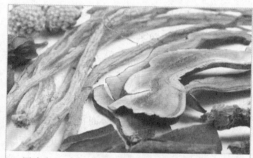

◎用当归、白芍、党参、茯苓等药材煎熬而成的和肝汤是治疗肝郁血虚、脾不健运的代表方剂。

❤ 怒伤肝，有了火气一定要发泄出来

《说文》中释："怒，恚也。"字体下部作心脏之形。怒，从心，奴声。说明怒是一种心情，一种令人不愉快的心情。人要是有了火气就一定要发出来，因为生闷气比发脾气更伤肝。

憋在里面的火，由肝经营；已经发出来的火，则归心经管。生气如服毒。大怒伤肝。中医有谓，"食多伤身，气大伤人""赌气伤财，怄气伤肝""吃饭生气，打嗝岔气""少怕贪色老怕气"。任何一种情绪的过激表现，对人体的健康都有害。俗话说"怒伤肝""喜伤心""思伤脾""忧悲伤肺""恐伤肾"。人在发怒时肝气上逆，血随气而上溢，故伤肝。

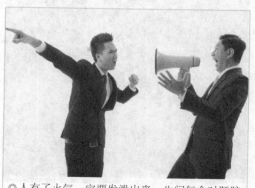

◎人有了火气一定要发泄出来，生闷气会对肝脏造成更大的损伤。

肝气上逆，也就是我们平时说的生气，人一生气没处发泄就会蕴怒，怒极必伤肝。

《黄帝内经》称"肝者，将军之官，谋虑出焉"。在人体心、肝、脾、肺、肾五脏中，肝是将军之官，是武将之首，主怒，所以怒首先损伤的脏器就是肝。作为将军之官，肝脏是专门为身体打仗的。发现任何不属于人体内的外来敌人，肝脏马上会去对付它。所以，人体有那么多的状况需要肝脏应付，肝当然就容易受到伤害。

"谋虑出焉"谋虑就是计谋思虑，反复筛选思考方案。善于动计谋的人，肝气用得多，耗伤肝血也会影响人的视力，因为"肝开窍于目""目得血而能视"。肝经在丑时活动最强，有人喜欢深更半夜学习、想事情，因为这时效率高，计谋出得也好，道理就在于此，故一般的"大决断"都出自半夜。

《黄帝内经》说怒则气上，这里气指

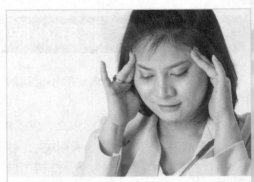

◎肝脏藏血，人发怒时肝血、气血上冲，严重时就会脑出血。

气机，是说生气时会使气机向上。从气机的升降运行来看，因为肝主条畅气机，肝气宜条达舒畅，柔则血和，怒则气上，气机逆行，血随气涌。肝经跟着受累，两胁疼痛，胀闷不舒。患者轻则头晕头胀，重则昏迷。人发怒时，通常会面红耳赤，这是因为气血上涌的缘故，严重的时候据说头发也根根直立，所以有"怒发冲冠"的成语。如果遇到一些非常愤怒事情，人就会觉得血往上涌。所以如果有心脑血管疾病的人就一定要注意，千万不要发怒。因为怒的时候，一下子气血往上冲，那就会导致一些不良的后果。《黄帝内经》上讲，肝脏是藏血的，发怒的时候直接影响到肝脏，肝血、气血往上冲往上涌，这时人非常危险，有的就会脑出血。《素问·生气通天论》说："大怒则形气绝，而血菀于上，使人薄厥。"生气所导致的后果可不止这些。肝失疏泄，肝气就会像匹野马一样在体内横冲直撞；肝气横逆犯脾，脾失运化，我们就会感到腹胀；横逆犯胃，就会出现呃逆、吃不下东西，严重时甚至还会导致吐血。看过《三国演义》

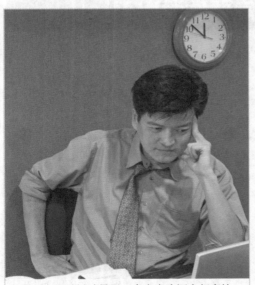

◎肝经在丑时活动最强，有人喜欢深夜想事情，因为此时效率高，考虑也最周全。

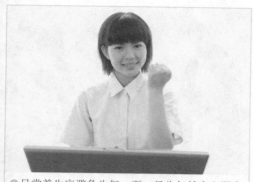

◎日常养生应避免生气，而一旦生气就应立即发泄出来，否则对肝脏不利。

的人肯定会对"诸葛亮三气周瑜"记忆犹新。周瑜大喊"既生瑜，何生亮"后便气得吐血而亡，就是因为怒伤肝而致气血损伤。所以，想要保护肝脏，一定要做到少生气。

但人非圣贤，哪有不生气的道理？如果做不到并不生气，那么至少要做到生气后把火气发泄出来，把"火"窝在心里，会比发脾气更伤肝。所以，当别人冲你发脾气吼两声时，你千万别往心里去。他把心里的"火气"发泄掉了，他的肝脏也就安全了。如果这股火憋在体内，反而会很危险。我们的身体是有一定的调理机能的，你不帮它排泄，它自己就会想办法排解，只是排解的方式会使我们患上很多疾病。所以，我们要"该发火时就发

火"。尽管这在别人眼里看来有伤大雅，但总比跟自己的身体作对要好得多。

当然，能做到不生气是最好的。古代养生家都提倡制怒。《老老恒言·燕居》说："虽事值可怒，当思事与身孰重，一转念间，可以涣然冰释。"何不学得豁达一些，大度一些？这就需要我们博览群书，增加内心的智慧和力量，胸怀坦荡，可以正确处理那些令自己不愉快的事情。先要修心，才可以养性。当你战胜自我时，你也就自然不会生病了。

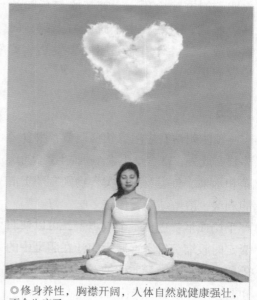

◎修身养性，胸襟开阔，人体自然就健康强壮，不会生病了。

胆结石患者：如何"胆石为开"

"胆绞痛，要人命"，这是对胆结石发作起来的痛苦的最佳写照。胆囊内胆固醇或胆红素结晶形成的一粒粒小

团块就是胆结石，这主要是因为人体内胆固醇和血脂过高造成的。胆结石平时可能无明显症状，但当结石异位或嵌顿

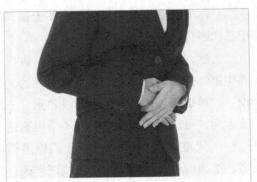

◎胆结石一般是因人体内胆固醇和血脂过高造成的，发作时会异常疼痛。

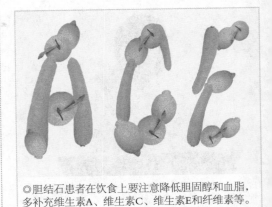

◎胆结石患者在饮食上要注意降低胆固醇和血脂，多补充维生素A、维生素C、维生素E和纤维素等。

在胆管时开始发作，主要于晚餐后胆绞痛、胀痛，一般在中上腹或右上腹，向右肩放射，并伴有恶心呕吐、发热、黄疸等症状。

预防

预防胆结石应注意饮食调节，膳食要多样，此外，富含维生素A和维生素C的蔬菜和水果、鱼类及海产类食物则有助于清胆利湿、溶解结石，应该多吃。每晚喝一杯牛奶或早餐进食一个煎鸡蛋，可以使胆囊定时收缩、排空，减少胆汁在胆囊中的停留时间，有效预防胆结石。坚果类食物也是预防胆结石的绝佳选择。

食疗

胆结石患者在饮食上要注意降低胆固醇和血脂，逐步溶解或引导排出结石。多补充维生素E、维生素A、维生素C和膳食纤维，多吃粗粮、水果、蔬菜等食物。

1.忌吃食物

绝对不吃内脏、蛋黄等富含胆固醇的食物；

禁食如马铃薯、地瓜、豆类、洋葱等容易产生气体的食物；

脂肪含量多的高汤也在禁忌之列；

少吃生冷、油腻、高蛋白、刺激性食物及烈酒等易助湿生热、使胆汁淤积的食物；

加工食品和高糖分的食物也要避免进食。

2.推荐食谱

（1）清蒸鲑鱼。

【材料】鲑鱼1片（300克），葱60克、姜、蒜、辣椒各20克，酒、生粉各1大匙，盐1/2小匙，蚝油、胡椒粉、糖各1小匙，酒、水各1大匙。

【做法】鲑鱼洗净用调味料腌15分钟。葱切丝，蒜切片，辣椒切丝，取一半的量铺盘底，再把腌好的鱼放上。鱼表面淋上调匀的蚝油、胡椒粉、糖、酒、水等调味料，将剩余的葱丝等铺上，送入蒸笼大火蒸10分钟，用筷子刺鱼肉，不沾筷即可食用。

【功效】清蒸鲑鱼能降低胆固醇、预防胆结石，滋味也十分鲜美。

（2）豆薯拌番茄。

【材料】豆薯（又称凉薯）200克，大番茄100克，金橘酱3大匙，黑芝麻少许。

【做法】将番茄、豆薯洗净切条状，放入容器里头。加入金橘酱、黑芝麻拌匀，凉拌2小时后即可食用。

【功效】此食物不但消暑，还能预防胆结石、减少胆固醇。

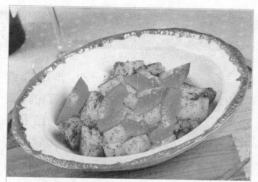

◎豆薯拌番茄可消暑，并能预防胆结石、减少胆固醇。

章门——治疗黄疸肝炎的“退黄穴”

古人将穿脱章服的起始处称为章门，章也通“障”，门是守护、出入的地方。刺激章门穴，就好像打开四围的屏障。作为肝经的大穴，章门穴对于肝脏上的疾病有特殊的功效。它最大的作用就是消除黄疸，强化肝功能。

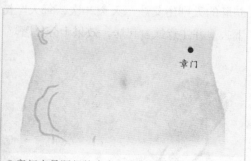

◎章门穴是肝经的大穴，它起到的一个重要作用就是消除黄疸，强化肝功能。

黄疸病是一种常见的疾病。引发黄疸的原因有很多，大致可分为以下四种：由于红细胞破坏增加，胆红素生成过多而引起的溶血性黄疸；肝细胞病变以致胆红素代谢失常而引起的肝细胞性黄疸；肝内或肝外胆管系统发生机械性梗阻，影响胆红素的排泄，导致梗阻性（阻塞性）黄疸；肝细胞有某些先天性缺陷，不能完成胆红素的正常代谢而发生的先天性非溶血性黄疸。虽然黄疸的发病原因多样，但是表现症状很相似，如目黄、脸黄、尿黄、身黄等全身性的泛黄现象。

在治疗上，不同的病机引发的黄疸要用不同的方法来治疗，但是作为人体的穴位来讲，却不存在这个问题。发现自己的肝功能不太好，或者出现类似于黄疸的症状，或者作为平时保肝护肝的一种措施，如情绪经常感到压抑、经常需要喝酒等，都可以经常刺激章门穴。有条件的可以每天拿艾炷在这里缓慢地灸十多分钟，没有条件的可以用手指进行按摩，效果也非常好。刺激章门穴不仅治疗疾病，还可以起到保护肝脏的作用。

❤ 行间——消除肝脏郁结的去火穴

　　行，行走、流动、离开也。间，二者当中也。行间意指肝经的水湿风气由此顺传而上。本穴物质为大敦穴传来的湿重水气，至本穴后吸热并循肝经向上传输，气血物质遵循其应有的道路而行，因此而得名。此穴具有泄肝火、疏气滞的作用。

　　行间穴，在足背侧，当第一、二趾间，趾蹼缘的后方赤白肉际处。解剖，有足背静脉网；第一趾背侧动、静脉；腓神经的跖背侧神经分为趾背神经的分歧处。

　　它是一个火穴，肝属木，木生火，如果有人肝火太旺，就泻其心火，这叫"实则泻其子"。行间穴是一个泻心火的穴位。如果你经常两肋胀痛、嘴苦，那是肝火旺；而像牙痛、腮帮子肿、口腔溃疡、鼻出血，尤其是舌尖长泡，就是心火成盛，这时火已经不在肝上，多揉行间穴就可以消火，掐此穴对眼睛胀痛尤有显效。

　　《类经·图翼》上说："泻行间火而热自清，木气自下。"另外，此穴还治心里烦热，燥咳失眠。因肝经环绕阴器，所以行间还善治生殖器的热症，如阴囊湿疹、小便热痛、阴部瘙痒等。对痛风引起的膝踝肿痛，点掐行间也有很好的止痛效果。

　　除此之外，行间穴还可以配睛明穴治青光眼、降眼压；配太冲穴、合谷穴、风池穴、百会穴治肝火上炎、头痛、眩晕；配中脘穴、肝俞穴、胃俞穴治肝气犯胃之胃痛；配中府穴、孔最穴治肝火犯肺干咳或咯血。

　　刺激行间穴，可以采用大拇指指尖掐的方式，还可以艾炷灸3~5壮；或艾条灸5~10分钟。按压行间穴，会强痛，在这些穴道上每天两次指压，每次30下的强烈刺激即可。而有肝硬化和酒精肝、脂肪肝的人则用艾炷每天灸20次，每天坚持下去，并注意饮食起居，效果十分显著。

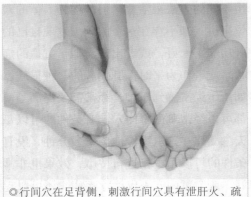

◎行间穴在足背侧，刺激行间穴具有泄肝火、疏气滞的作用。

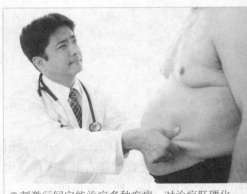

◎刺激行间穴能治疗多种疾病，对治疗肝硬化、酒精肝、脂肪肝效果十分显著。

第六章

CHAPTER SIX

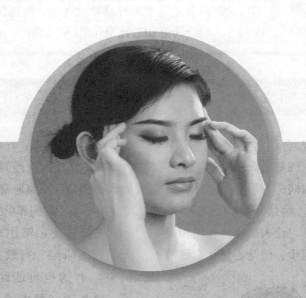

失眠忧郁的气郁体质
——疏肝理气养神

● 气郁体质是指由于长期情志不畅、气机郁滞而形成的以性格内向不稳定、忧郁脆弱、敏感多疑为主要特征的体质状态。由于气机不畅，所以常出现头昏、胸闷、腹部疼痛、不思饮食的现象。因此，气郁体质者应以疏肝行气、调理脾胃为原则，多吃理气解郁、消食、疏肝醒神的食物。

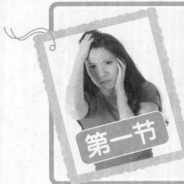

第一节

郁闷，不高兴，生闷气：气郁体质"善太息"

◎气郁体质者常常神情忧郁、闷闷不乐，多愁善感并无故叹气。中医认为，气郁是由于气不能外达而结聚于内形成的，通俗的说法就是常生闷气易导致气郁。气郁体质者大多性格内向，一般分为温和迟钝型和敏感型两种。

♥ 气郁体质养生法则：七情平和，适补肝血

气郁体质的人会经常莫名其妙地叹气，较容易失眠，气郁者大多大便干燥。这种体质者性格内向，一般分为两种：一种是内向的同时，情绪平稳，话不多，所谓的"钝感力"，让人感觉比较温和迟钝；一种是内向话少，但是心里什么都清楚，而且非常敏感，斤斤计较。

气郁体质的女性月经前会有比较明显的乳房胀痛和小腹胀痛。有的月经前特别明显，不小心碰到那里的皮肤都感觉疼。

气郁体质经常出现在工作压力比较大的白领阶层、行政工作人员、管理人员中。有的也可能跟幼年生活经历有关，比如说父母离异、寄人篱下等。气郁体质者易患抑郁症、失眠、偏头痛、月经不调等。

气郁体质养生原则如下。

饮食调养：适补肝血，戒烟酒

气郁体质者多吃些行气的食物，如佛手、橙子、柑皮、香橼、荞麦、韭菜、大蒜、高粱、豌豆等，以及一些活气的食物，如桃仁、油菜、黑大豆等，醋也可多吃一些，山楂粥、花生粥也颇为适宜。

家居环境：旅游散心，听听音乐

气郁的人多出去旅游，多听听欢快

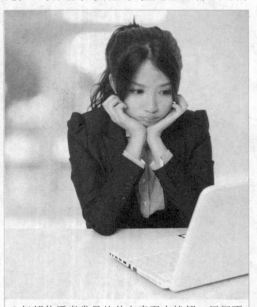

◎气郁体质者常见的外在表现有忧郁、闷闷不乐，及无故叹气等。

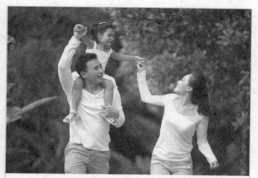

◎气郁体质者的养生原则以保持心情愉悦为主，饮食调养为辅。

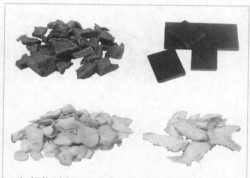

◎气郁体质者可多吃补肝血的食物，如何首乌、阿胶、白芍、当归等。

的音乐，使自己身心愉悦，就不会钻牛角尖，就不会郁闷。可多交些性格开朗的朋友，保持心情愉悦。

药物调养：首选枸杞、当归

气郁者应该多食补肝血的食物，如何首乌、阿胶、白芍、当归、枸杞子等；梳理肝气的一般有香附子、佛手、柴胡、枳壳等。也可以选些中成药来调整，如逍遥丸、柴胡疏肝散、越鞠丸等。

经络调养：中脘、神阙、气海

气郁体质者可针灸（须针灸医师操作）任脉、心包经、肝经、胆经、膀胱经。这些穴位也可按摩。

还有一个简便的方法：气郁体质的人，每天晚上睡觉之前，把两手搓热，然后搓胁肋。胁肋部是肝脏功能行驶的通道。搓搓胁肋部就会感觉到里边像灌了热水一样，你会很舒服。

气郁与阳痿，怎样一个恶性循环

生活在现代社会中的人们，每天要面对各种压力性问题。在不安、焦虑中生活，是现代人的特征，而神经衰弱可说是现代病的一种。精神性阳痿就是典型性例子。

精神性阳痿有以下一些特点：夫妇感情冷淡、焦虑、恐惧、紧张，对性生活信心不足，精神萎靡、性交干扰及过度疲劳等。人类为何会患精神性阳痿？

这是因为生活中的各种压力，造成人们气郁、气滞，于是在进行性生活过程中，血液便无法聚集起来，从而造成阳痿。与此同时，男人在阳痿之后，会更加产生失败感，反过来更加抑郁，久而久之便形成气郁体质。先是因郁致痿，然后又因痿致郁，对于男人来说，这的确是一个恶性循环。

那么，怎样才能消除这种恶性循环

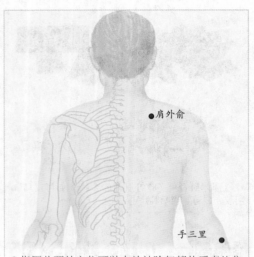

◎指压此两处穴位可以有效祛除气郁体质者的焦躁心情，使身心都很舒畅。

呢？首先，就要除去焦躁，使身体气血畅通无阻，使身体和精神都舒畅。一般来说，指压肩外俞和手三里就可奏效。

肩外俞位于背部第一胸椎和第二胸椎突起中间向左右各4指处。指压此处对体内血液流畅、肩膀僵硬、耳鸣非常有效。指压要领是保持深吸气状态，用手刀劈。在劈的同时，由口、鼻吐气，如此重复20次。

手三里位于手肘弯曲处向前3指。指压此处除对精神镇定有效之外，对齿痛、

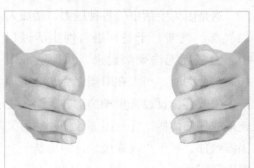

◎按压穴位时应注意先将手搓热，可以收到治疗精神性阳痿的效果。

喉肿也很有效。要领同前，重复10次。

另外，指压上述两穴时，最好先将手搓热，以便收到治疗精神性阳痿的效果。

除此之外，再向大家推荐几则治疗阳痿的古方，希望能对大家有所帮助。

秃鸡丸

【组成】肉苁蓉、五味子、菟丝子、远志各3份，蛇床子4份。

【做法】上药捣筛为散，或作蜜丸，如梧桐子大。

【用法】散剂，每次1克，空腹温酒调下，每日2～3次；丸剂，每次5丸，每日2次。这味药可以补肾助阳，固精安神。

【功效】治疗肾衰精亏、心神失养所致的阳痿不起，性欲低下，心悸怔忡，失眠多梦，舌淡脉细。

赞育丹

【组成】熟地黄250克，肉苁蓉、巴戟天、淫羊藿、杜仲各120克，蛇床子60克，韭菜子120克，当归180克，仙茅120克，附子60克，白术250克，枸杞子180克，山茱萸120克，肉桂60克。

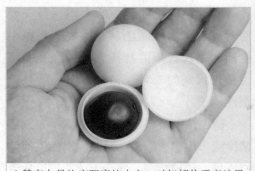

◎赞育丸是治疗阳痿的古方，对气郁体质者效果尤为显著。

【做法】上药研成细末，炼蜜为丸，如梧桐子大。

【用法】每次10克，温开水送下，一日2次。

【功效】治疗房事过度，命门火衰，肾精不足，阳痿早泄，面色苍白，精神萎靡，头晕耳鸣，腰膝酸软，畏寒怕冷，舌淡苔薄白，脉沉细亦治阳虚精少所致的不育。

顺利度过更年期气郁综合征

对于女性更年期综合征，我们都不陌生，然而很多人并没有意识到，所谓的更年期综合征恰恰就是气郁体质造成的。

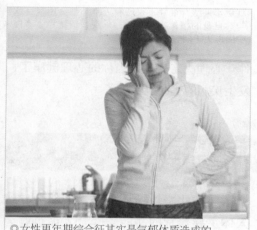

◎女性更年期综合征其实是气郁体质造成的。

女性性腺卵巢，大约35岁即开始生理性退化，使雌激素的分泌逐渐减少，这一时期医学称作围绝经期。在随后时期，女性开始进入更年期，并出现更年期综合征。主要表现是妇女因卵巢功能逐渐衰退或丧失，以致雌激素水平下降所引起的以自主神经功能紊乱代谢障碍为主的一系列症候群，例如易激动、易流泪、焦虑、消沉、抑郁、多疑、失眠、记忆力减退、注意力不集中等，而这些正是气滞、气郁的结果。

花开花谢自有期，新陈代谢是不以人的意志为转移的客观规律。更年期是人生的必然一站，宛如列车的一次转弯，发生点颠簸、不够平衡是不足为怪的，没有必要害怕更年期出现的种种变化。只要在心理上做好充分的准备，就能顺利地度过更年期，迎接人生的第二春天。

要注意乐观开朗、情绪疏导、动静结合。同时，对更年期的生理与心理异常反应，要及时就医，求得答案，在医生指导下进行调整。否则，郁郁寡欢，疑心重

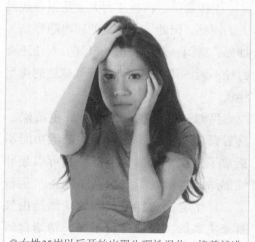

◎女性35岁以后开始出现生理性退化，接着就进入更年期，并出现更年期综合征，常见的症状有易激动、易流泪、焦虑、消沉、多疑等。

重，可能会削弱机体的抵抗力，影响身心健康。对于更年期的人，家人的关怀和理解非常重要。做儿女的，不妨用自己的青春气息感染父母的情绪，帮助缓解其心中的抑郁情绪。在某件小事上遇到矛盾，或是老人唠叨的时候，千万别顶嘴，不妨让着点，或者避开矛盾的锋芒，说点高兴的事情转移一下他们的注意力。

另外，值得注意的是，更年期综合征并不是所有更年期人们所共有的，而仅是在一部分人身上出现。对于这些人最重要的就是要正确认识更年期所出现的这些情绪变化和心理问题。更年期的某些情志、生理与心理的失调是暂时性的、功能性的，因此不要惊恐不安。精神乐观、情绪稳定是顺利度过更年期最重要的心理条

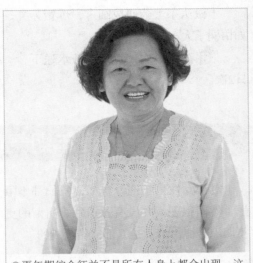

◎更年期综合征并不是所有人身上都会出现，这与其自身的精神状态有关，乐观、情绪稳定者极少出现更年期综合征。

件。心理决定生理，当你的心理健康了，发生疾病的机会也就少了。

❤ 肝气郁结，按揉太冲标本皆可治

工作紧张、精神压力大，是很多现代人的同感，因此，总感觉两胁隐隐作痛、抑郁、胸闷，总想长出一口气，女性还会月经不调。其实这些都是肝气郁结的典型症状。

我们知道，在五脏中，肝主疏泄，喜舒畅而恶抑郁。如果肝的疏泄功能不正常了，或情绪抑郁不舒，就可引起肝气郁结。这时候，气血就不能正常运行了，经络会出现拥堵。人的情绪是由气血来主宰的，气血运行不畅，情绪自然就不舒畅，人就会感到抑郁、压抑，而这些不好的情绪反过来又会加剧气血的

堵塞。如此恶性循环下去，必然会导致人体主要器官的功能下降，人体也就会生病了。

所以，一旦我们的身体出现肝气郁结的症状，就要及时进行疏肝理气，调节好肝的疏泄功能。首选穴位当然是太冲穴，然后加上肾俞来补肾，就是因为肝属木，肾属水，取"肝肾同源、滋水涵木"的意思。

太冲穴是肝经上最重要的穴位，是治疗各类肝病的特效穴位。太冲穴能够降血压、平肝清热、清利头目，和菊花的功效非常相似，而且对女性的月经不调也很有

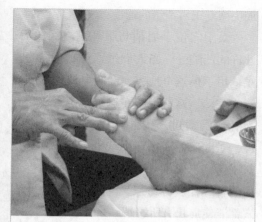

◎肝气郁结可按揉太冲穴，能起到治标兼治本的疗效。

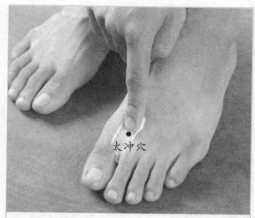

太冲穴

◎太冲穴位于足背上第一、二脚趾缝向上约两指宽的地方，在两个骨头之间。

效。所以刺激它可以疏肝解郁，还可以使偏旺的肝火下降。

太冲穴很好找，在足背上第一、二脚趾缝向上找，大约有两指宽的地方，在两个骨头之间，按下去有很强的酸胀或胀疼感。刺激太冲穴的最佳时间是春季，因为在五行中，肝属木，而木与春季对应，春季是万物生发的季节，肝木之气上升。这个时候多揉两侧太冲，泻肝火，可以有效预防脑血管疾病。当然，在夏、秋、冬三季按揉太冲穴也有不错的效果。

具体操作方法：21～23点是肝经经气运行最旺的时辰，每天这个时候先用热水泡脚，然后按揉两侧太冲，每穴5分钟，以出现酸胀或者胀疼为度。按揉时，右脚顺时针旋转，左脚逆时针旋转。坚持一段时间，肝气郁结的症状就会慢慢消失。

在饮食上，肝气郁结的时候应多吃清淡的食物，肥腻和煎炸的食物最好少吃；可以多吃一点酸味的东西补肝，如山楂、食醋等；平时可以用菊花或者薄荷泡茶喝，这两味药可以降肝火、疏肝解郁。

按压太阳穴，让你远离抑郁的困扰

我们经常会听到上班族这样的抱怨："太累了""烦死了""郁闷""生活没一点意思"……是的，现代社会竞争日益激烈，生活节奏也逐渐加快，处于生活和事业重压下的人们极容易受到情绪困扰。其中，抑郁症最具普遍性，故被人形象地

称为"情绪的感冒"。这些疾病的困扰是诱发肿瘤的主要因素之一。

抑郁症是躁狂抑郁症的一种发作形式，以情感低落、思维迟缓以及言语动作减少、迟缓为典型症状。抑郁症严重困扰患者的生活和工作，给家庭和社会带来

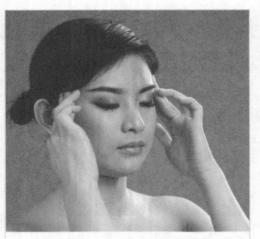

◎经常按压太阳穴可让人远离抑郁的困扰。

沉重的负担，约15%的抑郁症患者死于自杀。世界卫生组织、世界银行和哈佛大学的一项联合研究表明，抑郁症已经成为中国疾病负担的第二大疾病。

按照中国精神障碍分类与诊断标准第三版(CCMD—3)，根据对社会功能损害的程度，抑郁症可分为轻性抑郁症、重症抑郁症；根据有无"幻觉、妄想，或紧张综合征等精神病性症状"，抑郁症又分为无精神病性症状的抑郁症和有精神病性症状的抑郁症；根据之前(间隔至少2个月前)是否有过另一次抑郁发作，抑郁症又分为首发抑郁症和复发性抑郁症。

抑郁症高发年龄为21～36岁，其中，女性患抑郁症的比例是男性的2～3倍。喜怒哀乐本是人的基本情绪，每一个人都经历过伤心、焦虑、沮丧和抑郁等消极情绪。这些消极情绪往往可以随着时间的流逝而得到自我治愈，而按压太阳穴则可以加快恢复正常情绪的速度。

太阳穴位于眉梢与眼外眦之间向后1寸许的凹陷处。当人们患感冒或头痛的时候，用手摸这个地方，会明显地感觉到血管的跳动。这就说明在这个穴位下边，有静脉血管通过。因此，用指按压这个穴位，对脑部血液循环会产生影响。不光是对于烦恼，对于头痛、头晕、用脑过度造成的神经性疲劳、三叉神经痛，按压太阳穴都能使症状有所缓解。

按压太阳穴时要两侧一起按，两只手十指分开，两个大拇指顶在穴位上，用指腹、关节均可。顶住之后逐渐加力，以局部有酸胀感为佳。产生了这种感觉后，就要减轻力量，或者轻轻揉动，过一会儿再逐渐加力。如此反复，每10次左右可休息较长一段时间，然后再从头做起。

另外，对经常处于萎靡状态、有忧郁倾向的人来说，每天在上午接受日照半小时，每周到郊外呼吸一下新鲜空气，对缓解抑郁情绪也很有效。

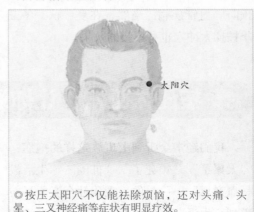

太阳穴

◎按压太阳穴不仅能祛除烦恼，还对头痛、头晕、三叉神经痛等症状有明显疗效。

气郁体质：多吃补气食物，少饮酒

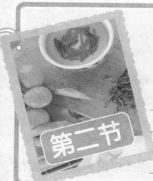

第二节

◎气郁体质很容易产生抑郁情绪，而反过来，心情抑郁对身体也是有很大的影响的。气郁体质者的饮食原则是疏通气机、安神养心。应常食能理气解郁、调理脾胃的食物，少食收敛酸涩之物及冰冷的食物。

胆郁痰扰，心神不宁找竹茹

竹茹是为禾本科植物青秆竹、大头典竹或淡竹的茎秆的干燥中间层。全年均可采制，取新鲜茎，除去外皮，将稍带绿色的中间层刮成丝条，或削成薄片，捆扎成束，阴干。前者称"散竹茹"，后者称"齐竹茹"。

张仲景的《金匮要略》载有橘皮竹茹汤和竹皮大丸，是竹茹入药的最早记载。《本草汇言》："竹茹，清热化痰，下气止呃之药也。如前古治肺热热甚，咳逆上气，呕哕寒热及血溢崩中诸证。此药甘寒而降，善除阳明一切火热痰气为疾，用之立安，如诸病非因胃热者勿用。"竹茹味甘，性微寒，归肺、胃经。有清热化痰，除烦止呕的功效。用于痰热咳嗽，胆火挟痰，烦热呕吐，惊悸失眠，卒中痰迷，舌强不语，胃热呕吐，妊娠恶阻，胎动不安。

◎气郁体质者宜多吃补气的食物，并尽量不饮酒。

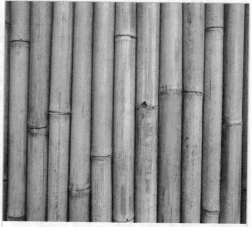

◎竹茹由青竹的中间层刮取丝条制成，对治疗气郁体质的常见病症有特殊疗效。

竹皮大丸

【出处】《金匮要略》。

【组成】生竹茹15克，石膏15克，桂枝7.5克，甘草18克，白薇7.5克。

【用法】上五味，为末，枣肉和丸，弹子大。以饮服1丸，一日二服。

【适应证】妇人产后虚热，心烦不安，恶心呕吐。

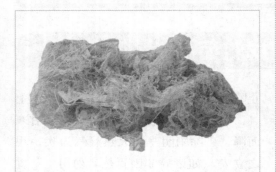

◎竹皮大丸是一古方，由竹茹等研磨而成，能治疗妇人产后虚热、心烦不安及恶心呕吐等。

【加减】有热者，倍白薇；烦喘者，加柏实7.5克。

方中竹茹、石膏清胃热，止呕逆；白薇清虚热；桂枝平冲逆；甘草、大枣安中益气，调和诸药。共奏清热止呕，安中益气之功。

一般来说，气郁体质很容易产生抑郁情绪，而反过来心情抑郁对身体也是有很大的影响的。心情不好，就中医来说，就是"气滞"，则会引起气行不畅，气不行则血不行，气血不行，则会出现"气滞血瘀""气血亏虚"等症状。这些症状出现后就会引起身体各脏器功能紊乱，身体的各种疾病也就产生了。清初医家陈士铎认为郁生诸疾，这里的"郁"指抑郁。

抑郁对身心健康不利，要长寿就要远离抑郁，学会快乐。

学会快乐的方法

读书找乐	古人说："至乐莫如读书。"通过读书来获得快乐，这是古今中外很有效的好方法。读书是一种特殊的心灵交流。只要能够细心品读，就一定能回味无穷。
运动添乐	无论是工地上的体力劳动者，还是办公室里的脑力劳动者，都应该积极参加体育锻炼。在运动之中，虽然大汗淋漓，却格外酣畅。
交友融乐	与你的朋友分享你的快乐和痛苦，这样痛苦就只剩一半，快乐会成为两倍。没有朋友，你是孤独的；有了友谊，你就会快乐。

💙 金橘药食双优，理气又解郁

金橘别名金弹、罗浮，有900余年栽培历史。据南宋韩彦直《橘录》中记载："金橘出江西，北人不识，景祐中至汴都，因温成皇后嗜之，价遂贵重。"

金橘营养丰富，含有大量的维生素C和柠檬酸。金橘气香而悦脾，味辛而行

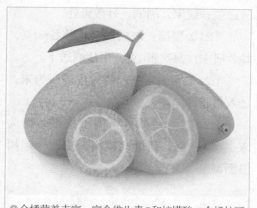

◎金橘营养丰富，富含维生素C和柠檬酸。金橘核可治疗咽喉肿痛、疝气、睾丸肿痛和乳房结块等症。

散，味甘酸能生津，具有行气解郁、消食化痰、生津利咽醒酒的作用。金橘为脘腹胀满、咳嗽痰多、烦渴、咽喉肿痛者的食疗良品，既可以直接食用，又可以制成各类佳肴。

金橘果实含金橘苷及丰富的维生素C、维生素P，对防止血管破裂，减少毛细血管脆性和通透性，减缓血管硬化有良好的作用。高血压、血管硬化及冠心病患者食之非常有益。金橘核味辛而入肝、肺二经，具有行气散结、化痰、止痛的作用。可治疗咽喉肿痛、疾病、疝气、睾丸肿痛、乳房结块等病症。常食金橘，还可增强机体的抗寒能力，防治感冒。下面介绍一些金橘的妙方。

（1）感冒：鲜橘皮30克（干品用15克），加水3杯，煎成2杯，加入白糖适量，趁热喝一杯，半小时后，加热再喝一杯。

（2）治腹泻、咳嗽：橘子4个，水煎服。

（3）治呕吐：橘皮9克，粳米一勺，水煎；加入姜汁少许冲服。橘皮、生姜、川椒各6克，水煎服。

（4）治痢疾：橘饼30克（如无，可用鲜橘50克），龙眼肉15克，冰糖15克，水煎服。

（5）治慢性胃炎：干橘皮30克，炒后研末，每次服6克，加入白糖适量，空腹用温开水冲服。

（6）咳嗽痰多：橘皮10克，核桃1个，生姜3片，水煎服。

（7）急性乳腺炎：取橘皮30克，连翘、柴胡各10克，金银花5克，甘草5克，水煎服，每天服1～2剂。

（8）慢性中耳炎：将橘皮炒脆与等量冰片研末，混合均匀，吹入耳内适量，每日2～3次。吹药前把耳畔脓水用双氧水洗净，并用药棉吸净。

（9）烫伤：将烂橘子搽涂患部（将

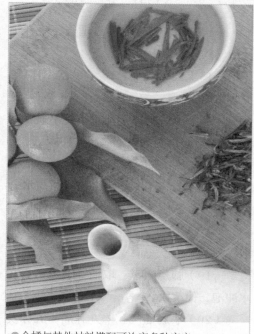

◎金橘与其他材料搭配可治疗多种疾病。

烂橘子放在有色玻璃瓶中，密封，备用，越陈越好）。

（10）痰膈气胀：橘皮15克，水煎服。

（11）饭后作噎：橘皮20克，焙干研末，水煎热服。

（12）鱼骨鲠在喉中：常含橘皮即下。

（13）嘈杂吐水：将橘红研成末，凌晨3～5时，取2克于掌心，舐之即睡。

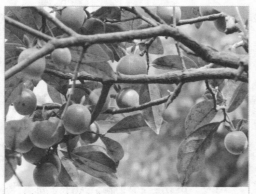

◎金橘叶开水冲泡代茶饮，可治忧郁、烦闷。

（14）风寒咳嗽：橘红适当，用开水冲泡，代茶频饮。

（15）妇人乳痛：橘红30克，甘草5克，水煎服。

（16）产后脾胃不和、小便不通：橘红5克，空腹用温酒送下。

（17）胸闷肋痛，肋间神经痛：取橘络、当归、红花各3克，加入黄酒与水合煎，每日分2次服用。

（18）忧郁、烦闷：取橘叶开水冲泡，代茶频饮。

（19）肺痨咳嗽：取橘红适量，用开水冲泡，代茶饮。

（20）小肠疝气、睾丸肿痛、乳腺发炎：橘核5克，微炒，黄酒煎，温服，橘核适量，研末，酒调，外敷患处。

（21）腰痛：取橘核、杜仲各60克，炒，研末，每次服6克，用盐酒送下。

（22）唇燥生疮：将青皮烧研为末，加入猪脂调涂。

（23）酒糟鼻：将橘子核微炒研为末，每日3克，研磨胡桃肉一个，一起用温酒调服。

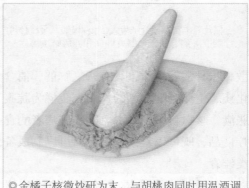

◎金橘子核微炒研为末，与胡桃肉同时用温酒调服可治酒糟鼻。

（24）慢性支气管炎：将橘叶晒干研为末，每日2次，每次5克，若痰浓或痰中带血者，加冰糖水送服；痰多而起泡沫者，用红糖水送服。

（25）水肿：取鲜橘叶一大把，水煎，用甜酒送服。

（26）梅核气：将橘叶放入杯内，冲开水，代茶频饮。若食金橘饼更佳。

（27）蛔虫、蛲虫：取鲜橘叶120克，水煎服。

（28）肺痈：将绿橘叶洗净，捣烂绞汁一盏，服之。吐出脓血即愈。

（29）气痛、气胀、疝气：取橘根15～30克，水煎服。

麝香辟秽通络，活血散结就找它

麝香，别名元寸，是一种名贵的动物性药材，《神农本草经》将其列为上品，来源于哺乳动物麝。

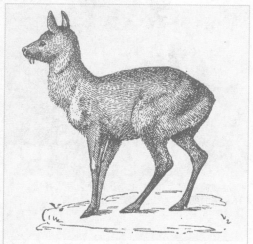

◎麝香是雄麝体下腹部腺香囊中的干燥分泌物，香味强烈而特异。

麝，民间称香獐子，习惯在深山密林中生活。主要分布在我国东北、华北及陕、甘、青、新、川、藏、云、贵、湘、皖等地。雄麝上颌犬齿发达，露出唇外，向下微曲，俗称"獠牙"；脐部有香腺囊，囊内包含香。雌麝上颌犬齿小不外露，无香腺囊。

麝香即为雄麝体下腹部腺香囊中的干燥分泌物，气香强烈而特异，成颗粒状者俗称"当门子"，多呈紫黑色，油润光亮，质量较优；成粉末状者称"元寸香"。麝香的主要成分为麝香酮，占麝香纯干品的0.5％～2％，此外尚含有多种雄（甾）烷衍生物以及麝吡啶等。

中医认为，麝香味辛，性温，入心、脾、肝经，有开窍、辟秽、通络、散瘀的功能。主治卒中、痰厥、惊痫、中恶烦闷、心腹暴痛、跌打损伤、痈疽肿毒。古书《医学入门》中谈"麝香，通关透窍，上达肌肉。内入骨髓……"《本草纲目》中记载："……盖麝香走窜，能通诸窍之不利，开经络之壅遏"。其意是说麝香可很快进入肌肉及骨髓，能充分发挥药性。许多临床材料表明，冠心病患者心绞痛发作时，或处于昏厥休克时，服用以麝香为主要成分的苏合丸，病情可以得到缓解。

用于疮疡肿毒、咽喉肿痛时，有良好的活血散结、消肿止痛作用，内服外用均有良效。用治疮疡肿毒，常与雄黄、乳香、没药同用，即醒消丸，或与牛黄、乳香、没药同用；用治咽喉肿痛，可与牛黄、蟾酥、珍珠等配伍，如六神丸。

另外，用麝香注射液皮下注射，治疗

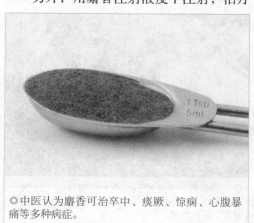

◎中医认为麝香可治卒中、痰厥、惊痫、心腹暴痛等多种病症。

白癜风，均有显效；用麝香埋藏或麝香注射液治疗肝癌及食道、胃、直肠等消化道肿瘤，可缓解症状、增进饮食；对小儿麻痹症的瘫痪，亦有一定疗效。

不过，值得注意的是，在应用麝香的过程中也应注意以下两点。

（1）麝香忌过量服用。若内服过量，一方面对消化道有刺激性，另一方面会抑制中枢神经系统，使呼吸麻痹、循环衰竭，并引起严重的凝血机制障碍，导致内脏广泛出血。剂量过大，甚至会导致呼吸、循环衰竭而死亡。

（2）孕妇禁用。麝香能促使各腺体的分泌，有发汗和利尿作用，其水溶性成分有兴奋子宫作用，可引起流产。李时珍在《本草纲目》中写道："麝香开窍、活血散结、透肌骨、消食积、催生下胎。"所以孕妇应禁用麝香。

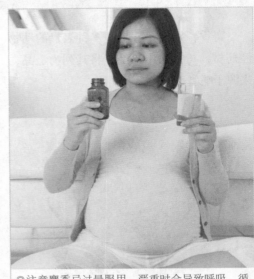

◎注意麝香忌过量服用，严重时会导致呼吸、循环衰竭而死亡。孕妇严禁服用。

气郁体质要多吃萝卜

气郁体质在日常生活中，良好的情绪是最主要的调养方式。应努保持心情舒畅，培养乐观、快乐的情绪，主动参加有益的社会活动，多吃些萝卜促进气血流通，对赶走低沉的情绪很有好处。

萝卜含有碳水化合物、膳食纤维、多种维生素，能提高抗病能力。白萝卜含有木质素，能提高巨噬细胞的活力，吞噬癌细胞。此外，白萝卜含的多种酶，能分解致癌的亚硝酸胺，具有抗癌作用。萝卜有很多的吃法，可以煲汤，做菜。但是，脾胃虚弱者、大便稀者应减少食用。

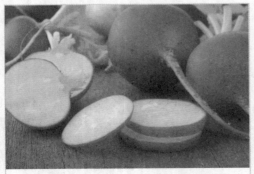

◎气郁体质可多吃萝卜，萝卜含有碳水化合物、膳食纤维和多种维生素，常食可促进气虚流通，驱除低沉的情绪。

蜜蒸萝卜

【材料】大萝卜1个（约500克），蜂

蜜100克，盐6克，油30克。

【做法】萝卜洗净去外皮，挖空萝卜中心的肉；装入蜂蜜，放入大瓷碗中；盖好，隔水蒸熟即可。

【功效】此菜具有润肺、止咳、化痰之功。

干贝萝卜汤

【材料】白萝卜1根（约400克），干贝2～4个，高汤5碗，陈酒、盐、白糖各适量，山慈姑粉少许（没有也可）。

【做法】前一天晚上将干贝泡入水中，第二天早上洗净后用手撕开。白萝卜洗净、去皮，切成块或做成萝卜球。锅里放入高汤（用白水也可）、白萝卜、干贝，用旺火煮开后改用文火煮20分钟，用陈酒、糖调味，再煮20分钟，待白萝卜变软后撒入山慈姑粉、搅均匀后即成。

【功效】此菜具有润肺、止咳、化痰之功。

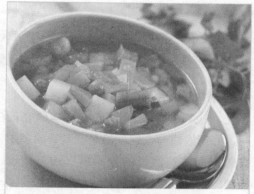

◎萝卜的吃法很多，较好的吃法是煲汤或做凉菜。

安神解郁，试试合欢花

每年的六七月份是合欢花盛开的季节，人们在欣赏合欢之时，能否知晓它也是治病的良药呢？其实，合欢的花与皮均为常用中药。《神农本草经》记载："合欢，安五脏，和心志，令人欢乐无忧。"中医认为，合欢性味甘、平，入心、肝经，有安神、舒郁、理气、活络之功效，适用于郁结胸闷、失眠、健忘、风火眼疾、视物不清、咽痛、痈肿、跌打损伤疼痛等症。

合欢花为豆科植物合欢的干燥花序，性平，味苦，具有解郁安神之功效，常用于治疗心神不安、忧郁失眠等症。合欢花具有与合欢皮类似的安神作用，但理气解郁作用优于合欢皮，一些常用的解郁方剂如解郁合欢汤、蒺藜合欢饮等均以合欢花为主药。合欢花水煎液药理实验表明其具

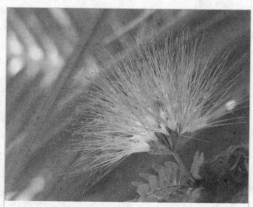

◎合欢花具有解郁安神之功效，可用于治疗心神不安、忧郁失眠等症。

有较强的镇静催眠作用，在同剂量下，其作用强于酸枣仁。

下面介绍一下合欢花酒的配制方法。

【材料】合欢花30克，白酒500毫升，冰糖适量。

【做法】将合欢花择净，与冰糖同放入白酒中，密封浸泡一周后即可饮用。每次30～50毫升，每日1～2次。

【功效】可安神解郁，适用于心悸失眠。

能让你感觉快乐的10种食物

愉快的心情不仅仅来自于日常生活的感受，也可以来自于饮食。科学研究证明，心情愉快与大脑分泌某些激素的多少有关，而这些激素的分泌可以通过饮食控制，这样就可以达到使人快乐的目的。选择正确的食物会让你紧绷的神经放松下来。以下既美味又常见的食物能赶走压力，消除长期压力对身体造成的危害。

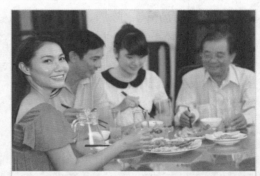

◎科学研究证明，愉快的心情与大脑分泌的某些激素有关，而这些激素可通过饮食来调控，所以忧郁时不妨多吃一些解郁的食物。

能让人心情愉悦的10种食物

鱼油	哈佛大学的研究报告指出，鱼油中的ω－3脂肪酸，与常用的抗忧郁药有类似作用，即阻断神经传导路径，增加血清素的分泌量。这项研究将解开精神病患者在消化脂肪酸的酶上是否有生理的先天缺陷。
香蕉	香蕉含有一种生物碱。生物碱可以振奋精神和提高信心，而且香蕉是色胺素和维生素B_6的超级来源，这些都可以帮助大脑制造血清素。
葡萄柚	葡萄柚有强烈的香味，可以净化繁杂思绪，也可以提神，此外，葡萄柚里大量的维生素C，不仅可以维持血红细胞的浓度，使身体有抵抗力，而且维生素C也可以抗压。最重要的是，在制造多巴胺、肾上腺素时，维生素C是重要成分之一。
全麦面包	碳水化合物可以帮助血清素增加，麻省理工学院的沃特曼博士就说："有些人把面食、点心这类食物当成一种可以吃的抗忧郁剂。"吃复合性的碳水化合物，如全麦面包、苏打饼干，虽然效果慢一点，但更合乎健康原则。

续表

菠菜	医学文献一致指出，缺乏叶酸会导致精神疾病，包括忧郁症及早发性的失智等。麦克吉尔大学的研究发现，那些被控制无法摄取足够叶酸的人，在5个月后，都出现无法入睡、健忘、焦虑等症状。研究人员推论，缺乏叶酸，会导致脑中的血清素减少，导致忧郁症。什么是富含叶酸的食物？菠菜最多，几乎所有的绿色蔬菜、水果也都有。
樱桃	鲜艳欲滴的樱桃可以让人放松心情，经痛时可以试试樱桃。美国密歇根大学的研究发现，樱桃中含有的花青素可以降低发炎，科学家们认为，吃20粒樱桃比吃阿司匹林有效。
大蒜	大蒜虽然会带来不好的口气，却会带来好心情。德国一项针对大蒜对胆固醇的功效研究，从病人回答的问卷发现，他们吃了大蒜制剂之后，感觉比较不疲倦、不焦虑、不容易发怒。研究人员万万没想到，大蒜竟有这种特别的"副作用"。
南瓜	南瓜之所以和好心情有关，是因为它们富含维生素B_6和铁。这两种营养素都能帮助身体所储存的血糖转变成葡萄糖，葡萄糖正是脑部唯一的燃料。
低脂牛奶	研究发现，让有经前症候群的妇女，吃了1000毫克的钙片3个月之后，3/4的人都不再像以往那么紧张、暴躁或焦虑。日常生活中，钙的最佳来源是牛奶、乳酪和酸乳酪，低脂或脱脂的牛奶含有较多的钙。
鸡肉	英国心理学家班顿和库克给受试者吃了100微克的硒之后，受试者普遍反映觉得精神很好、更为协调，美国农业部也发表过类似的报告。硒的丰富来源有鸡肉、海鲜、全谷类等。

💗 5种食物帮你解除疲劳

面对来自工作和生活的诸多竞争与挑战，人们每天都处于高度紧张的状态之下，这极易产生疲劳感。疲劳是身体内的组织、器官的机能或反应能力减弱的结果。引起疲劳的因素多种多样，而饮食可以帮助我们清除疲劳，多吃新鲜蔬菜等碱性食品可以缓解疲劳，日常饮食中碱性食物是不可或缺的。现在就来认识一下究竟有哪些食物可以为我们保存体力吧。

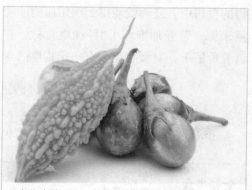

◎有些食物不仅可以用来充饥，更能帮助我们清除疲劳。如苦瓜、葡萄、银耳、大枣等。

能解除疲劳的5种食物

苦瓜	许多人都有这种体会，吃一餐苦瓜就能健脾开胃，增加食欲。中医认为，苦瓜味苦，可除邪热、解劳乏、清心明目。苦瓜之苦味不仅可以清心败火，而且它的苦味能刺激人体分泌唾液，促进胃液分泌，恢复脾胃运化之功，增进食欲。
大枣	红枣中含有的环磷酸腺苷是人体能量代谢的必需物质，能增强肌力，缓解疲劳，扩张血管，增加心肌收缩力，改善心肌营养。此外，红枣对于眼病、夜盲症、头发枯干、皮肤粗裂、心情烦躁、记忆力减退以及失眠等症状均有一定疗效。
葡萄	葡萄营养丰富、味甜可口。据分析，每100克葡萄中约含蛋白质0.4克，脂肪0.6克，碳水化合物10.25克（高者可达30克），并含有钙、磷、铁等矿物质和胡萝卜素、维生素B_1、维生素B_2、维生素C、维生素P等，此外，还含有10多种人体所需的氨基酸。因此，常食葡萄对神经衰弱和过度疲劳均有补益。
银耳	银耳味甘性平，具有滋阴润肺、益胃生津、补脑强心之食疗效用。银耳入肺、胃、肾三经，能养肺阴、济肾燥、提神益气。中医常用其来滋补调养身体。经分析表明，银耳含蛋白质、脂肪、膳食纤维、钙、硫、磷、铁、镁、钠、钾、维生素、多糖等。药理研究发现，银耳还具有缓解肌肉疲劳、防止放射性损伤、增加机体免疫力等作用。
蜂蜜	蜂蜜能较好地消除脑疲劳。蜂蜜是高能量食品，不管体力劳动者，还是脑力劳动者，睡前饮1杯用20～25克蜂蜜冲成的蜂蜜水，对促进睡眠和消除疲劳有很好的效果。

❤8种让你摆脱压力的食品

食物为百药之源，从日常生活随手可得的食材中，或许就能得到缓解压力的能量来源。营养师推荐了8种优质食材，在营养价值上，对缓解压力有一定程度的帮助。虽然食物对缓压的作用并不会有立竿见影的效果，不过在不知不觉中，它的确能慢慢释放身体压力，让身心轻松起来，不妨一起试试。

能帮助你摆脱压力的8种食物

番茄	热量低、多种维生素含量丰富的番茄，其主要成分茄红素，是一款优质的抗氧化物，它能在压力产生时保护人体不受自由基伤害，减少各种慢性老化疾病产生。
全谷类食品	含有丰富纤维质及B族维生素，除了改善肠胃道问题，还能避免身体产生疲倦感。例如全麦面包、糙米、麦片等，都是不错的全谷类食品。

续表

深海鱼	研究发现，全世界住在海边的人更容易快乐。这不只是因为大海让人神清气爽，还因为住在海边的人更多地吃鱼。哈佛大学的研究指出，海鱼中的ω-3脂肪酸与常用的抗忧郁药如碳酸锂有类似作用，能阻断神经传导路径，增加血清素的分泌量。
茉莉	茉莉有清新怡人的香味，泡成花草茶饮用，可以使人精神安定、提神、缓和紧张情绪、安抚焦虑心情，并有消除疲劳效果。
蔬菜沙拉	蔬菜水果中含丰富纤维质可帮助肠道正常消化，还有抗氧化效果超优的维生素C，搭配乳酪做成调酱，来场无负担的轻饮食运动。
菠萝	除了丰富的B族维生素、维生素C，可消除疲劳、释放压力之外，菠萝中还含有菠萝蛋白酶，能够帮助蛋白质消化分解，减轻肠胃道负担。
薄荷	草本植物中的薄荷，散发出来的清凉感可以直窜鼻腔，让人精神一振，具有消除疲劳、缓和情绪的效果。
南瓜子	南瓜子含丰富不饱和脂肪酸、维生素、锌、铁等营养素。锌对男性前列腺有保护作用，具有安抚情绪、消除疲劳的作用。

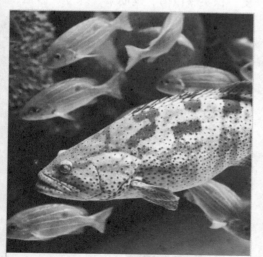

◎有研究表明，住在海边的人更容易快乐。海鱼中的ω-3脂肪酸能阻断神经传导路径，增加血清素的分泌量，从而使人经常处于心情顺畅的状态。

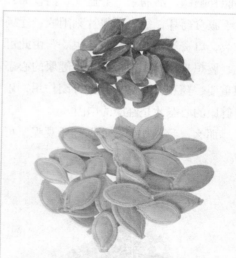

◎南瓜子为南瓜的种子，含南瓜子氨酸、脂肪、蛋白质、维生素B₁、维生素C等。可治绦虫、蛔虫、产后手足浮肿、百日咳、痔疮等症。

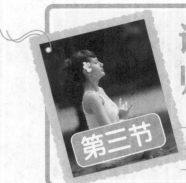

调顺气血，告别气郁——回归心灵的田园

第三节

◎精神苦闷是导致气血郁结的原因所在。气郁体质者的保健活动应从调顺气血入手，注意心理卫生和精神愉悦，才能对气郁说再见。

气郁体质者需畅达情志

对于气郁体质来说，最重要的莫过于畅达情志了。清代医学家吴尚先说："七情之病，看花解闷，听曲消愁，有胜于服药者也。"近代养生家丁福保也说："欢笑能补脑髓、活筋络、舒血气、消食滞，胜于服食药耳，每日须得片刻闲暇，逢场作戏，口资笑乐，而益身体也。"由此可见，要想身体健康，保持乐观健康的心态很重要，药和营养品只起到外因作用，乐观健康的心态才是健康的内因。

那么，我们如何才能做到乐观呢？可以用理气解郁的中成药调养。

疏肝丸

【组成】厚朴、沉香、炙甘草、丹皮、枳实、白芍、延胡索、陈皮、砂仁、片姜黄、香附、柴胡、川芎。

【用法】口服，每次9克，日服两次。温开水送下。

【功能】疏肝理气，和胃止痛，适用于肝胃不和引起的胁肋疼痛、胃脘不舒、嗳气吞酸、饮食无味等症。

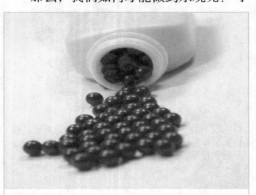

◎气郁体质者可借助服用理气解郁的中成药来保持乐观的心态。

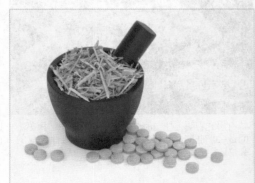

◎疏肝丸有疏肝理气、和胃止痛的功效，适用于肝胃不和引起的胁肋疼痛、胃脘不舒等症。

气郁体质者保持乐观心态的方法

豁达法	人有很多烦恼,心胸狭窄是主要原因之一。为了减少不必要的烦恼,一个人应该心胸宽阔,豁达大度,遇到事情不要斤斤计较。平时要开朗、合群、坦诚,这样就可以大大减少不必要的烦恼了。
松弛法	具体做法是被人激怒以后或感到烦恼时,应该迅速离开现场,进行深呼吸,并配合肌肉的松弛训练,甚至还可以进行放松训练,采用以意导气的方法,这样就可以逐渐进入佳境,使全身放松,摒除内心的私心杂念。
制怒法	要有效地制止怒气是不容易的。就一般情况而言,克制怒气暴发主要依靠高度的理智。万一克制不住怒气,就应该迅速离开现场,在亲人或朋友面前发泄一番。倾诉愤愤不平的怒气之后,自己应该尽快平静下来。
平心法	一个人应该尽量做到"恬淡虚无""清心寡欲",不要被名利、金钱、权势、色情等困扰,要看清身外之物,还要培养广泛的兴趣爱好,陶冶情操,充实和丰富自己的精神世界。
心闲法	"心底无私天地宽",一个人只要有闲心、闲意、闲情等,就可以消除身心疲劳,克服心理障碍,保持健康的心态。
健忘法	忘记烦恼,可以轻松地面临再次的考验;忘记忧愁,可以尽情地享受生活所赋予的种种乐趣;忘记痛苦,可以摆脱纠缠,体味人生中的五彩缤纷。忘记他人对你的伤害,忘记朋友对你的背叛,忘记你曾被欺骗的愤怒、被羞辱的耻辱,你就会觉得自己已变得豁达宽容,活得精彩。

越鞠丸

【组成】苍术、香附、川芎、神曲、栀子。

【用法】口服。每次6~9克,每日2次,温开水送下。

【功能】行气开郁,健胃消食,适用于气、血、痰、火、湿、食久郁造成的胸脘满闷、嗳气吞酸、腹部胀痛、不思饮食等症。

❤ 开心是福,别让气郁体质毁了我们的幸福

气郁体质最大的表现就是总感觉气不顺,总是唉声叹气。他们给人一种沉闷、惆怅、总是闷闷不乐的感觉,似乎对世间的很多事情都缺乏兴趣,情绪低落。

在当下的生活中,气郁体质的人越来越多,心理承受能力太差,自我给予的精神压力又大。

在日常生活中,我们经常听到一个

词，也经常会说，那就是——郁闷。郁闷就是气不顺了，心情苦闷。健康是福，如果我们老郁闷，老气不顺，那就会出问题。现在，我们就来讲一讲和气顺不顺有关的这种体质类型——气郁体质，也就是俗称的郁闷派。

专家指出：人精神遭受痛苦，就意味着身体健康遭到至少长达5年的损害。这说明抑郁的精神状态不但对健康有害，还会促使某些疾病较早发生，衰老提前到来。此外，《淮南子·精神训》也说：人大怒破阴，大喜坠阳，大忧内崩，大怖生狂。这同样说明了精神创伤可引起机体阴阳气血失调，改变体质。

现代医学证实了精神心理因素能影响机体的免疫状态，有些人得了癌症以后，

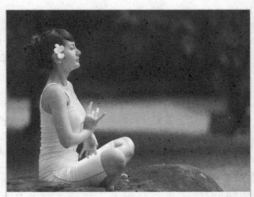

◎气郁体质者应提高自身的心理承受能力，同时减轻自身的精神压力，只有这样才能保持身心的愉悦。

精神萎靡的情绪状态加速了死亡的进程。

所以，日常生活中，我们要多言笑，少生气。人生短暂，不要让郁闷占有我们太多的时间。多看书，运动，参加些自己感兴趣的活动。风雨过后必会有彩虹。

改善气郁体质，驱逐让我们身体不安的情志病

不知道你是否遇到过这样的情况：一旦遇到烦恼、郁闷不结时，听听音乐、跳跳舞，打打球、游游泳，或者观赏一场幽

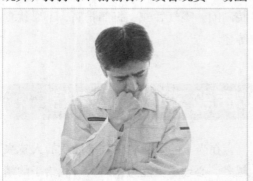

◎现代医学证实精神因素能影响机体的免疫状态。有些人得了癌症，精神萎靡，殊不知，这恰恰加速了死亡的进程。

默的相声、哑剧、滑稽电影……总之，根据自己的兴趣和爱好，将烦忧的心转移到自己喜爱的活动上，就能走出苦闷，变得快乐起来。

很多实践证明，自娱自乐的活动确实可以舒体宽怀、消忧排愁、怡养心神，有益于人的身心健康。

从中医角度来看，肺主悲，悲伤过度就会伤肺，而且情志病很难用药治愈。

面对现代快节奏的紧张生活，用音乐来缓解压力已经成了风靡世界的保健、治疗方法。正确的做法是：选择与当时的心情相"吻合"或"一致"的音

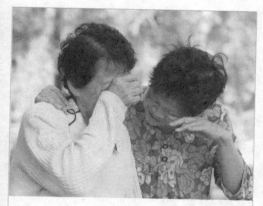

◎中医认为肺主悲，悲伤过度会伤肺，而且这种损伤吃药难以治愈。

乐，目的是促使其产生所谓的"知音现象"。而对付一般性的情绪紧张，欣赏节奏舒缓的"悲乐"比欣赏轻音乐来得更为有效。此疗法一般30日为一疗程，每日2~3次，每次1小时左右。同时，听音乐应尽量选择优雅静谧的环境，空气流通好，最好配有调节心理和养神怡情的色彩和花香。需要注意的是，在空腹的时候不要听进行曲，在生气时不宜听摇滚乐。

除了音乐，下棋也是一种很好的怡情方式。不少人患有慢性病，如高血压、心脏病等，不宜进行激烈的体育活动，需要安心静养，或动静结合。下棋只需一桌数凳，闲时开合，气平心静，谋定而动，

成竹在胸，谈笑之间分出高下，性情从中得以陶冶。而且，棋盘之上，虽然只有寥寥数子，却是韵味无穷。两军对垒，是智力的角逐，行兵布阵，是思维的较量。经常下棋，能锻炼思维、保持智力、防止脑细胞的衰老。不过，在下棋过程中，不要计较输赢，若将胜负看得过重，耿耿于怀，反而会导致心情郁结，气血不畅，劳神伤身。对弈之际，忌耗神过度，适可而止，否则也对身心不利。此外，更忌以棋为赌，由小赌小闹到大赌大闹，不可收拾。

此外，书法、绘画、运动、旅游等也是不错的怡情方式。具体选择哪种方式比较合适，就要视自己的情况而定了。

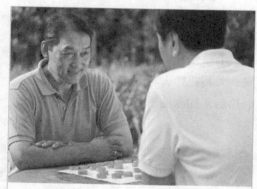

◎听音乐和下棋是简单实用的怡情方式，但注意下棋过程中不要计较输赢，如将胜负看得过重反而会导致心情郁结。

茉莉银耳汤，扑鼻清香理郁养神

茉莉花主要成分为苯甲醇及酯类、茉莉花素、芳樟醇、安息香酸、芳樟醇酯等，性温，味辛甘，具有理气止痛、温中和胃、开郁辟秽、消肿解毒的功效。现代药理研究表明，茉莉花还有强心、降压、抗菌、防辐射损伤、增强机

体免疫力、调整体内激素分泌、醒脑提神的功效。

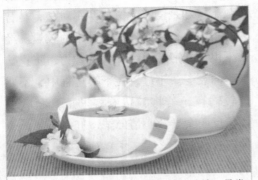

◎茉莉花具有理气止痛、温中和胃的功效，是常见的理郁养神的食材。

茉莉银耳汤

【材料】茉莉花6朵，水发银耳50克，麻油、精盐、味精、素鲜汤、料酒、葱花、生姜末各适量。

【做法】银耳撕成小块，用清水泡发；茉莉花择去花蒂；将炒锅放在火上，锅热后，加麻油适量，炒香葱、生姜末，加素鲜汤、料酒、精盐、味精等；再加入洗好的银耳，烧开后撇去浮沫，撒上茉莉花，出锅即成。

【用法】佐餐。

【功效】理气、开郁、辟秽、和中，治下痢腹痛，结膜炎，疮痛。此菜鲜嫩适口，气味芳醇，滋阴补肾，清肺益气，舒肝解郁，理气止痛。

茉莉银耳粥

【材料】茉莉花30克，银耳50克，冰糖30克。

【做法】茉莉花去蒂；银耳用凉水浸泡，涨发后再洗净；二者一起放入砂锅或搪瓷锅，加水煮至银耳烂熟后，加冰糖，再煮2~5分钟即可。

【用法】当滋补点心服用。

【功效】清热解表，补心益气。对肺燥干咳、老年性支气管炎、冠心病、高血压等症有一定疗效。

百合花茶，让你远离焦虑

百合具有较高的营养成分，又具有较高的药用价值，早在2000多年前，百合就被中医引用。中医认为：百合有清心安神、补中益气之功能，能治虚烦、惊悸、神志恍惚等症。

百合花茶

【材料】百合花15克。

【做法】百合花洗净放入瓷杯，用沸

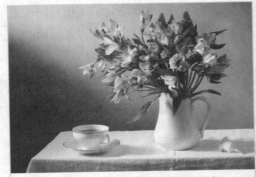

◎百合花泡茶频饮，可起到清心安神的功效。

水冲泡。

【用法】代茶饮。

【功效】清心安神，治眩晕。

百合莲心羹

【材料】百合100克，莲心3克，冰糖20克。

【做法】百合掰瓣，入砂锅，加水适量，旺火煮沸，改用中火煨至百合酥烂。加莲子心，调入冰糖，改用小火煨煮10分钟即成。

【用法】早、晚2次分服。

【功效】治神经衰弱症。

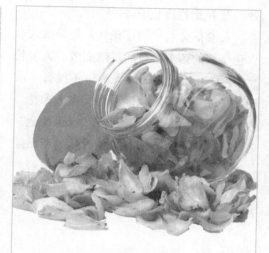

◎百合具有较高的营养成分和药用价值，是清心安神、补中益气之佳品。

♥ 常喝人参花茶酒，神经不衰弱

神经衰弱是一种常见的精神障碍。凡是能引起持续的紧张情绪和长期内心冲突的因素，如学习、工作过度紧张、人际关系不协调等，都可以诱发神经衰弱。

此外，此病还与人的个性心理特征有关。神经衰弱患者往往具有内向、自卑、敏感、多疑、缺乏自信、主观、好强、急躁、自制力弱等特点。这些精神因素与个性心理特征相结合，因而容易导致对生活的张弛调节障碍，使大脑处于持续性紧张状态而发病。

神经衰弱导致的异常表现为：自控能力下降、易烦躁、对刺激物的感受性异常增高，特别敏感，失眠、多梦易醒，头部持续性钝痛，头昏脑涨，注意力涣散，记忆力减退，易疲劳、心悸、

食欲不佳、腹胀、腹泻、便秘、尿频、月经失调、遗精，等等。每位患者并非有全部症状，有的只表现为其中的几

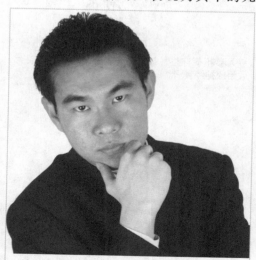

◎神经衰弱多见发于气郁体质者，这与气郁体质者内向、自卑、多疑、焦躁的特点有关。

种，且轻重程度也有不同。

人参花又名"神草花"，是采撷人参含苞待放的蓓蕾，自然烘晒而成。人参长至4年方始开花，每棵人参每年仅开一次花，每30千克人参仅能采得50克人参花。人参花可谓弥足珍贵，素有"绿色黄金"之称。长期食用人参花可使人体处于最佳状况，精力旺盛，美颜养容，延年益寿。人参花性凉，所以阴虚火旺不宜用人参滋补者，可饮用人参花茶。

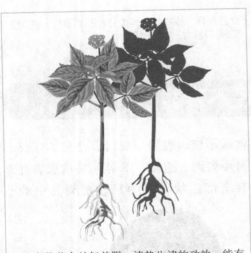

◎人参花茶有益气养服、清热生津的功效，能有效治疗神经衰弱。

人参花茶

【材料】鲜人参花适量，白糖少许。

【做法】人参花加白糖拌匀，腌制后晾干。

【用法】每次取3克，入杯，沸水冲泡，温浸片刻。

【功效】益气养服、清热生津。治神经衰弱。

人参花酒

【材料】人参花15克，白酒250毫升。

【做法】人参花放入白酒中，密闭浸泡半月并时常晃动。

【用法】酌量饮用。

【功效】治神经衰弱。

人参花在提神、降压、降糖、降血脂、抗癌、调理胃肠功能、缓解更年期综合征等诸多方面有良好功效，被称为"免疫保健的万能养生品"。但是，人参也是大补之品，阴虚或者有糖尿病、高血压患者最好不要服用。

第七章

CHAPTER SEVEN

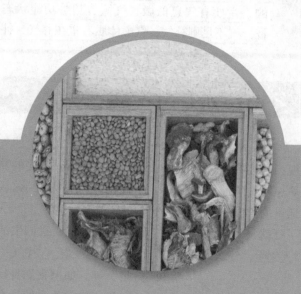

反复感冒的气虚体质
——健脾避风，养正气

● 气虚体质是指由于一身之气不足，以气息低弱、脏腑功能状态低下为主要特征的体质状态。气虚体质者身体生理功能处于不良状态，体力和精力都明显感到缺乏，稍微活动一下或工作、运动就有疲劳及不适的感觉。气虚体质饮食应以培补元气为原则，常食补气、补虚、滋养脏腑的食物。

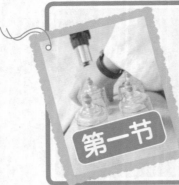

养生调体，气虚体质重在补气

第一节

◎中医认为"气"是一个非常重要的概念，是生命活动的基础。气虚体质一般是由于先天不足及后天失调综合作用引起的，主要有气息低微、气短、腑脏功能状态低下等体质特征。气不足则补气，气虚体质者重在养气、补气。

气足，才能百病不生

在中医学上，"气"是个非常重要的概念，因为它被视为人体的生长发育、脏腑运转、体内物质运输、传递和排泄的基本推动能源。俗话讲的"断气"表明一个机体的死亡，没了气就没了命，故《庄子·知北游》谓："人之生，气之聚也。聚则为生，散则为死。"

朱丹溪曰："气血冲和，万病不生。"

这就是说，人身上的气血达到一种平衡、谐调、通畅、有序的冲和平衡状态之中，就能保持精力充沛，身心舒畅，体魄强健，益寿延年。

关于气，我们生活里的日常语言就更多了，"受气""生气""没力气""中气不足"等。如果我们身体上的"气"不好好工作，我们的身体就会生病，表现出各种

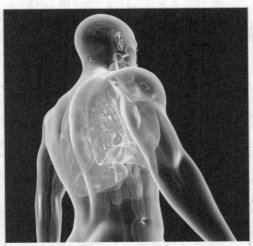

◎传统中医认为"气"是一个非常重要的概念，人体的生长发育、腑脏运作、物质传输、排泄等重要功能都与气息息相关。

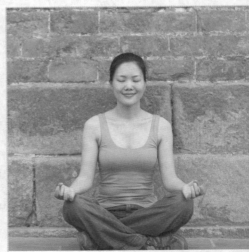

◎气足才能百病不生，气虚则是气不足的表现，所以气虚体质者重在养生、补气。

症状，如"气滞""气郁""气逆""气陷"等。

"气滞"，就是气的运动不畅，最典型的症状就是胀痛。根据气滞的部位不同，出现的胀痛部位也就不同了。比如，月经引起的小腹胀痛，这是典型的气滞引起的妇科疾病。

"气郁"，指的是气结聚在内，不能通行周身。如果气郁结在内，不能正常运动，我们人体脏腑的运转、物质的运输和排泄都会出现一定程度的障碍。如，女性胸闷憋气、冬天经常会感到手脚冰冷，其实就是气运行不畅所导致的，所以，冬天一定要多吃多运动才能保证气血的正常运行。

"气陷"，和"气逆"正好相反，上升不足或下降太过。上升不足则会导致头部缺血缺氧或脏腑不能固定在原来的位置，出现崩漏、头晕、健忘、眼前发黑、精神不振等症；下降太过则会导致食物的传递过快或代谢物的过度排出，从而出现腹泻、小便频数等症。

"气逆"，指的是体内气上升太过、下降不及给人体造成的疾病。气在人体中的运动是升降有序的，上升作用能保证将

体内的营养物质运输到头部，维持各脏器在体内的位置；下降则是使进入人体的物质能自上而下地依次传递，并能将各种代谢物向下汇集，通过大小便排出体外。如果上升作用过强就会头部过度充血，出现头晕头涨，面红目赤，头痛易怒，月经过多，两胁胀痛，甚至昏迷、半身瘫痪、口角歪斜等症，下降作用过弱则会饮食传递失常，出现泛酸、恶心、呕吐等症。

所以气虚体质的人要多注意养护身体，平时要少食荞麦、荷叶、柚子、柑、金橘、橙子、生萝卜、大白菜、芥菜、砂仁、菊花、佛手柑、萝卜缨等，要戒烟禁酒。

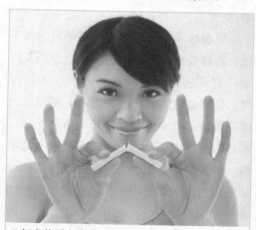
◎气虚体质者应戒烟禁酒，并少食荞麦、荷叶、生萝卜、大白菜、菊花等物。

气虚体质的养生法则：补气避寒

气虚体质的人说话语声低怯，呼吸气息轻浅。如果肺气虚，人对环境的适应能力差，遇到气候变化、季节转换很容易感冒。冬天怕冷，夏天怕热；脾气虚主要

表现为胃口不好，饭量小，经常腹胀，大便困难，每次一点点。也有胃强脾弱的情况，表现为食欲很好，食速很快；再有就是脾虚难化，表现为饭后腹胀明显，容易

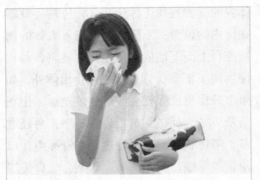

◎气虚体质者说话语声低怯，呼吸气息轻浅，对环境的适应能力较差，易感冒。

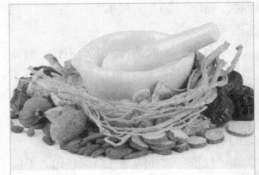

◎气虚体质者宜适当进补益气的药物，如大枣、人参、党参、茯苓、白术等。

疲乏无力。

气虚者还经常会疲倦、怠惰、无力，整个人比较慵懒，能躺就不坐，能坐就不站。

气虚体质有可能是母亲怀孕时营养不足，妊娠反应强烈不能进食造成。后天因素，有可能是大病、久病之后，大伤元气，体质就进入到气虚状态；长期用脑过度，劳伤心脾；有些女性长期节食减肥，营养不足，也容易造成气虚；长期七情不畅、肝气郁结也很容易形成气虚体质；经常服用清热解毒的中成药、激素等也会加重气虚体质。气虚体质者易患肥胖症、内脏下垂、排泄不适、慢性盆腔炎等。

药物调养：固表益气

气虚者宜选些益气的药物，如大枣、人参、党参、淮山药、紫河车、茯苓、白术、薏苡仁、白果等，平时用来煲汤；比较有疗效的还是四君子汤，由人参、白术、茯苓、甘草四味药组成，也可以把甘草去掉，用其他三味药煲猪肉汤。

如果总是面色苍白，血压低，还经常

头晕，蹲下后一站起来两眼发黑，就可以吃一些补中益气丸；如果是一用大脑就失眠，睡不好，脸色蜡黄，心慌，记忆力减退，则可以吃归脾丸。

经络调养：中脘、神阙、气海

气虚体质者养生所用主要经络和穴位有任脉的中脘、神阙、气海，督脉的百会、大椎，足太阳膀胱经的风门、足三里。每次选1~2个穴位，点按、艾灸、神灯照射均可，最好是灸。

饮食法则：忌冷抑热

气虚体质的人最好吃一些甘温补气的食物，如粳米、糯米、小米等谷物都有养胃气的功效。山药、莲子、黄豆、薏苡仁、胡萝卜、香菇、鸡肉、牛肉等食物也有补气、健脾胃的功效。人参、党参、黄芪、白扁豆等中药也具有补气的功效，用这些中药和具有补气的食物做成药膳，常吃可以促使身体正气的生长。

气虚的人最好不要吃山楂、佛手柑、槟榔、大蒜、苤蓝、萝卜缨、香菜、大头

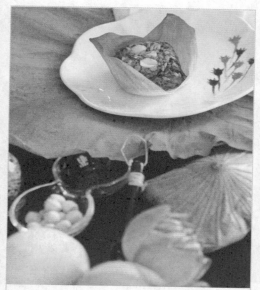

◎气虚体质者的饮食法则是忌冷抑热，最适宜吃甘温补气的食物，如粳米、糯米、山药、莲子等。

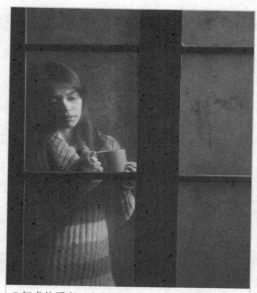

◎气虚体质者一定要注意避免虚邪风，休息时要避开从门窗缝隙中吹进来的冷风。

菜、胡椒、荜拨、紫苏叶、薄荷、荷叶；不吃或少吃荞麦、柚子、柑、金橘、金橘饼、橙子、荸荠、生萝卜、芥菜、砂仁、菊花。

家居生活：劳逸结合，避免风寒

气虚者最重要的是要避免虚邪风，坐卧休息时要避开门缝、窗缝，从缝隙间吹进来的风在人松懈慵懒的时候最伤人；气虚体质最好要注意避免过度运动、劳作。

气虚体质的女性比较适合慢跑、散步、优雅舒展的舞蹈、瑜伽、登山等。因为这些都是缓和的容易坚持的有氧运动，在运动过程中调整呼吸，而不是短促、很浅的呼吸。

♥ 脾俞、足三里两穴，可用来补脾气虚

脾虚的症状在日常生活中很常见：脘腹胀满，食后为甚，口不知味，甚至不思饮食，大便溏薄，精神不振，形体消瘦，肢体倦怠，少气懒言，面色萎黄或苍白，或肢体水肿，舌淡苔白，脉缓软无力。这些表现体现了两个方面的病理变化。一是脾脏运化功能的减弱。脾失健运，精微不布，水湿内生，故纳少腹胀，便溏；脾虚失运，水湿泛滥，故肢体水肿。二是气血生化不足。脾主四肢肌肉，脾气不足，肢体失养，故肢体倦怠；气血亏虚，中气不足，故精神不振，少气懒言，形体消瘦，

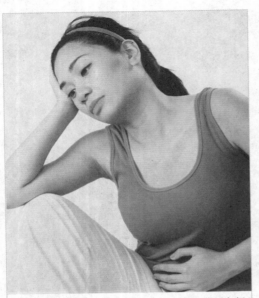

◎脾虚的主要症状有食不知味、脘腹胀满、大便溏薄、精神不振等。

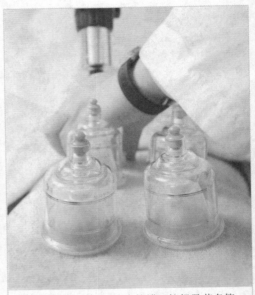

◎刺激脾俞较好的方法有拔罐、按揉及艾灸等，根据季节的不同可采取相应的刺激方法。

面色萎黄。

脾气虚证的治疗以益气健脾为主，在经络治疗方面，应该选用脾俞和足三里两个大穴。

脾俞是足太阳膀胱经的穴位，是脾脏的精气输注于背部的位置，和脾直接相连，所以刺激脾俞可以很快恢复脾的功能。《针灸大成》中说它可治"善欠，不嗜食"，也就是老打呵欠，总是昏昏欲睡。

刺激脾俞最好的办法是拔罐，其次是按揉，也可以艾灸，但是因四季的不同，采用的方法也有所不同。早春和晚秋最好拔罐，夏末和冬季应该艾灸。夏冬两季艾灸不但可以温补脾气，还可以祛湿，尤其是夏末，这时候的天气有湿有寒，艾灸最为合适。其他时候则以按揉为主。

每天晚上8点左右刺激最好，因为这是脾经精气最旺盛的时候，一天的工作已基本结束，而且运转了一天的"脾气"已经有些疲惫了。这时补，一来可以缓解白天的劳累，二来可以为第二天蓄积力量。

脾俞在脊柱旁开两指的直线上，平对第十一胸椎棘突（肚脐正对着脊柱的地方为第二腰椎，向上四指处即为第十一胸椎）。

足三里是胃经的合穴，"所入为合"，它是胃经经气的必经之处，要是没有它，脾胃就没有推动、生化全身气血的能力。古人称"若要安，三里常不干"，民间流传"常按足三里，胜吃老母鸡"，可见足三里对身体的重要性。

足三里一定要每天坚持刺激，也可以找一个小按摩锤进行敲击，力量要以产生酸胀感为度，每次至少揉3分钟。冬天的时候也可以艾灸。

具体操作方法：每天饭前饭后各半小

时的时候按揉两侧足三里穴3分钟，可以左右交替着刺激，然后晚上8点左右再在两侧脾俞上拔罐15分钟，起罐之后喝一小杯温开水。

另外，在饮食上，脾气虚的患者宜多吃具有补气健脾功效的食物，如山药、莲子、大枣、黄豆、薏苡仁、胡萝卜等；还要注意调整心态，让精神振奋起来，豁达、乐观的精神状态对于治愈疾病有很好的辅助效果。

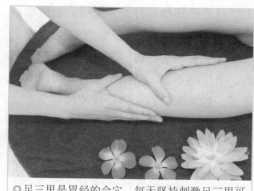

◎足三里是胃经的合穴，每天坚持刺激足三里可有效防止脾虚。

月经量过多是气虚

有些女性在月经周期内，月经量过多，而且还出现面色苍白、气短懒言、肢软无力、小腹下坠、心慌头晕、大便不爽等情况，这类女性多半是气虚。

气虚女性的养生关键在于补气。肾为气之根，脾为气之源，故补气重在补脾益肾。专家认为，女性如果气虚应该按下面几种方法治愈。

（1）饮食调养。气虚女性食养宜补气健脾。常用的药物及食物包括人参、山药、莲子、大枣、黄豆、薏苡仁、胡萝卜、香菇、鸡肉、牛肉等食。气虚者可用乌骨鸡500克、黄芪50克、艾叶30克，煮熟后食肉喝汤。或者用黑豆、红糖各30克，党参10克，煎汤服用。这两种方子都适用于气虚所引起的月经过多，具有补气养血的功效。

（2）加强精神修养，不可劳心过度。

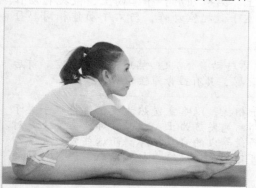

◎女性补气主要从饮食调养、参加体育锻炼和加强精神修养等几方面入手。

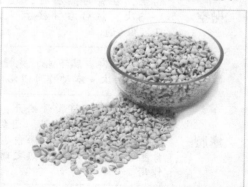

◎薏苡仁具有健脾渗湿、除痹止泻、清热排脓的功效，治湿痹拘挛、脾虚泄泻等症。

人的血液循环与心有关，大脑的血液靠心脏源源不断地供给。若思虑过度，挖空心思，就会耗伤心血。气虚的人应振奋精神。当烦闷不安、情绪不佳时，可以听听音乐，欣赏幽默剧，这样可使精神振奋、排解忧愁。尤其是血虚体质的老年人不可用脑过度。一旦感到大脑疲劳时，就要调节一下，或欣赏鸟语，或观赏风景，使心情愉快，疲劳很快就可消除。

（3）经常参加体育锻炼。老年人经常感到这痛那痒，很重要一点是血不够

用，血虚老人则会更明显，应时常参加体育锻炼，注意运动量不宜大，运动项目的选择以传统的健身运动为佳，如太极拳、八段锦、气功导引等，还可以进行郊游、踏青，既能呼吸新鲜空气，又能活动筋骨。

（4）药物补养。偏脾气虚的女性宜选四君子汤或参苓白术散；偏肾气虚的女性可服用肾气丸；属肺气虚的女性，可常服补肺散。

产后气虚的调理方案

气虚体质的产妇是由分娩时用力过度所致。这类产妇常常形体消瘦或偏胖，体倦乏力，面色苍白，常常出汗，

稍做运动就会表现得更厉害。此种体质的保健原则是补气养气，可以适当地做一些运动。

产后气虚的运动方案

屈肘上举	端坐，两腿自然分开，双手屈肘侧举，手指伸直向上。与两耳平，双手上举，以两胁部感觉有所牵动为度。随即复原，可连做10次。该动作对气短、吸气困难者，有缓解作用。
抛空	端坐，左臂自然屈肘，置于腿上。右臂屈肘，手掌向上，做抛物动作3～5次，然后右臂放于腿上，左手做抛空动作，与右手动作相同。每日可做5遍。
荡腿	端坐，两脚自然下垂，先慢慢左右转动身体3次，然后，两脚悬空。前后摆动10余次。本动作可以活动腰、膝，具有益肾强腰的功效。
摩腰	端坐，宽衣，将腰带松开，双手相搓，以略觉发热为度，再将双手置于腰间，上下搓摩腰部，直至腰部感觉发热为止。搓摩腰部，实际上是对腰部命门、肾俞、气海俞、大肠俞等穴的自我按摩。而这些穴位大多与肾脏有关。待搓至发热之时，可起到疏通经络、行气活血、温肾壮腰的作用。

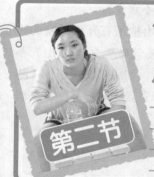

气虚体质：忌冷抑热，从内到外滋养

◎气虚体质者应补气养气，并以补脾、肺、肾三脏为主。因为肺主一身之气，肾藏元气，脾为"气血生化之源"，所以脾、肺、肾都要补。气虚体质常表现有形体消瘦或偏胖，体倦乏力、少气懒言、语声低怯、面色苍白、常自汗出等症。

气虚体质的食疗原则——补气养气

人出现形体消瘦或偏胖，体倦乏力，少气懒言，语声低怯，面色苍白，常自汗出，动则尤甚，心悸食少，舌淡苔白，脉虚弱，女子白带清稀等症状，就说明此人气虚。《本草纲目》中记载，大枣、鲢鱼、葡萄、南瓜等具有益气养精之功效。

中年女性是较为常见的出现气虚症状的人群，平时可常吃大枣、南瓜，多喝一些山药粥、鱼汤等补气的食物，注意摄入各种优质蛋白，对补气都大有好处。气虚往往和血虚同时出现，因此在注重补血的时候，更要注意补气，以达到气血平衡。

下面这款南瓜粥对补充气血有很大的好处。

【材料】大米100克，南瓜300克，水600克，花生油25克，盐8克，葱花10克。

【做法】大米淘洗干净。南瓜洗净刮皮去瓤，切成小块。锅置火上，放油烧至七成热，下葱花炝锅，炒出香味后，放入南瓜块，煸炒1～2分钟盛出。

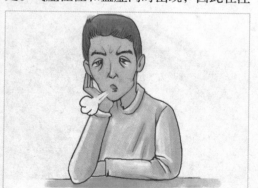

◎气虚体质的外在表现主要是形体消瘦、体倦乏力、面色苍白、常自汗出等。

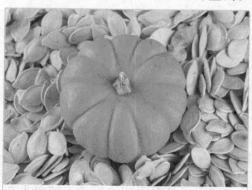

◎气虚体质的食疗原则是补气、养气，平时可常食大枣、南瓜、山药等补气的食物。

锅上火，放水烧开，下大米、南瓜块，旺火煮开，改用小火熬煮40～50分钟，至米粒开花、南瓜酥烂、汤汁浓稠，加盐搅匀即可。

凡气虚之人，忌吃下列食物。

（1）槟榔：槟榔虽有消食之功，但气虚者忌食，因为槟榔有破气、耗气之弊。《本草蒙筌》中有："槟榔，久服则损真气。"

（2）薄荷：薄荷性凉，味甘辛，有疏散风热之用，亦有耗作正气之害。如《本草从新》指出：薄荷"莘香伐气，虚香远气"。可见，凡体虚体弱者切勿食用。

（3）胡椒：胡椒味辛辣，多吃有动火耗气之害。元代名医朱丹溪曾指出："胡椒，大伤脾胃气，久则气大伤，凡病气疾人，益大其祸也。"所以，无论是脾气虚还是肺气虚皆不宜食。

（4）山楂：山楂虽有开胃消食的作用，但同时又有耗气破气之害。正气不足、气虚下陷之人，切忌多食。正如《随息居饮食谱》中所言："多食耗气，赢弱人或虚病后忌之。"

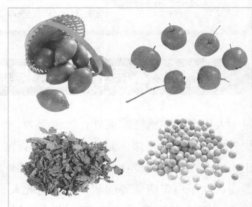

◎气虚体质者禁食槟榔、薄荷、胡椒、山楂等伤气、破气之物。

判断人体气血是否充足的小窍门

气血充足了，人看上去才会精神，身体也才会健康；相反，一个人如果总是气虚、血虚，气血不足，就很容易生病。

如何判断自己的气血是否充足，又该如何补足气血呢？

有几个判断人体气血是否充足的小窍门：

看眼睛

实际上是看眼白的颜色，随着人变老，眼白的颜色变得混浊、发黄，有血

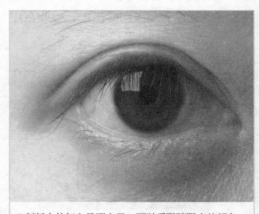

◎判断人体气血是否充足，可以看眼睛眼白的颜色，眼白浑浊、发黄、有血丝，是气血不足的表现。

丝，这就表明你气血不足了。眼睛随时都能睁得大大的，说明气血充足；反之，眼袋很大、眼睛干涩、眼皮沉重，都代表气血不足。

看头发

头发乌黑、浓密、柔顺代表气血充足，头发干枯、掉发、头发发黄、发白、开叉都是气血不足的表现。

看耳朵

小孩子看耳朵看形态，大人除了形态就主要看后天的情况了，主要看色泽、有无斑点、有无疼痛。如果呈淡淡的粉红色、有光泽、无斑点、无皱纹、饱满则代表气血充足。而暗淡、无光泽代表气血已经下降。如果耳朵萎缩、枯燥、有斑点、皱纹多，则代表人的肾脏功能开始衰竭。

看皮肤

皮肤白里透着粉红，有光泽、弹性、无皱纹、无斑代表气血充足。反之，皮肤粗糙，没光泽，发暗、发黄、发白、发青、发红、长斑都代表身体状况不佳、气血不足。

看牙龈

小孩子不明显，主要是成人。牙龈萎缩代表气血不足。只要发现牙齿的缝隙变大了，食物越来越容易塞在牙缝里，就要注意了。这说明身体已在走下坡路，衰老正在加快。

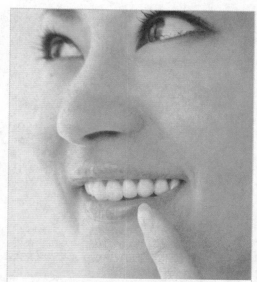

◎牙龈萎缩、牙齿间的缝隙变大，这也是气血不足的表现。

看手

从手看人体气血足与不足，主要有以下几点依据。

青筋：如果在成人的食指上看到青筋，说明小时候消化功能不好，而且这种状态已一直延续到了成年后。这类人体质弱，气血两亏。如果在小指上看到青筋，说明肾气不足。

如果掌心下方接近腕横纹的地方纹路多、深，就代表小时候营养差，体质弱，气血不足。成年后，这类女性易患妇科疾病，男性则易患前列腺肥大、痛风等症。

无论孩子还是成人，手指指腹扁平、薄弱或指尖细细的，都代表气血不足；而手指指腹饱满，肉多有弹性，则说明气血充足。

指甲上的纵纹：这种现象只会发生成人手上，小孩不会有的。当成人手指甲上

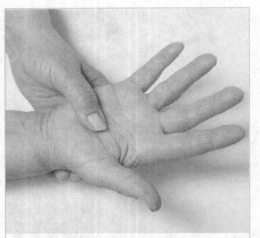

◎从手部可以判断一个人的身体健康与否，食指上能看见青筋、指甲上出现纵纹等，都表明身体已经气血两亏，并出现了透支。

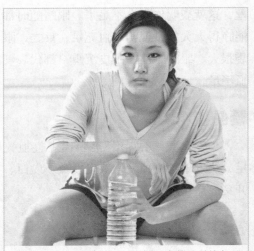

◎运动时如果出现胸闷、气短、疲劳难以恢复的现象，这就是气血不足的表现。

出现纵纹时，一定要提高警惕，这说明身体气血两亏、出现了透支，是肌体衰老的象征。

半月形：正常情况下，半月形应该是除了小指都有。如果手指上没有半月形或只有大拇指上有半月形，说明人体内寒气重、循环功能差、气血不足，以致血液到不了手指的末梢；如果半月形过多、过大，则易患甲亢、高血压等病。

手的温度：如果手一年四季都是温暖的，代表人气血充足；如果手心偏热或者出汗或者手冰冷，就说明气血不足。

看运动

运动时如果出现胸闷、气短、疲劳难以恢复的状况，就说明气血不足；而那些运动后精力充沛、浑身轻松的人就很好。

气血充足了，人才会有力量，有动力循环往复地工作。如果你属于气血不足一族，那就需要注意补气养血了。

看睡眠

成人如果像孩子一样入睡快、睡眠沉、呼吸均匀、一觉睡到自然醒，表示气血很足；而入睡困难、易惊易醒、夜尿多、呼吸深重或打呼噜的人都是血亏。

下面介绍提供一些补气血的小方法。

补血法

食物是最好的补血良方，明代医药学家李时珍在《本草纲目》中记载了很多具有补血功效的食物，如芝麻、莲子、龙眼肉、荔枝、桑葚、蜂蜜、菠菜、金针菜、黑木耳、芦笋、番茄、牛奶、乌骨鸡、羊肉、猪蹄、猪血、驴肉、鹌鹑蛋、甲鱼、海参、当归、阿胶、何首乌、枸杞子、白芍、熟地黄等，血虚的人可多摄取这类东西。

另外，鳝鱼、黑米也是很好的补气血食物。鳝鱼性温，入肝、脾、肾三经，此外，鳝鱼非常绵软，利于消化。黑米性温，能益

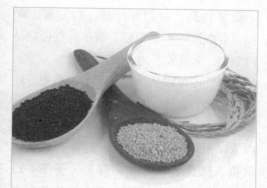

◎食补自古就是中医推崇的补血良方，血虚者可多食芝麻、莲子、龙眼、荔枝、蜂蜜、牛奶等具有补血功效的食物。

气补血、暖胃健脾、滋补肝肾。食用时，可以将煮好的黑米稀饭打成稀糊状，然后再加入两个鸡蛋搅拌均匀后上火烧开。

当然，血虚的人也可以给自己熬一锅当归生姜羊肉汤：将羊肉切成块，洗净滤干。再加入油、黄酒、生姜，焖烧5分钟后，盛入砂锅内，加水，再加入当归和其他作料，煮开，慢炖，直至羊肉酥烂。食时弃当归，吃肉喝汤。

补气法

《黄帝内经》里说"百病生于气"。人生病和"气"的变化有关，而影响气变化的主要因素是喜、怒、惊、恐、悲等几种情绪。

怒则气上。人发怒的时候，气是往上走的，怒气上冲，脑血管就会破裂。中医有个应对的方法叫"十宣放血"，就是用针把十个手指尖挑破放血，这样能减轻头部的压力。喜则气缓。人如果过度欢喜就会出现心神涣散，气就会散掉。老年人逢年过节时最容易出现这种情况。气往外

散，再加上过节吃点好东西脾胃之气不足，心脏病就很容易发作。恐则气下。生活中，我们常说有人吓得尿裤子了，就是"恐则气下"的一个典型表现。人受到惊吓或过于恐惧时，气就会往下走，人体一下子固摄不住就会出现大小便失禁的现象。惊则气乱。人突然受到惊吓时心会无所依，神无所附，虑无所定，慌乱失措，气机紊乱。思则气结。思虑过度的话，人体之气就会凝滞不通，影响消化，久而久之，脾胃就会出现问题。悲则气消。中医认为，一哭就神魂散乱，气就会短，哭的时候，越哭气越短。

综上所述，情绪可以影响人体之气，所以养气首先就要节制情绪，不可过喜、过忧、过愁、过悲等。

把呼吸放慢也是一种有效的养气方法，当然这里的慢不是指一大口气一大口气的呼吸，开始可以有意地呼吸和吸气，渐渐地不用太在意呼吸本身，要把注意力放在下腹部，关注腹部的升降起落就可以了。升起的时候腹部隆起到顶点，收缩时也要收缩到极点。慢呼吸就要做到：一呼

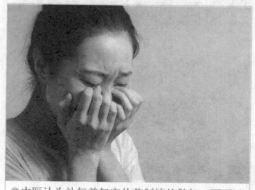

◎中医认为补气养气应从节制情绪做起，不可过喜、过忧或过悲。

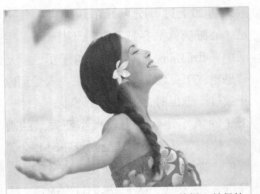

◎呼吸时将一呼一吸的时间拉长、放慢，并保持匀称、细微，这种慢呼吸法也是一种非常有效的养气方法。

一吸要到头；时间要拉长，要放慢，匀称，要细微，不要粗猛。简单一点说就是四个字：深、长、匀、细。

养气还可以从饮食上下手，小米、粳米、糯米、荞麦、扁豆、菜花、胡萝卜、香菇、豆腐、马铃薯、红薯、牛肉、兔肉、猪肚、鸡肉、鸡蛋、鲢鱼、鲨鱼、黄鱼、比目鱼、人参、黄芪、茯苓、白术、山药、大枣，等等，这些食物都有很好的健脾益气作用，气虚的人可以经常食用。

气虚体质饮食要清淡营养

气虚体质者应吃益气健脾的食物，如小米、糯米、粳米、荞麦、马铃薯、红薯、山药、豆腐、香菇、胡萝卜、鸡肉、

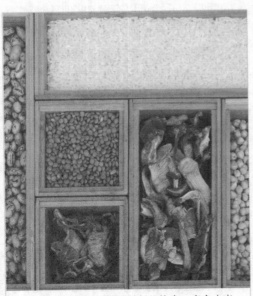

◎养气当然也离不开健脾益气的饮食，多食小米、粳米、扁豆、菜花、香菇等食物对身体有益。

鸡蛋、兔肉、牛肉、黄鱼、鲢鱼等。多食小米、山药可增加气力。但要注意，饮食不宜过于滋腻，应该选择营养丰富，易于消化的食品。

下面再给大家推荐1款适合气虚体质者的药膳：

小米山药粥

【材料】小米100克，山药50克，冰糖。

【做法】小米淘洗干净，下锅煮，粥烧开后中火再煮10分钟。将山药洗净切片或切丁，在小米粥煮好的前5分钟放入。煮好后，加入适量冰糖即可。

【功效】补益心肾，健脾和胃。最适宜脾肾两虚、食少乏力、面色姜黄、时有汗出、产后乳少等症。

补中益气，就找这3款药粥

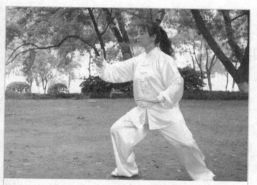

◎气虚体质者在食疗的过程中，应配合做一些健身活动效果才最理想，如太极拳、保健操、散步等。

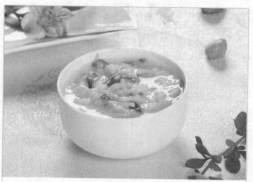

◎黄芪粥适合肺脾气虚、汗出异常及经常感冒的人食用。

《本草纲目》中的很多本草都有补中益气的功效，拿来做粥，效果就更为明显。这里挑出一些最能益气升阳的药粥给大家参考，粥方里的本草药材，在一般的中药店都可以买到。

黄芪粥

【材料】黄芪10克，大米100克，白糖少许。

【做法】将黄芪择净，切为薄片，用冷水浸半小时，水煎取汁，共煎2次。二液合并，分为2份，每取1份同大米煮粥，待熟时调入白糖，再煮一二沸即成，每日1剂。

《本草纲目》解读：黄芪性味甘、微温，入脾、肺经，有补气升阳、固表止汗、利水消肿、脱毒生肌之功。黄芪是除了人参以外，最著名的补气佳品。《本草纲目》说"耆者，长也，黄芪色黄，为补药之长，故名之"。

张景岳："（黄芪），因其味轻，故专于气分而达表，所以能补元阳，充腠理，治劳伤，长肌肉。气虚而难汗者可发，表疏而多汗者可止。其所以止血崩血淋者，以气固而血自止也；故曰血脱益气。其所以治泻痢带浊者，以气固而陷自除也，故曰陷者举之。"这款粥对肺脾气虚、汗出异常及平素常感冒的人都有补养的功效。

需要注意的是，如果有疮疡，则不宜选用。

白术粥

【材料】白术10克，大米100克，白糖少许。

【做法】将白术择净，放入锅中，加清水适量，水煎取汁，加大米煮粥，待熟时调入白糖，再煮一二沸即成，每日1剂。

《本草纲目》认为：白术性味甘、

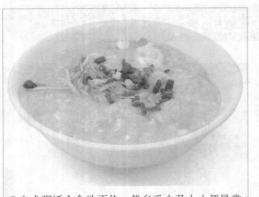

◎白术粥适合食欲不佳、倦怠乏力及大小便异常者食用。

温，入脾、胃经，能健脾益气、固表止汗，是中医常用的健脾药。

《医学启源》认为白术可除湿益燥，和中益气，温中，去脾胃中湿，除胃热，强脾胃，进饮食，和胃，生津液，主肌热，四肢困倦，目不欲开，怠惰嗜卧，不思饮食，止渴，安胎。同大米煮粥服食，更增其补益健脾之力。如果你经常食欲不佳、倦怠乏力，又大小便异常，本品可以养胃补脾。

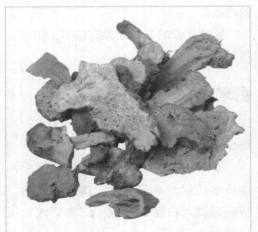

◎白术具有健脾益气、燥湿利水、止汗的功效，治脾虚食少、腹胀泄泻、痰饮眩悸等症。

莲米粉粥

【材料】莲米100克，白糖少许。

【做法】将莲米择净，研为细末，用冷水适量调匀。锅中加清水适量煮沸后，下莲米粉煮为粥糊，待熟时调入白糖，再煮一二沸即成，每日1剂。

莲米性味甘、涩、平，入脾、肾、心经，有补脾止泻、补肾涩精、养心安神之功。《本草纲目》言其"交心肾，厚肠胃，固精气，强筋骨，补虚损……止脾虚久泻痢，赤白浊，女人带下崩中诸血证"。

《本草纲目》认为莲之味甘，气温而性涩，禀清芳之气，得稼穑之味，乃脾之果也。土为元气之母，母气既和，津液相成，神乃自生，久视耐老，此其极舆也。昔人治心肾不交，劳伤白浊，有清心莲子饮；补心肾，益精血，有瑞莲丸，皆得此理。

这款莲子粉粥可以"健脾胃，止泻痢"，经常拉肚子的人，应该多喝这种粥。

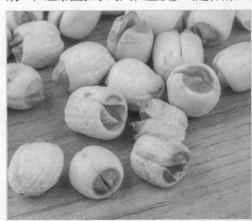

◎莲米，又名莲子，用莲米和白糖熬制的莲米粥具有健脾胃、止泻痢之功效，适合常拉肚子的人食用。

养护气虚先固正气，正气充足百病消

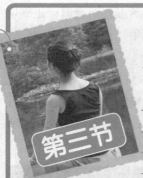

第三节

◎气虚体质者易受邪气侵袭，邪气侵犯人体后，正气与邪气就会相互发生作用。一方面，邪气对机体的正气起着破坏和损害作用；另一方面，正气对邪气的损害进行抵御及驱除邪气。正气充足则邪气难侵，身体自然就不会生病。

♥ 正气一足，有病祛病，无病强身

中医认为，疾病的发生、发展过程，就是正邪抗争、各有胜负的过程。

正，即正气，是指人体的机能活动及抗病、康复能力。一般来说，凡正气不足的人，汗毛孔（腠理）容易松弛，失去其护卫表皮的功能作用，因而最容易感受四时流行之气，使四时之气自表皮而入；发则会出现咳嗽、流涕、头昏，或发热、怕风等伤风症状。此外，有的病人小便点滴不畅、滴沥不尽、一天数十次，这也是正气不足的表现，正如《黄帝内经》所言"有癃者，一日数十溲，此（正气）不足也"。

邪，又称邪气，泛指各种致病因素，包括六淫、饮食失宜、七情内伤、劳逸损伤、外伤、寄生虫、虫兽所伤等，也包括机体内部继发产生的病理代谢产物，如瘀

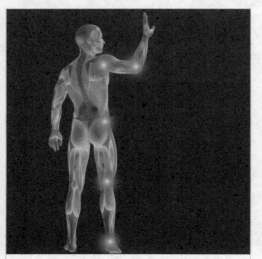

◎所谓正气，是指人体的机能活动及抗病、康复能力。

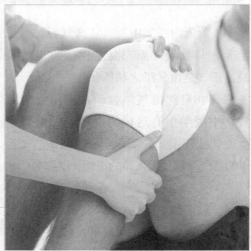

◎所谓邪气，泛指各种致病因素，如外伤、饮食失宜、劳逸损伤等。

血、痰饮、宿食、水湿、结石等，具有伤害正气、引起疾病的破坏作用，即所谓的"邪气发病"。身体发热如火炭般热，颈部和胸部有阻塞不通的感觉，人迎脉盛，呼吸喘促而气上逆，这些都是邪气亢盛有余、正邪两旺的现象。

正邪的斗争及其在斗争中邪正双方力量的盛衰变化，不仅关系着疾病的发生和发展，影响着病机、病症的虚实变化，而且直接影响着疾病的转归。从某种意义上来说，疾病的发生与发展过程，也就是正邪斗争及其盛衰变化的过程。

在疾病的发展变化过程中，正气与邪气这两种力量不是固定不变的，而是在其相互斗争的过程中，客观上存在着力量对比的消长盛衰变化，并有一定的规律可以遵循。即邪气增长而亢盛，经过斗争，邪胜正虚，则正气必然虚损而衰退；正气增长而旺盛，经过斗争，正胜邪退，则邪气必然消退而衰减。

人体各方面系统功能正常，正气充足，病邪是不可能侵犯的。这就是中医理论所说的"正气存内，邪不可干；邪之所凑，其气必虚"。

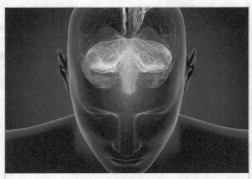

◎中医认为疾病发生、发展的过程，是人体内正气与邪气抗争的过程。

正气乃是"秉先天之精，合后天之力"

《黄帝内经》中说："真气者，所受于天，与谷气并而充身者也。"也就是说，正气是由父母之精所化生，由后天水谷精气和自然清气结合而成的阴气与阳气。中医学中有这样的说法："气聚则生，气壮则康，气衰则弱，气散则亡。"这里的"气"就是指人体的正气，也称为"元气"，即"真元之气"。正气充足免疫力就强，就能战胜疾病；如果人体正气不足或虚弱，就不能产生足够的抗体或免疫力去战胜疾病；而正气耗尽，人就会死亡。

父母之精气是先天之本，正气的强弱首先由先天之本所决定。也就是说，父母身体都很好，孩子将来身体也会比较好，

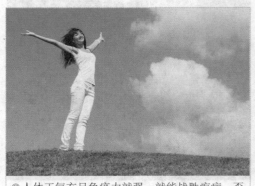

◎人体正气充足免疫力就强，就能战胜疾病；否则会疾病缠身，而正气耗尽人就会死亡。

免疫力也比较强，不容易得病。在生活中，我们常常会看到一些同胞兄弟姊妹，有的健康强壮，有的体弱多病。兄弟姐妹之间有相近的遗传基因，在先天条件上应该差距不大，但其实有一个因素往往被大家所忽略，那就是孕期有无其他因素的干扰。比如在受孕的时间、孕期，孕妇有无饮酒过量、服药等情况，孕期心情，孕妇营养状况等等。所以说，母强则子壮。如果计划生孩子，一定要先把夫妻双方的身体都调养好，给孩子一个比较充足的元气。怀胎十月可是会影响孩子一生的。

中医认为，元气虽来自父母之精气，但这些先天带来的元气只够维持一段时间。要想活下去，人就要吃东西、呼吸自然之气。因此，人体正气在很大程度上还是要受到后天之本，即水谷精气和自然清气的影响。有的人父母身体不是很好，先天正气没有那么充足，这样的人虽然自小免疫力低、体弱多病，但如果他知道自己先天条件不好，很注意养生，懂得养护自己的正气，那么他也能长寿。

总之，正气是我们生存的根本，它的强弱取决于两方面的因素，即先天之本与后天之力。父母的先天精气会影响孩子的身体状况，至于能否长寿，还是要看本人能不能巩固好后天之本，养护体内的正气。正气虽秉先天之精，合后天之力，但毕竟是有限的，有一个定数。因此，养生就要珍惜父母赐给我们的生命力，遵循健康的生活习惯，好好养护正气，这才是健康长寿的根本所在。

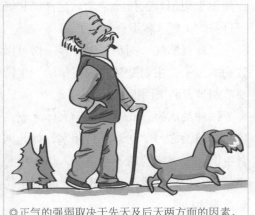

◎正气的强弱取决于先天及后天两方面的因素，先天不足但后天注意养生者，也能健康长寿。

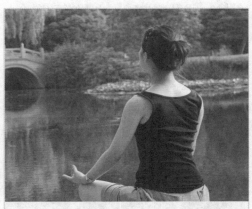

◎养护体内的正气是养生之本，任何一种养生方法最终都是为了保养正气。

养生之本——"内养正气，外慎邪气"

"内养正气"是养生的根本，任何一种养生方法的最终目的都是保养正气。保养正气就是保养人体的精、气、神。人体诸气得保，精和神自然得到充养，人体脏腑气血的功能也得到保障，即"五脏元真通畅，人即安和"。

张仲景曾指出，"夫人禀五常，因风气而生长，风能生万物，亦能害万物，如水能浮舟，亦能覆舟"。这就是说，人们必须依赖于自然界所提供的物质而生存。"水能载舟，亦能覆舟"，人体健康可能受到自然界好的影响，也可能遭到自然的侵害。可是，人对自然不是无能为力的，自然对于人体的侵害是可以预防的，只要五脏元真（真气）充实，营卫通畅（指人的周身内外气血流畅），抗病力强，即正气存内，邪不可干，人就会安和健康。因此，张仲景认为，养生保健的宗旨在于"内养正气，外慎邪气"。

张仲景内养正气的方法主要是通过调养精神，采用养神畅志与立志修德相结合，促使精神内守，真气存内，防病益寿。

在《黄帝内经》中记载着黄帝和养生家岐伯的对话，黄帝问岐伯："为什么先

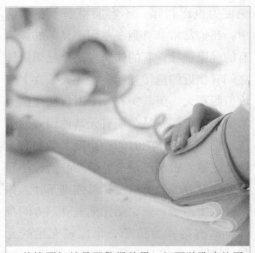

◎外慎邪气就是要警惕外界一切可以致病的因子，如有病早治、生活规律等。

人们能活上百岁身体还很健康，现在的人不到六十就过早衰老了？"岐伯说："古时候的人懂得对于四时不正之气的避让，以便使思想闲静，排除杂念。这样调和好了自身的正气，就不会得病了。"

"外慎邪气"则是警惕外界一切可以致病的因子，主要是从有病要早治、生活要节制等方面来调摄养生。

张仲景认为，邪气刚入于人体之表，应当即时治之，"勿使九窍闭塞，如此则营卫调和"，病邪就不会由表入里，病势也就不会由轻变重而损害正气，是养生祛病益寿之妙法。

外慎邪气的另一个方面是指对自己的生活注重节制，忌"贪"。比如，起居有常，起卧有时，从不贪睡，每天坚持锻炼身体，并做一些力所能及的体力劳动；衣着打扮应当以舒适为宜，根据气候的变化而适当增减着装，但不要因天气寒冷就穿着过暖，也不要因为天热贪凉而过少穿

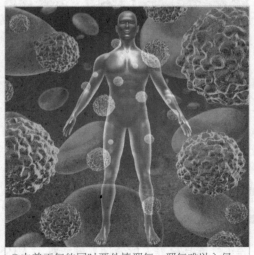

◎内养正气的同时要外慎邪气，邪气难以入侵，人就会平安健康。

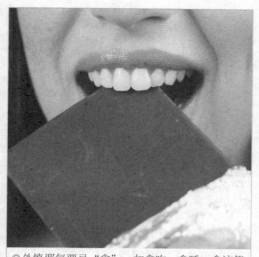

◎外慎邪气要忌"贪"，如贪吃、贪睡、贪凉等不良的生活习惯。

衣；饮食方面则要讲究五味适中，五谷相配，饮食随四时变化而调节，忌贪饮暴食偏食；在心理健康方面，应当注重陶冶情操，坦然怡然地待人接物，不以物喜，不以己悲，良好的心态自然能够改善身体状况，减轻乃至避免机体发生病患的可能。

每日晨起之后，夜卧之前，做导引吐纳。吐纳导引与自然腹式呼吸很相近，具体的做法是：自然放松，心态平和，舌尖轻抵上腭，鼻吸口呼，呼吸要缓慢均匀，以自然为度，不可憋气鼓气。呼吸次数及时间可根据具体情况而定。导引吐纳可以使脏腑经络气血流畅，有养生祛病的作用。

♥ 阻止外邪入侵要养好正气津液

如果体内的津液亏耗过多，就会致使气血两损；气血亏损，同样也可致使津液不足。津液的增多与减少，能直接影响体

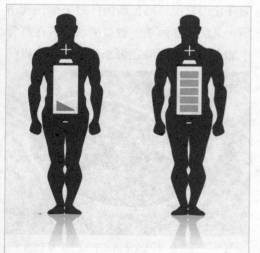

◎传统中医认为津液对人体来说十分重要，津液足则气血足，津液损伤会导致气血亏损。

内的阴阳平衡，疾病也会由此而生。如发高烧的病人会出汗过多，胃肠疾患者大吐大泻太过，都会因损伤津液而导致气血亏损。所以中医自古就有"保津即保血，养血即可生津"的养生说。

张仲景认为，津液主要有三种功能。一是有固守机体、防御病邪入侵的功能；因为津液是人体阳明经的主要正气，津液足则阳明固，而外邪无法侵入。二是在病邪侵入人体后，津液能驱逐病邪，阻拦病邪的侵入势头。三是津液可以修复由病邪造成的损伤，调和失衡的阴阳二气。

张仲景的观点强调了津液的重要性。津，口液也。陆佃《埤雅·芥》中曰："今人望梅生津。"津液为人体流质，指血液、汗液、唾液、泪液等而言，日常中

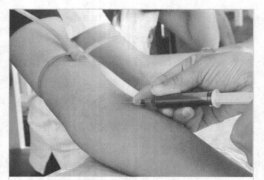

◎津液包括人体的血液、汗液、唾液和泪液等，津液不足会造成人体出现各种损伤。

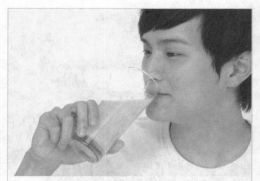

◎津液养生四季有所不同，春季天气干燥，应常吞口中津液，并摄入足够的水分。

则习惯专指唾液。

中医认为，津属阳，主表；液属阴，亦称阴液。津液与血、汗、小便、泪、涕、唾等都有密切关系。津液在经脉（经络、脉管）内，即为血液，故有"津血同源"之说。津液可转变为汗，可转变为小便，也可转变为唾液或泪液，如悲伤时号啕大哭之后，便会感觉口干舌燥，此时就是津液已经大伤。

当人体津液不足时，人就会出现口干口渴、咽喉干燥等症状，这些现象都是由于伤了津液而出现的。即使不在炎热的夏季，出汗过多，也很容易出现上述症状。这时，可以用玄麦桔甘汤（玄参、麦冬、桔梗、炙甘草各等量）沏水代茶饮用，可清热生津。

津液源于饮食水谷，并通过脾、胃、小肠、大肠等消化吸收饮食水谷中的水分和营养而生成。张仲景在《伤寒论》中提出"保胃气，存津液"的养生原则，传统养生中还有"漱津咽唾"的方法。在一部养生名著中就提到"津液频生在舌端，寻常漱咽下丹田。于中畅美无凝滞，百日功灵可驻颜"，就是说每天坚持吞唾液，百日后就可使人容颜润泽。

下面我们具体说一下四季的津液养生之道：

春季属阳，天气干燥，应常吞口中津液，并保证水分的足量摄入。

夏季天气炎热，出汗多，很容易造成津液损耗过多，应适当多吃酸味食物，如番茄、柠檬、草莓、乌梅、葡萄、山楂、菠萝、杧果、猕猴桃之类。它们的酸味能敛汗止泻祛湿，可预防流汗过多而耗气伤阴，又能生津解渴，健胃消食。若在菜肴中加点醋，则醋酸还可杀菌消毒防止胃肠

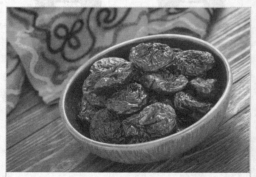

◎夏季天气炎热易造成津液损耗过多，应适当多吃酸味食物敛汗祛湿，可预防流汗过多而耗气伤阴，还能生津解渴。

道疾病发生。

秋季气候处于"阳消阴长"的过渡阶段。秋分之后，雨水渐少，秋燥便成为主要气候。此季容易耗损津液，发生口干舌燥、咽喉疼痛、肺热咳嗽等。因此，秋日宜吃清热生津、养阴润肺的食物，如泥鳅、芝麻、核桃、百合、糯米、蜂蜜、牛奶、花生、鲜山药、梨、红枣、莲子等清补柔润之品。

另外，中医医书记载，"盖晨起食粥，推陈出新，利膈养胃，生津液，令人一日清爽，所补不小"。因此，建议秋季早餐根据自身实际选择不同的粥食用，如百合红枣糯米粥滋阴养胃，扁豆粥健脾和中，生姜粥御寒止呕，胡桃粥润肺防燥，菊花粥明目养神，山楂粥化痰消食，山药粥健脾固肠，甘菊枸杞粥滋补肝肾。

冬季天气寒冷，属阴，应以固护阴精为本，宜少泄津液。故冬"祛寒就温"，预防寒冷侵袭是必要的。但不可暴暖，尤忌厚衣重裘，向火醉酒，烘烤腹背，暴暖大汗，这样反而会损耗津液伤身。

一呼一吸谓之气——五种有效的呼吸补气法

在我们看来，呼吸是再正常不过的事，人只要活着就离不开呼吸。呼吸是我们体内每时每刻都在进行的事，即使是在睡觉的时候，我们体内的呼吸系统依然在不知疲倦地工作着。殊不知，呼吸对人体健康的影响也很大。正确的呼吸方法对于对人体健康是非常有益的，下面就为大家介绍五种最简单有效的呼吸保健法。

腹式呼吸法

所谓腹式呼吸法，是指吸气时让腹部凸起，吐气时压缩腹部使之凹入的呼吸法。常做腹式深呼吸运动，可使机体获得充足的氧，也能满足大脑对氧的需求，使人精力充沛。腹式呼吸运动还对胃肠道有极好的调节作用，许多中老年人大腹便便，极易患心脑血管病、糖尿病等，使健康受损，缩短寿命。如坚持做腹式深呼吸，既可锻炼腹肌，消除堆积在腹部的脂肪，又能防范多种代谢性疾病的发生。

腹式深呼吸简单易学，站、立、坐、卧皆可，随时可行，但以躺在床上为好。仰卧于床上，松开腰带，放松肢体，思想

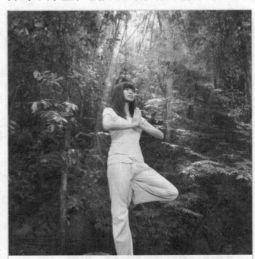
◎呼吸对人体健康的影响很大，正确的呼吸方法更有益于身体健康。

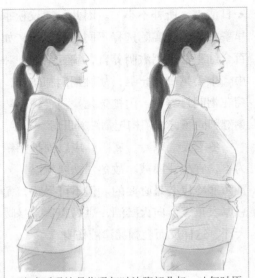

◎腹式呼吸法是指吸气时让腹部凸起，吐气时压缩腹部使之凹入的呼吸法。

集中，排除杂念，也可说是进入气功态。由鼻慢慢吸气，鼓起肚皮，每口气坚持10～15秒钟，再徐徐呼出，每分钟呼吸4次。做腹式深呼吸时间长短由个人掌握，也可与胸式呼吸相结合，这便是呼吸系统的交替运动。如能长年坚持每天做腹式深呼吸，就会收到"无心插柳柳成荫"的强身延年的奇效。

需要注意的是，在锻炼深腹式呼吸的初期，切忌急于求成地去追求呼吸的深长细缓，不要过于注意自己的呼吸，以防止出现胸闷气短、呼吸不畅、憋气等不良反应。也不要机械地任意延长呼气时间而缩短吸气时间，防止因为肺换气过度而出现头昏、头痛、疲乏等症状，甚至发生呼吸性碱中毒或酸中毒。

"五十营"呼吸养气法

五十营是《黄帝内经》强调的准则。

营，就是周的意思，一营就是一周。五十营就是五十周，指人气昼夜运行五十周。人气就是指人的经气，具体指营卫之气。人气的循行与天体（日、月）运行息息相关，所以人的摄生一定要按五十营的阴阳气化消长规律进行。古人强调"五十营"的呼吸方式，要求把呼吸节奏掌握在二百七十息（一呼一吸为一"息"），这是一种深长而缓慢的呼吸形式，经过换算相当于一呼一吸6.4秒，这样才是人体经气与自然界阴阳气化相应的最佳节奏。这就是"五十营"摄生的精髓所在。

这种呼吸保健法就是要人们尽量减慢呼吸节奏与天地同步。把呼吸放慢，并不是说要一大口气一大口气地呼吸，而是渐渐学习不在意呼吸本身，而是把注意力集中在下腹部，使腹部随着呼吸的进行隆起和收缩。呼气的时候腹部隆起到顶点，吸气时也收缩到极点，这样自然就会把呼吸

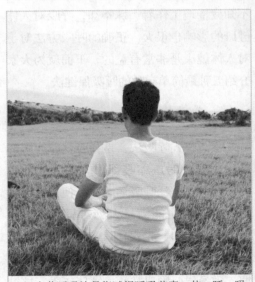

◎五十营呼吸法是指减慢呼吸节奏，使一呼一吸的节奏与天地同步的一种呼吸方法。

放慢。起落一开始要用点力。这样的慢呼吸每天至少要做两遍，每遍60次。开始会有点不习惯，经常练习就会变成一种很自然的呼吸方式。

在练习过程中一定要做到四个字：深、长、匀、细。深，深呼吸，就是一呼一吸都要到头；长，时间要拉长，要放慢；匀，要匀称，出气呼气要均匀；细，就是要细微，不能粗猛。

另外需要注意的是：一定要用鼻子呼吸，不能用嘴呼吸。否则就不能保证吸入的是自然界的清气，反而会对人体造成污染和损害。

清凉呼吸法

清凉呼吸法，顾名思义，有清凉降温的功效。在炎热的夏天或是身体发低烧的时候练习，会有非常显著的降温效果。清凉呼吸法也可以改善由于慢性病（如消化不良、胆汁分泌失调等）而造成的发炎发热等症状。

这是一种针对现代人爱上火的现象而使用的呼吸保健法。

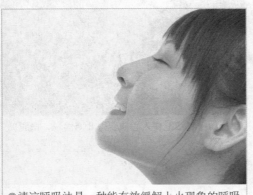

◎清凉呼吸法是一种能有效缓解上火现象的呼吸保健法。

可以选择一种舒适的坐姿，也可以在站立状态甚至走路时练习（背部要挺直）。

清凉呼吸法的练习方法：

第一步，采取坐姿，将舌头伸出嘴唇少许；

第二步，舌头卷起，形如一只管子；

第三步，通过卷起的舌头和嘴吸入空气，发出"嘶嘶"的声音；

第四步，尽可能长地悬息（保息、止息），以自己能够接受的程度为宜；

第五步，通过两个鼻孔缓缓地呼气。

每天清晨做清凉呼吸法15~30次就可以很好地缓解冬季的上火情况。

清凉呼吸法可以净化血液、生津止渴、缓解饥饿感，它能使身体的系统冷却下来，消除慢性的消化不良、脾大；也可以缓解许多慢性疾病的炎症、高热，结核，肝胆疾病，多痰、毒素的不良影响，清除蛇毒，等等。

镇静呼吸法

人在紧张的时候，交感神经异常活跃，使全身处于一个兴奋的状态，从而减退了大脑的思考力，往往会做出不冷静的判断和错误的决定。紧张的程度常与生活变化的大小成比例。紧张使人睡眠不安，思考力及注意力不能集中，头痛，心悸，腹背疼痛，疲累。

呼吸是联系生理和心理的桥梁，是了解生理状况和心理状况的窗口。当人感到紧张的时候，交感神经异常活跃，造成血压上升，脉搏加快，严重时还会满脸通

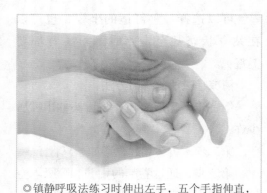

◎镇静呼吸法练习时伸出左手，五个手指伸直，掌心向上，用右手拇指按住左手掌心。

红，甚至冒冷汗。镇静呼吸法依靠加力在腰与拇指上，去除上半身的紧张，由此来调整呼吸，心自然就平静下来了。

镇静呼吸法的练习方法：

第一步，伸出左手，五个手指伸直，掌心向上；

第二步，用右手拇指按住左手掌心，其余四指握住左手手臂；

第三步，慢慢呼气，意念集中在拇指上，边呼气边加大拇指向下的按压力量，双眼注视右手拇指，此过程持续6秒钟；

第四步，慢慢地深吸气，缓缓地撤去右手拇指上的力量，此过程持续6秒钟；

第五步，左右手互换，重复3次。

行动呼吸法

行动呼吸法是胸式呼吸之一，它可以使整个肺部都充满空气，大大增加肺活量，同时大大增强心脏功能，使人的心情变得开朗、愉悦。尤其是在感到孤独、悲

伤、绝望的时候，做这个练习可以尽快摆脱烦恼，重塑自信。

行动呼吸法的练习方法：

第一步，挺身直立，双脚打开比肩略宽一点，双手自然下垂；

第二步，张大嘴，呼气，同时嘴里发出"啊——啊——"的声音；

第三步，强呼气8秒钟时间，然后呼出体内所有空气；

第四步，吸气4秒钟，吸到充满胸部并向左右扩展；

第五步，重复上述动作3次。

负面情绪是健康快乐的大敌，当你感觉心情不好又无人倾诉的时候，不妨试试行动呼吸法。

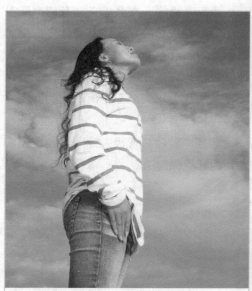

◎行动呼吸法能使人心情变得开朗愉悦，摆脱孤独、悲伤、绝望等负面情绪。

第八章

CHAPTER EIGHT

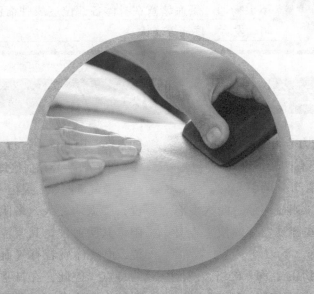

血脉不畅的血瘀体质
——疏肝活血散郁

●血瘀体质是以体内血液运行不畅或瘀血内阻为主要特征的体质状态。通则不痛，痛则不通，血瘀体质者常有瘀斑、疼痛的症状，易患出血、卒中、心脑血管等疾病。因此，饮食应以活血祛瘀、舒利通络为原则，多食活血养血、化瘀散结、疏通经络、养阴理气的食物。

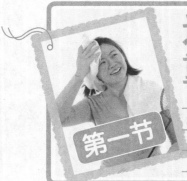

通则不痛——血瘀体质重在活血散瘀

第一节

◎血瘀体质一般是由于情绪长期抑郁或久居寒凉地区，至腑脏功能失调造成的。血瘀体质者身体一般较瘦弱，全身血脉不很畅通，瘀血堵塞在身体各部位造成肿物包块，出现发暗、发青、疼痛等症状。

♥ 为什么会产生血瘀体质

血瘀体质以脑力劳动者和女性多见。血瘀体质主要有四种成因。

一是由人的情绪失调引起的。《仁术便览》中说："死血作痛，瘦人多怒者常患此。"那些容易发怒的瘦人容易出现这种体质。

二是疾病长期绵延，深入经络，使得气血受损从而引起血瘀体质。《黄帝内经·素问·痹论》中说："病久入深，荣卫之行涩，经络时疏，故不通。"如果病程时间长、病情较重，气血运行迟滞，经络就会不畅通，所以出现瘀滞。确实如果一个人常年有病，病就会深入经络，拖延得过久，气血就会受损，处于"饥饿"的状态，气运行受阻，最后会出现瘀血。

三是由外伤引起。如果遭遇跌打损伤之后，瘀血没有消除，时间过久气血会运行缓慢，这些都是瘀血引起的症状。

四是由于人体的衰老引起的。我们都知道，比起年轻人，老年人由于身体各功能下降，因此气血运行不畅。气血运行缓慢和不畅都会导致血瘀体质的形成。

《黄帝内经·灵枢·生气通天论》中说："太阴之人，多阴之人，多阴而无阳，其阴血浊，其气涩以迟。"也就是说，血瘀体质者有气血凝滞、瘀浊不畅的特点。因此，在日常生活中，血瘀体质的人要注意心态平和，特别是老人要注意针对这种体质进行相应的保健。

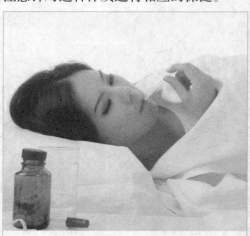

◎血瘀体质形成的原因主要有情绪失调、长期疾病、外伤、人体衰老四个方面。

血瘀体质的日常调理

有些人身体较瘦，头发易脱落、肤色暗沉、唇色暗紫、舌呈紫色或有瘀斑、眼眶黯黑、脉象细弱。这种类型的人，有些明明年纪未到就已出现老人斑，有些则常有身上某部分感到疼痛的困扰，如女性生理期时容易痛经，此种疼痛在夜晚会更加严重。血瘀体质者很难见到白白净净、清清爽爽的面容，对女性美容困扰很大。

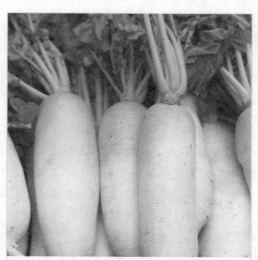

◎血淤体质者忌食凉食，宜食行气活血、化瘀祛淤的食物，如白萝卜、柑橘、大蒜、生姜、茴香、桃仁、山楂、韭菜等。

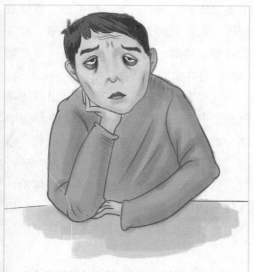

◎血瘀体质者有偏瘦、头发易脱落、肤色唇色深、眼眶黝黑等特点。

血瘀体质在生活中可以从以下几个方面加以调养：

在饮食上调养应注意忌食凉食

气滞血淤体质宜选用有行气、活血功能的饮食，例如：白萝卜、柑橘、大蒜、生姜、茴香、桂皮、丁香、山楂、桃仁、韭菜、黄酒、红葡萄酒、洋葱、银杏、柠檬、柚子、金橘、玫瑰花茶、茉莉花茶等。

血淤体质的人多吃些活血化瘀的食物。如山楂、韭菜、洋葱、大蒜、桂皮、生姜等适合血瘀体质冬季或阳虚间夹血瘀体质吃；如生藕、黑木耳、竹笋、紫皮茄子、魔芋等，适合血瘀体质人夏天食用；适合血瘀体质的人食用的海产品有螃蟹、海参等。

桃仁、油菜、黑大豆具有活血祛瘀作用；黑木耳能清除血管壁上的淤积；适量的红葡萄酒能扩张血管，改善血液循环；山楂或米醋，能降低血脂、血黏度。

气滞血瘀体质宜少吃盐和味精，避免

血黏度增高，加重血瘀的程度；不宜吃红薯、芋艿、蚕豆、栗子等容易胀气的食物；不宜多吃肥肉、奶油、鳗鱼、蟹黄、蛋黄、巧克力、油炸食品等，防止血脂增高，阻塞血管，影响气血运行；不宜吃冷饮，避免影响气血运行。

这里有一道特别适合血瘀体质人的佳肴：糯米酒炖猪脚。

具体做法：把猪脚洗干净，斩块，先用开水焯一下去血水。锅中放糯米甜酒半瓶，去皮生姜若干块、去皮熟鸡蛋若干个、猪脚，然后加入清水。放在火上炖上三四个小时。每天可以吃1～2小碗，喝酒吃猪脚、鸡蛋。阳虚、血瘀体质有痛经、月经延后、经血紫暗、乳腺增生、子宫肌瘤、黄褐斑的女性，从冬天吃到春天，会发现脸色变好，痛经也会明显减轻。

在生活中多运动

坚持体育活动，运动量因人而异。每次运动锻炼应达到微微出汗的程度。

气滞血瘀体质者平时宜多饮水。因为

体内的水分通过呼吸、皮肤蒸发和大小便排出。如不及时补充水分，可使血液中水分减少，导致血黏度增高，血行缓慢。

老年人因元气的推动功能减退，容易导致气滞血瘀。宜坚持"快步走"运动。据测试，"快步走"时所吸入的氧气，是人体安静状态下的8倍，能大大改善血瘀状态。

药物调养

血瘀的人可以适当地补血养阴，可以少量吃阿胶、熟地、白芍、麦冬等。用田七煲猪脚或鸡肉，如果还想补血，可以放红枣。取一只鸡大腿，放在炖盅里，放三粒红枣，再放一点田七一起炖，一星期吃一次，有非常好的活血作用。

气滞瘀血体质宜用行气、活血药疏通气血，达到"以通为补"的目的。如柴胡、香附、郁金、当归、川芎、红花、薤白、枳壳、桃仁、参三七、银杏叶等行气、活血药，有助于改善气滞血瘀体质。理气、活血化瘀方剂如柴胡疏肝散、血府逐瘀汤、失笑散，应根据气滞血瘀部位不

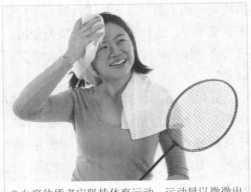
◎血瘀体质者应坚持体育运动，运动量以微微出汗为宜。

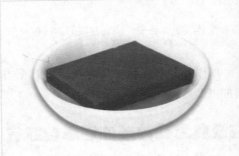
◎血瘀体质者在服用行气活血的药物时，还可以适当地补血养阴，少量进食阿胶、熟地、白芍、冬麦等物。

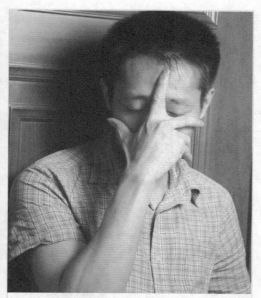

◎血瘀体质忌情绪抑郁，这会加重体内气血滞瘀的现象，应随时保持心情愉悦。

同灵活选用。

中成药麝香保心丸、复方丹参滴丸，可用于心血管瘀阻初起，出现胸闷、胸痛等症状时服用。

胃腹胀痛、嗳气、大便不爽或便秘，可用木香、陈皮、砂仁、槟榔、豆蔻、厚朴、大腹皮、莱菔子、大黄、神曲、山楂、谷麦芽、鸡内金等，或用保和丸、木香槟榔丸以行气、止痛、消食、通便。

气滞血瘀体质如有情绪抑郁，应以心理疏导为主，配合疏肝理气解郁药物，如柴胡、郁金、青皮、香附、川芎、绿萼梅、八月札等。中成药逍遥丸、越鞠丸等，均有较好的解郁作用。

血瘀体质常见于女性。女性情感细腻，容易不开心，如果不开心，郁闷，不想吃东西，可以服用逍遥丸、柴胡疏肝散等。

运用经络调养：神阙、肝俞、委中

血瘀体质的调养，很适合针灸推拿。想改善体质，常用的穴位有神阙、肝俞、太冲、曲池。它们的作用有点类似当归、益母草、田七、山楂等。

如果妇科月经问题，常用的穴位有太冲、维道、血海、三阴交等。

如果有心胸肝胆慢性病，用膈俞、肝俞、内关、日月、曲泉等穴位。

疏经通络，用刮痧法活血化瘀

血瘀体质就是全身性的血液流通不畅，多见形体消瘦，皮肤干燥。它是由于长期七情不调、伤筋动骨、久病不愈而造成的。血瘀体质易感肥胖并发症、消瘦、月经不调、抑郁症等。

血瘀体质者舌头上有长期不消的瘀点。经常表情抑郁、呆板，面部肌肉不灵活。容易健忘、记忆力下降。而且因为肝气不舒展，还经常心烦易怒。

以下简单的刮痧法，可以帮助血瘀体质进行调理。

（1）用单角法从上向下刮拭膻中穴

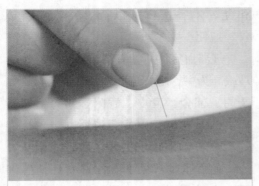

◎针灸推拿很适合用于血瘀体质的调养，想改善血瘀体质可常做穴位针灸。

至中庭穴。

（2）用面刮法刮大椎穴、心俞穴至膈俞穴、肝俞穴、胆俞穴、天宗穴。

（3）用面刮法从上向下刮拭上肢肘窝曲泽、少海、尺泽穴。

一般来说，刮痧对血瘀体质具有以下两点保健作用。

（1）活血化瘀、清洁、净化血液，改善脏腑器官因血液循环不畅引起的气血

瘀滞症状。

（2）血瘀体质经常刮痧，可疏通经络，预防血瘀体质的易发疾病，促进血瘀病症的康复。

在刮痧过程中需要注意的是，血瘀体质刮痧时不易出痧，痧色浅红，或呈分散的浅红痧点。疼痛性质多为酸痛，有气泡感、痧粒、肌肉松软等阳性反应。

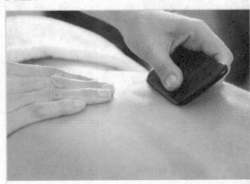

◎刮痧对血瘀体质者来说尤其有用，常刮痧可疏通经络、活血化瘀。

青筋暴突显示气血瘀滞

在生活中，我们偶尔会看到一些人的四肢上会暴露出一条条青筋。人体的血管有静脉和动脉之分，人体通过动脉把心脏的血液输送到全身，通过静脉把血液回收到心脏。当静脉血液回流受阻，压力增高时，青筋常常在人体表面出现凸起、曲张、扭曲变色等反映状。如果身体中有各种瘀血、痰湿、热毒、积滞等生理废物不能排出体外，就会导致全身各个系统都会发生障碍，此时在

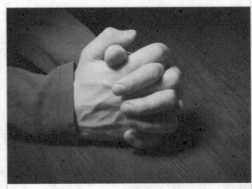

◎四肢或脸部易见青筋暴露者往往是血瘀体质，青筋越明显，表明其身体里瘀留的废物就越多。

脸部、腹部、脚部，特别在手掌和手背的青筋就非常明显。所以，青筋就是人体的积滞。身体内的废物积滞越多，青筋就越明显。

所以，这些所谓的"青筋"其实是人体内废物积滞过多的产物，这一条条的"青筋"正是我们的静脉血管。而这类青筋暴突的人，可能绝大部分都是血瘀体质。

事实上，根据青筋的分布，我们还可以判断出不同的病情。

人体青筋所提示的病症

头部青筋	太阳穴青筋	当太阳穴青筋凸起时，往往提示头晕、头痛；当太阳穴青筋凸起、扭曲时，表示脑动脉硬化；紫黑时，则容易卒中。
	鼻梁有青筋	提示肠胃积滞，容易胃痛、腹胀、消化不良、大便不利，紫色时则情况更加严重。
	嘴角腮下有青筋	往往提示妇科疾病，带下湿重，疲倦乏力，腰膝酸软，下肢风湿。
手部青筋	手背青筋	手背青筋提示腰背部有积滞，容易导致腰肌劳损，疲劳乏力，常见腰酸背痛，甚至出现肌肉紧张、硬结节。
	手指青筋	小孩手指青筋，提示肠胃积滞消化不良。成人手指青筋，不但提示消化系统有问题，且还反映了头部血管微循环障碍，脑血管供血不足，头部不适，严重者会出现头晕、头痛、卒中等。
	手掌青筋	手掌到处可见青筋，表示胃肠积滞，血脂高，血黏稠，血压高，血液酸性高，含氧量低，血液容易凝聚积滞，则容易出现头晕、头痛、疲倦乏力、身体虚弱等。
胸腹部青筋	胸部青筋	多注意乳腺增生。
	腹部青筋	即俗话说的"青筋过肚"，这已经是比较严重的积滞，一般是肝硬化的表现。
下肢青筋	膝部青筋	提示膝关节肿大、风湿性关节炎。
	小腿有青筋	多是静脉曲张，此病严重者往往发生腰腿疾病、风湿关节痛。多见于久站的老师和久行的农民。

青筋即积滞的清除关键是平时要学会清血净血。一般来说，消除青筋的凸现，达到清血净血的效果，最好是平常就运用拍打和刮痧疗法。总之，人体任何地方出现青筋，不但影响外表美观，更重要的是身体废物积滞的反映，也是血瘀体质的象征，所以一定要引起高度重视。

按摩全身活血通脉，改善血瘀体质

血瘀体质的主要症候是血行迟缓不畅，多半是因为情绪意志长期抑郁，或久居寒冷地区，以及脏腑功能失调所造成，以身体较瘦的人为主。其临床表现为当血淤滞于脏腑、经络某一局部时，则发为疼痛，痛有定处，得温而不减，甚至形成肿块。此类型的人，有些明明年纪未到就已出现老人斑，有些常有身上某部位疼痛的困扰，比如：女性生理期容易痛经，男性身上多有瘀青，身上的疼痛症在夜晚加重等。

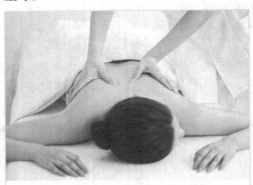

◎全身按摩法可有效改善血淤体质，保证身体血液流通顺畅。

在《黄帝内经》三十六卷一百六十二篇中，《素问》有九篇、《灵枢》有五篇论及按摩。由此也可以看出按摩对养生，尤其是老年人养生的重要性。在现代社会，许多人不知不觉中体质就变得很差，血液流通也会减慢，如果此时多活动活动手脚，没事时多做做按摩，就可以保证血液流通顺畅。下面介绍一套全身按摩法。此按摩法通常从开始按摩到

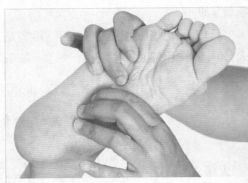

◎全身按摩法的操作顺序一般是从足趾到头部，老年人则相反。

最后结束，从整体中分出若干节来进行。既可分用，也可合用。操作顺序由下而上，即从足趾到头部。老年人则可从上到下。

具体方法如下。

（1）搓手。用两手掌用力相对搓动，由慢而快，到搓热手心。手是三阳经和三阴经必经之处，摩擦能调和手上血液，使经路畅通，十指灵敏。

（2）梳头。十指微屈，以指尖接触头皮，从额前到脑后，从颞颥到头顶进行"梳头"20次左右。

（3）揉按太阳穴。用两手食指指端分别压在双侧太阳穴上旋转运动，按时针方向顺、逆各10次左右。

（4）揉胸脯。用两手掌按在两乳上方，旋转揉动，顺逆时针各10次左右。

（5）抓肩肌。用手掌与手指配合抓、捏、提左右肩肌，边抓边扭肩，各进行10次左右。

（6）豁胸廓。两手微张五指，分别置于胸壁上，手指端沿肋间隙从内向外滑动，各重复10次左右。

（7）揉腹。以一手五指张开指端向下，从胃脘部起经脐右揉到下腹部，然后向右、向上、向左、向下，沿大肠走向擦揉。可以牵拉腹内脏器，使肠胃蠕动加大，促进胃液、胆汁、胰腺和小肠液的分泌，增加消化吸收作用。

（8）搓腰。用手按紧腰部，用力向下搓到尾闾部，左右手一上一下，两侧同时搓20次左右。

（9）擦大腿。两手抱紧一侧大腿部，用力下擦到膝盖，然后擦回大腿根，往来20次左右。

（10）揉小腿。以两手掌夹紧一侧小腿腿肚，旋转揉动，左右各20次左右。腿是担负人上体重负的骨干，是足三阳经和足三阴经的必经要路，揉腿可使膝关节灵活，腿肌增强，防止肌肉萎缩，有助于减少各种腿疾。

（11）旋揉两膝。两手掌心各紧按两膝，先一起向左旋揉10次，再同时向右旋揉10次。膝关节处多横纹肌和软性韧带组织，恶温怕冷，经常浴膝，可促进皮肤血液循环，增高膝部温度，驱逐风寒，从而增加膝部功能，有助防止膝关节炎等难治之症。

（12）按摩脚心。两手摩热搓涌泉穴，用手搓至脚心发热，先左后右分别进行。

依上各法进行全身按摩可去风邪，活血通脉，解除腰背病。如果能够长期坚持，就可收到强身健体之功效。

另外可配合药茶治疗效果更佳。

（1）取玫瑰花瓣15克，泡制成玫瑰花茶。此茶具有理气解郁、活血化瘀的功能，适用于经期腹痛、以胀痛为主者。

（2）用生姜3片，打碎大枣5枚，泡制成姜枣茶。此茶具有散寒止痛的效用，适用于痛经下腹冷痛者。

（3）用当归6克，川芎2克，制成当归茶。此茶能够补血活血，适用于经期腹痛、疼痛绵绵、体质虚弱者。

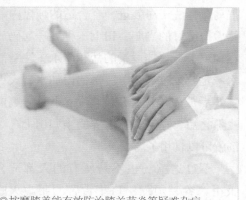

◎按摩膝盖能有效防治膝关节炎等疑难杂症。

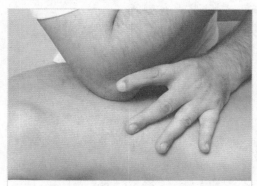

◎全身按摩法可去风邪、活血通脉、解除腰背病等，长期坚持可收强身健体之功效。

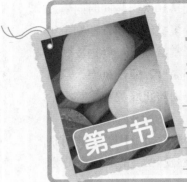

血瘀体质：忌食寒凉，养阴化瘀保健康

第二节

◎血瘀体质者忌食寒凉生冷之物，不宜食肥甘厚味及过辣、过于刺激的食物，有涩血作用的食物也尽量少吃，血瘀体质的人一定要少吃盐和味精，避免血黏度增高，加重血瘀的程度。

❤ 当归田七乌鸡汤——血瘀体质者的良药

血瘀体质者，平时可多吃些行气、活血、化瘀的食物，比如桃仁、油菜、黑大豆等具有活血化瘀作用；黑木耳能清除血管壁上的淤积；适量的红葡萄酒能扩张血管，改善血液循环；山楂或醋，能降低血脂、血黏度。所以说这类食品对血瘀体质的人非常适合。血瘀体质的人一定要少吃盐和味精，避免血黏度增高，加重血瘀的程度。

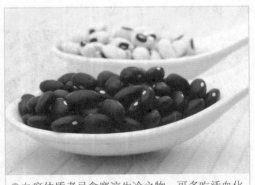

◎血瘀体质者忌食寒凉生冷之物，可多吃活血化瘀的桃仁、油菜、黑大豆等。

当归田七乌鸡汤是专门调理和改善血瘀体质的。当归的主要作用是补血活血，

也有调经止痛、润肠通便之效。田七止血化瘀，消肿止痛，能治一切血病。乌骨鸡有补虚劳羸弱、治消渴、治妇人崩漏带下以及一些虚损诸病的功用。所以这款当归田七乌鸡汤能起到活血养血的作用，有效改善气血的运行，消散体内的血瘀，从根本上改善血瘀体质。

当归田七乌鸡汤做起来非常简单。用乌鸡1只、当归15克、田七5克、生姜1块。首先把当归和田七放进清水中浸泡清洗，把乌鸡择洗干净装进一个合适的炖盅内，然后把洗好的当归、田七、生姜一起码放在乌鸡上，再加适量的盐和清水（注意清水一定要没过乌鸡）。蒸锅内加水，大火烧开后放入炖盅，隔水蒸3个小时，鸡肉烂熟之后，这道美味滋养的当归田七乌鸡汤就可以食用了。

不过这款汤也不是所有的人都适合服用：容易烦躁、口干舌苦的阴虚火旺体质的人就最好别吃；另外，在感冒的时候不能吃；还有，如果肠胃不太好，

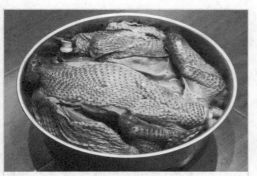

◎当归田七乌鸡汤是专门调理和改善血瘀体质的药膳，但阴虚火旺者，感冒时及肠胃不适时不宜食用。

消化功能很差，还是应该把肠胃调治好以后再吃。

近年的临床观察证实，行气活血药物有改善记忆力和睡眠、消除疲劳、改善大脑功能、改善免疫功能等作用。《素问·缪刺论》载"人有所堕坠，恶血留内，腹中满胀，不得前后，先饮利药"，所以说气滞瘀血体质的人非常适宜用行气、活血药疏通气血，达到"以通为补"的目的。

玫瑰散郁，让瘀痛随香而去

玫瑰在平时都被看成爱情和浪漫的象征。而就是这样娇艳甜美的玫瑰，它的药用价值一点不比它美丽的样貌逊色。《中药大全》中说："玫瑰花性温和，香气甜润，有舒肝醒脾，滋肤排毒，通气活血，开窍化瘀之功效。"《本草纲目拾遗》中说："玫瑰纯露气香而味淡，能和血平肝，养胃，宽胸，散郁。"现在市面上越来越多的人中意玫瑰纯露的养生美容作用。玫瑰味甘、微苦，性温，归肝、脾经。《药性考》中也说："玫瑰花能行血破积，损伤瘀痛。"也就是说，玫瑰能行气止痛，活血散瘀，解郁开窍，治疗肝胃疼痛、食少呕恶、月经不调、跌打损伤、瘀血肿痛等症。

因气滞形成的血瘀体质，容易引发各种不适的症状，如胸腹疼痛、月经不调、消化不良、面色黯沉、易生斑点等，可以用玫瑰露来调理。玫瑰露的做法比较简单：取玫瑰花蕾60克，分三次煮，每次加入500毫升清水，用小火煮至玫瑰花蕾变色捞起来，再放入新的花蕾。这样重复进行，一直到锅里的水只有一碗，颜色也很深了，即可熄火。将玫瑰花露倒入玻璃瓶中密封起来，每天取100毫升，滴入10毫升白酒，调匀后饮用，一周内饮用完。长期饮用玫瑰露，既能益补肝胃、活血理气，又可以

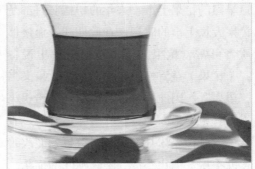

◎玫瑰露是用玫瑰花调制的饮料，具有益补肝胃、活血理气之功效，适合肝胃气滞的血瘀体质者饮用。

润肤养颜。

玫瑰露适合肝胃气滞的血瘀体质者饮用，而对于寒凝气滞、脾胃虚寒的血瘀体质者，则可制成玫瑰露酒饮用。活血化瘀的效果也很好。

【材料】鲜玫瑰花350克，白酒1500

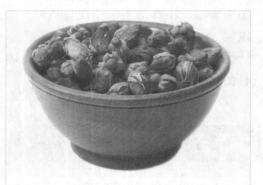

◎玫瑰露酒及冰糖玫瑰粥都是利用玫瑰花制成的保健佳品，血淤体质者可常食。

克，冰糖200克。

【做法】将玫瑰花浸入酒中，然后放入冰糖。用瓷坛或玻璃瓶贮存，密封后，置于阴凉处静置一个月。

【功效】活血化瘀、润肤养颜。

在这里需注意的是，玫瑰露酒不可加热饮用。

另外，还可以制作冰糖玫瑰粥，保健效果也非常好。做法如下：

【材料】玫瑰花10克，粳米100克，冰糖适量。

【做法】将粳米和玫瑰花洗净，放入锅中，加水煮沸至浓烂，最后加入冰糖。

【功效】补肾益气、散淤活血、美容养颜。

❤ 杧果的行气润燥之效

现代研究发现，杧果的维生素含量非常丰富，尤其维生素A的含量位列水果首位，具有明目的作用。每年12月就有少量早熟的杧果上市，来年的1月到6月都是杧果大量上市的时期。在此期间，血瘀体质者可常食杧果。《本草拾遗》中说："（杧果）益胃气，止呕晕。"杧果又名"望果"，因此，又被人们称为"希望之果"。杧果果肉金黄，汁多味道甘醇，香气诱人。杧果味甘、酸，可益胃，能改善食欲不振、消化不良、晕眩呕吐的症状。其性微凉，可去烦、润燥、清热、生津、明目，治疗口渴、咽干、咽喉肿痛的现

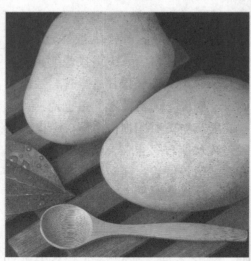

◎杧果营养丰富，富含多种维生素，具有益胃、去烦、润燥的作用，血瘀体质者可常食。

象。有的血瘀体质的患者常感身体燥热，并有声音嘶哑、喉咙肿痛、口吐酸水、眼睛干涩、容易疲劳等症状，取一杧果，洗净切开，加500毫升清水煎煮，每天当茶饮用，几天之后，症状就会有所好转。

由于杧果为微凉食物，因此血瘀体质者在食用时需注重搭配方式。下面给大家介绍几道与杧果搭配的菜肴。

杧果鸡丁

【材料】杧果100克，鸡肉200克，芹菜50克，鸡蛋清1个，胡萝卜、松仁、干香菇各20克，葱末、姜末、料酒、淀粉、胡椒粉、盐适量。

【做法】鸡肉切丁，将鸡丁用鸡蛋清上浆。将杧果洗净，去皮，切成丁。将芹菜洗净后切小段。将胡萝卜洗净，去皮，切丁。干香菇用水泡发后切丁。松仁用油炸脆。油锅烧热后，放入鸡丁放入油锅滑散盛出。锅内留少许底油，下葱末、姜末煸香。倒入鸡丁翻炒均匀后，放入料酒、胡椒粉、盐。然后加入杧果、胡萝卜、松仁、香菇和少许清水，最后用水淀粉勾芡，用勺轻轻翻炒1分钟即可出锅。

【功效】益补脾胃、理气活血、生津止渴、润肠通便。

杧果沙拉

【材料】杧果100克，金橘50克，番木瓜50克。沙拉酱适量。

【做法】将杧果洗净去皮，切丁。金橘去皮，番木瓜洗净去皮，切成丁。用沙拉酱将各种水果拌匀即可。

【功效】活血行气、清火解毒，杧果、金橘和番木瓜都有着很好的疏肝解郁的功效。

需要特别注意的是，杧果经高温加热后，极易软烂出水，不仅香味会散发掉，还会使营养流失。因此烹制时间不宜过长。未成熟的杧果含有更多的刺激物，所

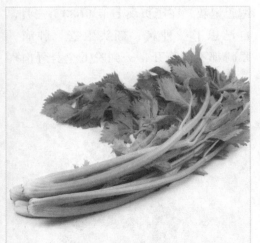

◎芹菜具有平肝凉血、清热利湿的功效。另芹菜中含有的芹菜碱，同样具有降压安神的作用。

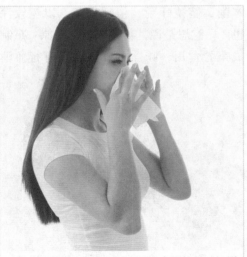

◎血虚体质、哮喘及过敏者不宜食用杧果，且不可与大蒜等辛辣之物共食。

以，血虚体质者不要轻易食用。此外，由于杞果中含有的果酸、氨基酸、各种蛋白质等刺激性物质比较多，血虚体质者皮肤较干，容易引起过敏症状，尤其是眼部、面颊等处，易有红肿、发炎、疼痛的现象。因此，吃杞果时，最好将果肉切成小块，直接送入口中。吃完杞果后，及时漱口、洗脸，避免果汁残留。

另外，饱饭后不要立即食用杞果，不可以与大蒜等辛辣物质共同食用，患有皮肤病、皮肤易过敏的人士最好少吃或避免吃杞果，哮喘患者也不宜吃杞果。

春暖花开，解毒化瘀常食油菜

油菜是我们日常生活中常见且喜爱的蔬菜。中医认为，油菜有活血化瘀、解毒消肿、宽肠通便的作用，能治疗游风丹毒、手足疖肿、习惯性便秘等病症，适合口腔溃疡、齿龈出血、牙齿松动、有瘀血腹痛的人食用。

油菜又名芸薹、寒菜，在春季时大量上市。《随息居饮食谱》中说："芸薹，辛滑甘温。烹食可口。散血消肿，破结通肠。子可榨油，故一名油菜。形似菘而本削，茎狭叶锐，俗呼青菜，以色较深也。"意思是说，芸薹味甘，性凉。烹制成菜肴食用，味美可口。芸薹有行血消肿、散结通肠的作用。油菜籽能榨油，所以又称为油菜。很多人会把油菜和白菜的幼苗弄混。芸薹的形状像白菜根被刀削过一样，其主茎狭长叶片薄锐，俗称青菜，因为与白菜相比，油菜的颜色较深。而与菠菜相比，油菜的主茎是青白色的，而且肉质较厚。菠菜茎叶相对较为细长。

油菜能增强肝脏的排毒机制，对皮肤疮疖的治疗有很好的功效。名医孙思邈曾记叙，在唐贞观七年（633）三月，自己患了一种病，额头生疮、肿痛，眼睛都不能睁开，一到晚上全身骨肉疼

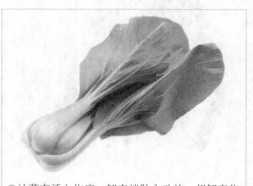

◎油菜有活血化瘀、解毒消肿之功效，想解毒化瘀可常食油菜。

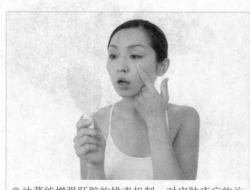

◎油菜能增强肝脏的排毒机制，对皮肤疮疖的治疗有较好的功效。

痛，天快亮的时候头痛，让他难以忍受。忽然想起曾看到过芸薹能治疗游风丹毒的记载。于是就摘取芸薹叶，水煎服用。果然没过多久，症状就消除了。

我们在这里介绍几种制作方法，可以让淡而无味的油菜变得可口，又对血瘀体质有补益的效果。血瘀体质者可按照这些方法来制作油菜，经常食用。

海米油菜

【材料】小油菜500克，海米40克。盐、胡椒粉、淀粉、鸡粉各适量。

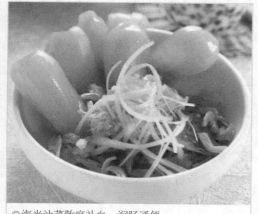

◎海米油菜散瘀补血，润肠通便。

【做法】海米洗净后用温水泡软。锅中放适量油，烧热，放入油菜和海米煸炒一下，再加水、鸡粉、盐、胡椒粉烧开。油菜烧透后，捞出放在盘中，海米放在油菜上。锅中汤汁再烧开，加入淀粉和少量水调好的汁，淋在海米和油菜上即可。

【功效】散瘀补血，润肠通便，益气安神。

油菜鸡丁

【材料】油菜200克，鸡胸肉100克，蛋清一个，葱末、姜末、蒜末、酱油、盐、鸡精适量。

【做法】将油菜洗净，切成段，用热水过一遍，沥水。将鸡胸肉切丁，油锅烧热后放入锅内滑散盛出备用。锅内留底油，放入葱末、姜末、蒜末爆香，放入油菜煸炒，加入鸡丁翻炒，加入酱油、盐、鸡精调味。片刻后起锅。

【功效】健脾胃，补血益气，活血散结，益智安神，润肠解毒。

♥ 肉桂：温中补阳、活血祛淤

肉桂，又名玉桂、桂皮，为樟科植物肉桂的树皮。多于秋季剥取栽培5～10年的树皮和枝皮，晒干或阴干，主要产于云南、广西、广东、福建。中医认为，肉桂味辛、甘，性大热，入肾、脾、心、肝经，有温中补阳、祛风健胃、活血祛瘀、散寒止痛之效，适用于脾肾亏虚所致的畏寒肤冷、遗尿尿频、脘腹冷痛、虚寒吐泻、食少便溏、虚寒闭经、痛经等。如《玉楸药解》中记载："肉桂，温暖条畅，大补血中温气。香甘入土，辛甘入木，辛香之气，善行滞结，是以最

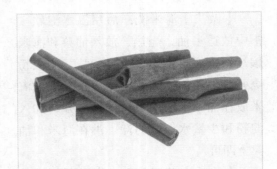

◎肉桂有温中补阳、祛风健胃、活血祛瘀之功效，适用于脾肾亏虚所致的畏寒肤冷、遗尿尿频、脘腹冷痛等症。

解肝脾之郁。凡经络埋瘀，藏腑症结，关节闭塞，心腹疼痛等症，无非温气微弱，血分寒冱之故，以至上下脱泄，九窍不守，紫黑成块，腐败不鲜者，皆此症也。女子月期、产后，种种诸病，总不出此。悉用肉桂，余药不能。"《本草经疏》中则说："桂枝、桂心、肉桂，夫五味辛甘发散为阳，四气热亦阳；味纯阳，故能散风寒；自内充外，故能实表；辛以散之，热以行之，甘以和之，故能入血行血，润肾燥。"

另据药理研究表明，桂皮含挥发油及鞣质等，对胃肠有缓和的刺激作用，能增强消化机能，排除消化道积气，缓解胃肠痉挛；又有中枢性及末梢性血管扩张作用，能增强血液循环，并有明显的镇静、解热作用。

下面，我为血瘀体质者推荐两款肉桂食疗方。

肉桂粥

【材料】肉桂、茯苓各2克，桑白皮3

克，大米50克。

【做法】将上述药水煎取汁，加大米煮为稀粥。

【用法】每日1剂，作早餐食用。

【功效】可温阳化饮，适用于水饮停蓄、上逆于肺所致的胸满、咳逆、痰白稀、欲呕、饮食不下、下则呕逆等。

肉桂羊肉汤

【材料】羊肉1000克，肉桂10克，草果5个，香菜及调味品适量。

【做法】将羊肉洗净，切块，余药布包，加水同炖沸后，调入胡椒、姜末、食盐、黄酒等，炖至羊肉熟烂后，去药包，调入葱花、味精及香菜等，再煮一二沸即可。

【功效】可健脾温肾，适用于脾肾阳虚之四肢不温、腰膝酸软、脘腹冷痛等。

注意：肉桂是温热性药物，如有口渴、咽干舌燥、咽喉肿痛、鼻子出血等热性症状及各种急性炎症时，均不宜服用。

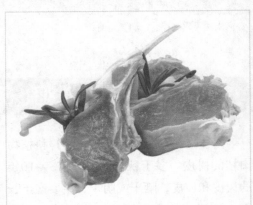

◎羊肉具有补肾壮阳、暖中祛寒、温补气血、开胃健脾的功效。

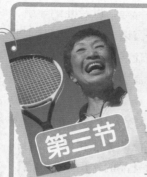

瘀血加快衰老——抗衰从疏通气血开始

第三节

◎ "气为血帅，血为气母"，这是中医的气血理论之一，气壮则可以帅血以运行，又是生血之力，血气旺则是气化之物质基础，只要气血充沛，血脉畅行，营卫调和，人体就可以"阴平阳秘"，百病可防，已病可愈。

❤ 气血淤滞是人体衰老的主要原因

"疏其血气，令其调达，而致和平"的名论出自《素问·至真要大论》，是指对疾病的治疗，应注重于疏通脏腑气血，使无壅滞之弊，则人体可恢复平和与健康。就像清代姚止庵在《素问经注节解》中所释："疏其壅塞，令上下无碍，血气通调，则寒热自和，阴阳调达矣。"疾病的

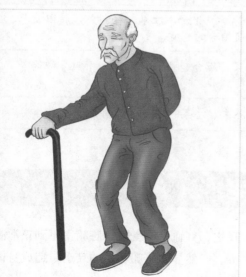

◎血瘀体质者和其他体质比起来更易衰老，这与气血瘀滞会加速人体衰老有关。

发生和发展，是关乎人体气机失去正常的运动状态，即气机出入阻隔，升降失序。

实际上，气血畅通的理论不仅在疾病的治疗上有重要指导作用，而且对于养生保健方面特别是对疾病的预防和抗老防衰有十分重要的意义。如东汉张仲景秉承经旨，在《金匮要略》中进一步提出："若五脏元贞通畅，人即安和。"所谓元贞者，即五脏真元之气，也就是朱丹溪《格至余论》中所说的"人之所借以为生者，血与气也"。

从某种意义上来说，这是中医病因、病机的基本观点。朱丹溪就曾说过："气血冲和，万病不生，一有怫郁，诸病生矣。故人身诸病，多生于郁。"强调了气血瘀滞在发病学上的重要地位。他倡导气、血、湿、热、痰、食"六瘀"之说，认为此六者既可单独致病，亦可合而为害，但其主要关键，则在于气瘀。因此他治疗郁证，首重调理气机。

中医气血养生保健的方法十分丰富，

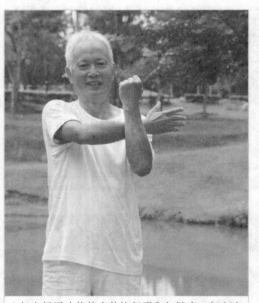

◎气血畅通才能使人体恢复平和与健康，气血瘀滞是人体衰老的主要原因。

包括五禽戏、八段锦等，以及吐纳导引、针灸按摩、药浴足浴诸多方法。究其主要作用原理，无非是疏通脏腑经络气血，以保持机体旺盛的生命力，达到强身健体、祛病延年的目的。

气血瘀滞是导致人体衰老的主要原因，已引起人们广泛的关注和重视。目前社会上有不少人对补品的作用产生误解，片面追求和迷信补品能强身健体，坚持常年服用不懈。对于体质虚弱者来说，因人制宜地服些补品确有一定益处。但须慎防滋而呆胃，补而壅塞，导致人体气血阻滞，反生很多不良反应。

女性根据体质的不同，补的方法也有不同。

女性进补的方式

平补	不论健康人或病人均可食用，如谷类、豆类、乳类、水果和蔬菜类。
温补	指食性温热的食物，如牛肉、羊肉、黄鳝、甜食、红枣、桂圆、荔枝以及葱、姜辛辣之品等，可增强体质，减少过度怕冷的感觉。
清补	指食性寒凉的食物，如梨、生藕、芹菜、百合、绿豆、黄瓜、甲鱼、螺蛳等，有清火作用。
温散	指性味辛热的食物，如辣椒、桂皮、芥末、香菜、花椒等，有温阳散寒作用。

❤ 气血畅通就可延缓衰老

气血对人体健康至关重要，气血是人体生命活动的基本物质，起着营养机体脏腑、协调生理活动的重要作用。气血流畅，循环周身，则脏腑和调，健康长寿；反之，气血流通受阻，脏腑得不到正常濡养，必然导致脏腑功能的衰退，造成身体的衰老。

活血化瘀，通常可以采用以下方法。

活血化瘀的主要方法

饮食调养	可多食山楂、黑木耳、黑豆、鲜藕、韭菜、酒、醋、红糖、刀豆、蘑菜、茄子等，特别强调不宜吃寒凉冷冻的食物。
简易方药	当归、元胡、丹参、川芎、桃仁、红花、玫瑰花各9克，水煎服，每周2次。注意，应按医嘱确定用量，特别是月经期、妊娠期、有出血倾向的人不要用这些药。
经络疗法	经常做头部、面部、脚部保健按摩消散瘀血。
生活起居	增加体力活动、参加体育运动；注意避寒保暖；保持宁静平和的心境，使情绪平稳，避免抑郁、压抑。
皮肤护理	血瘀会导致面色晦暗无光泽，易生色斑及黑眼圈，应使用有美白、淡化色素、防晒、护眼等功能的护肤品，并且适当增加面部按摩。

笑——畅通血液、防病抗衰的良药

笑是不用花钱的良药。笑能防病、健身、延缓衰老，使人年轻。"一个小丑进城，胜过一打医生"，这句俗语也充分肯定了笑的作用。

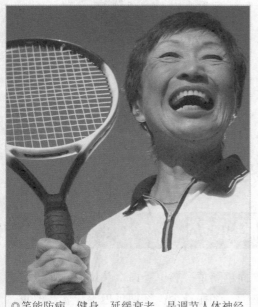

◎笑能防病、健身、延缓衰老，是调节人体神经状态的最好方法。

现代医学证明：许多病痛，特别是心理疾病会随着笑声而销声匿迹。笑是调节人体神经状态的最好方法。因为人在笑时肺部扩张，氧气可畅通无阻地到达全身，同时笑相当于心脏按摩，有助于血液循环，胸肌伸展，增强免疫力。笑还可以减轻压抑和紧张情绪，增强消化系统、心血管系统及自主神经系统的功能，减少偏头疼和后背痛的发生。

笑能防病、治病是有科学原理的，因为笑能增强腹肌收缩，使经络疏通，血气和畅，提高人体免疫力；笑能使忧郁、焦虑心理得到放松，使被压抑的情绪得到释放，从而达到心理平衡，保持心理健康，这对防病、治病至关重要。此外，笑促进脑下垂体产生脑内肽，它是天然麻醉剂，如果笑到肚子痛，还能清肺、促进血液循环、释放天然的止痛药——内啡肽。

"笑一笑，十年少；恼一恼，老一

老"，大笑会引起心态情绪发生较大变化，使人的呼吸、血液、内分泌及各脏腑功能出现异常或较剧烈的变化。对健康人来说，大笑不会有什么问题，但对有潜在疾病或特殊情况的人，可能有危害。

不宜大笑的人如下。

（1）高血压患者。高血压患者若放声大笑会引起血压骤升，易诱发脑出血。

（2）刚做完外科手术的患者，特别是胸腔手术后不久的患者，大笑会影响伤口的愈合，还会使疼痛加剧。

（3）心肌炎患者大笑会加剧心肌缺血，引起心力衰竭甚至猝死。

（4）脑血管病患者。如果脑血管病患者正处于恢复期，大笑会导致病情反复。

（5）疝气患者。疝气患者经常大笑可使腹腔内压增加，导致疝囊增大，使病情加重。

（6）孕妇。孕妇大笑时腹腔内压增大，易导致流产或早产。

不宜大笑的情况如下。

（1）进食或饮水时。此时大笑易使食物或水进入气管，导致剧烈咳嗽或窒息。特别是儿童，更容易出现这种情况，因此，在孩子吃东西或喝水时，千万不能逗他们大笑。

（2）饱食之后。吃得很饱后大笑易诱发阑尾炎或肠扭转等疾病。

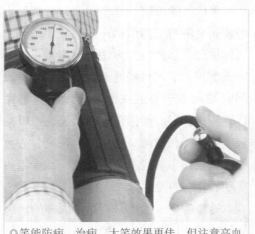

◎笑能防病、治病，大笑效果更佳，但注意高血压患者、脑血管疾病患者等不宜大笑。

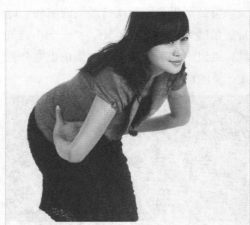

◎另外进食及饮水时、饱食后也不宜大笑，否则会引起剧烈咳嗽或诱发阑尾炎等疾病。

❤ 善补气血从根本上化解血瘀

人以血为用，保持年轻的根本就是滋阴补血，血足才能使面色红润、经血正常、精力旺盛，如果血气不足就容易出现面色萎黄、唇甲苍白、头晕眼花、倦怠乏力、经血量少、经期延迟等症状。严重贫血时，还容易使皱纹早生、华发早白、更年期提前等。

比如很多女人贫血多为缺铁性贫血，这是因为女性每个月生理期会固定流失血液。如果贫血并非十分严重，就不必吃各种补品，调整饮食就可以改善。

首先要注意饮食，均衡摄取肝脏、蛋黄、谷类等富含铁质的食物。如果饮食中摄取的铁质不足或是缺铁严重，就要补充铁剂。维生素C可以帮助铁质的吸收，也能帮助制造血红素，所以维生素C的摄取量要充足。其次多吃各种新鲜的蔬菜。许多蔬菜含铁很丰富，如黑木耳、紫菜、荠菜等。

需要注意的是：贫血者最好不要喝茶，多喝茶会使贫血症状加重。因为食物中的铁是以三价胶状氢氧化铁形式进入消化道的，经胃液的作用，高价铁转变为低价铁，才能被吸收。可是茶中含有鞣酸，饮后易形成不溶性鞣酸铁，从而阻碍铁的吸收。其次，牛奶及一些中和胃酸的药物会阻碍铁质的吸收，所以尽量不要和含铁的食物一起食用。下面介绍几种血瘀体质者适宜食用的补血食物。

黑豆

我国古人向来认为吃豆有益，黑豆也可以生血，吃法随个人喜好，如果是在产后，建议用黑豆煮乌骨鸡。

菠菜

它是最常见的蔬菜，也是有名的补血佳品，菠菜含有丰富的铁质和胡萝卜素，有助于补血。如果不爱吃胡萝卜，也可以

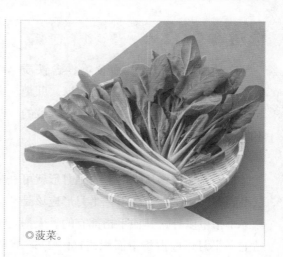

◎菠菜。

多吃菠菜。

胡萝卜

胡萝卜含有很高的B族维生素和维生素C，同时又含有一种特别的营养素——胡萝卜素，胡萝卜素对补血极有益。用胡萝卜煮的汤，是很好的补血汤饮。不爱吃胡萝卜的人，可以把胡萝卜榨汁，加入蜂蜜当饮料喝。

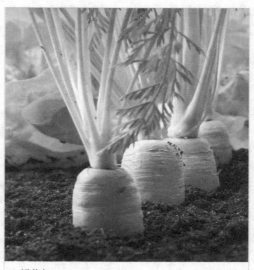

◎胡萝卜。

桂圆肉

这是民间熟知的补血食物，含铁质丰富而且还含有维生素A、葡萄糖、蔗糖等，能治疗健忘、心悸、神经衰弱导致的不眠症，是很好的补血食物。

最后我们讲一下怎样判断自己体内的气血是否充足，这从指甲上的半月形就可以得到答案。正常情况下，半月形应该是除了小指甲以外，其他手指都有的。大拇指上，半月形应占指甲面积的1/4~1/5，食指、中指、无名指应不超过1/5。如果手指上没有半月形或只有大拇指上有半月形则说明人体内寒气重、循环功能差、气血不足，以致血液到不了手指的末梢。在

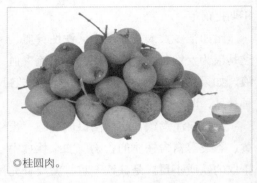

◎桂圆肉。

这种情况下，补气血就是势在必行的了。但如果半月形过多、过大也不是非常健康的表现，这种情况易患甲亢、高血压病。不过，现代人还是以气血不足的类型居多，特别是女性，因为工作、生活的劳累以及缺少必要的运动，大多数都"气虚""血虚"，有必要补养。

适合每个人的补血套餐

健康、青春、活力是每个成人都追求的身体目标，每个人都想拥有青春亮丽的容颜，一直活力四射。这样我们才有足够的精力投身事业当中去。但现实生活中因为各种原因，导致很多人无法拥有这个梦想，其中最大的敌人之一便是气血两亏，随之而来的便是面容憔悴、苍白无力、头昏眼花、心悸失眠、手足发麻、脉细无力等，这是再好的化妆品也无法掩盖的。贫血还会让疾病乘虚而入，威胁身体健康，加速身体和精神的衰老。

引起现代人贫血的原因有以下几种。

造成贫血的多种原因

失血过多	因外伤失血过多，（女性）月经过多，或其他慢性失血皆可造成血虚证。
饮食不节	暴饮暴食、饥饱不调、嗜食偏食、营养不良等原因，均可导致脾胃损伤，不能化生精微，气血来源不足，而导致血虚。
慢性消耗	劳作过度、大病、久病，消耗精气，或大汗、呕吐、下利等耗伤阳气阴液，劳力过度易耗伤气血，久之则气虚血亏；劳心太过，易使阴血消耗、心血亏虚等，均可导致血虚。

专家认为气滞血虚体质人士养生的宗旨是补血养血、益气生血。具体方法如下。

（1）饮食调养。平时可常食桑葚、荔枝、松子、黑木耳、菠菜、胡萝卜、猪肉、羊肉、牛肝、羊肝、甲鱼、海参等食物，因为这些食物都有补血养血的作用。

（2）加强精神修养。血虚的人时常精神不振、失眠、健忘、注意力不集中，故应振奋精神。当烦闷不安、情绪不佳时，可以听听音乐，欣赏幽默剧，可使精神振奋、排解忧愁。

（3）配合穴道按摩更有效。

合谷穴——位于手背大拇指与食指交会处，用另一只大拇指按压30秒后松开，重复5次。

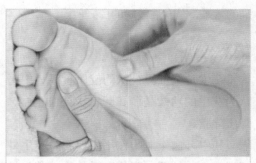

◎补血养血应注重饮食调养，加强精神修养，并配合穴位按摩更为有效。

足三里——膝盖正下缘约4指、胫骨凹陷处，利用食指弯曲的骨节来按压，至少3分钟。

风池穴——后头颅骨下缘或在颈椎中线与耳后中间的凹陷处，用大拇指按压至少3分钟。

抗衰老、补血的家常食物大盘点

我们知道如果体内出现血液不畅、瘀滞的状况，体内毒素就会迅速增多，加速人的衰老。补血是很简单的事，我们家庭常见常吃的食物中很多就有补血的功效，只要平时注意多吃这些食物，就能起到补血的作用。下面我就将补血的家常食物做一下盘点，以供选择。

大枣——气血双补

大枣富含蛋白质、脂肪、糖类、胡萝卜素、B族维生素、维生素C、维生素P以及钙、磷、铁和环磷酸腺苷等营养成分。大枣的维生素C含量在果品中名列前茅，有"天然维生素丸"的美誉。

枣能气血双补，而且含有丰富的铁元素。对于女性来说，在月经期可以补血补气，平时还能帮助延缓衰老，所以有"一日食三枣，红颜永到老"的说法。

红豆——益气补血

红豆含有多种营养成分，尤其是维生素C含量丰富，另外还含多种矿物质。李时珍称红豆为"心之谷"，可健脾益胃，通气除烦，益气补血，还有很好的利尿作用。

红豆富含铁质，能使人气色红润。多吃红豆还可补血、促进血液循环、增强抵抗力等。同时，红豆还有补充经期营养、舒缓经痛的效果，是女性健康的良好伙伴。

花生——补血乌发

花生是全世界公认的健康食品，中医认为花生的功效是调和脾胃，补血止血，降压降脂。

其中补血止血的作用主要就是花生外那层红衣的功劳。现代医学认为，花生红衣能抑制纤维蛋白的溶解，增加血小板的含量，改善血小板的质量，改善凝血因子的缺陷，增强毛细血管的收缩功能，促进骨髓造血机能。所以花生对各种出血及出血引起的贫血、再生障碍性贫血等疾病有明显效果。

女性朋友，尤其是处于经期、孕期、产后和哺乳期的女性更应该常吃、多吃花生，因为这些时期的女性失血和消耗营养较多，花生红衣对于女性养血、补血很有好处。同时，花生红衣还有生发、乌发的效果。中医认为，"发者血之余"，脱发、白发是因为血亏，使发不得滋养所致。而花生红衣养血、补血，能使人的头发更加乌黑靓丽。

驴肉——滋阴补血

驴肉营养价值相当高，蛋白质含量比牛肉、猪肉都高，而脂肪含量比牛肉、猪肉低，是典型的高蛋白、低脂肪食物，还含有碳水化合物、钙、磷、铁及人体所需的多种氨基酸，能为体弱、病后调养的人提供良好的营养素。

中医认为，驴肉性味甘凉，有补气养

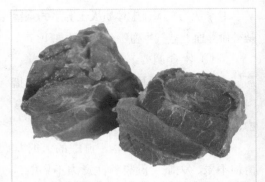

◎驴肉营养价值丰富，高蛋白质而低脂肪，是体弱、病后调养者的进补佳品

血、滋阴壮阳、安神去烦功效。享誉中外的著名滋补药品阿胶，就是用驴皮熬制的，是女人常用的补血佳品。

黑木耳——补血养颜

黑木耳营养丰富，质地柔软，味道鲜美，是现代营养学家极力推荐的黑色食品，有"素中之荤"和"素食之王"的美誉。

现代研究表明，黑木耳含有能清洁血液并具解毒作用的物质，能帮助消除体内毒素，故有健身、美容、乌发等作用。因此对于女人来说，黑木耳是很好的排毒食物。

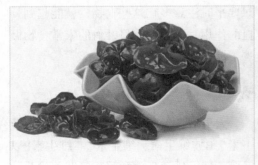

◎黑木耳、桃子也是补血养阴的佳品，对女性尤为有效。

第九章

CHAPTER NINE

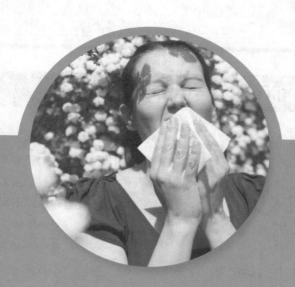

易过敏的特禀体质
——益气固表远离过敏

●特禀体质是由于禀赋不足或禀赋遗传等因素造成的特殊体质，在遇到一些致敏原时易发生过敏现象。因此，特禀体质者应以益气固表、补脾肺肾为原则，多食清淡食物，远离"发物"。

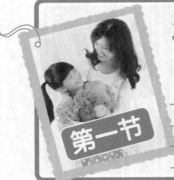

益气固表，养血消风
——改善过敏体质

第一节

◎现代中医体质学把过敏作为一种独立的体质，足见其对人类健康的影响有多么严重。改善过敏体质应从认识自我开始，运用正确的方法逐渐改善自我，不刻意阻断过敏源，从根本上改变过敏状态，这是治疗过敏体质的最佳方法。

❤ 过敏体质，健康的危险信号

人类面临的各类疾病——癌症、心血管疾病、呼吸道疾病、消化道疾病……都呈现出异常的增长。现在变态反应，即过敏——这个能够发生在人体各个器官、累及到人体各种组织的疾病已经越来越频繁地出现在我们面前。

现代中医体质学把过敏作为一种独立的体质（即特禀体质），足见其对人类

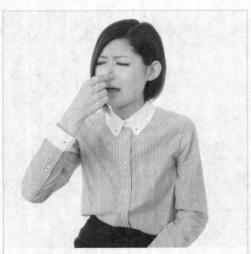

◎过敏体质易引发过敏性鼻炎、过敏性哮喘、荨麻疹和湿疹等症，对人体健康危害甚大。

健康的影响有多么严重。那么，过敏能让人体有什么样的症状呢？根据每个人不同的调节状况，过敏源内源性和外源性的不同，过敏能够导致不同的病症。

（1）过敏性鼻炎常年或者季节性发作，一连打几十个喷嚏，鼻黏膜分泌物不断、鼻塞，不仅严重影响工作、学习、休息，还有可能发生癌变。

（2）过敏性哮喘。

（3）荨麻疹和湿疹也是让人觉得痛苦的一类疾病，能让人无法正常地工作、休息。

（4）食物性过敏源能让人的肠道长期受过敏源刺激，改变肠道黏膜组织结构，使人体处于长期的免疫负担下，极易导致人体各种慢性疾病的发生。

（5）过敏性紫癜也是近年常见病，多见于儿童、妇女。

（6）牛皮癣也是和变态反应关联十分紧密的疾病。

除此之外，小儿多动症、部分癫痫病

直性脊椎炎、干燥综合征等疾病。现在常见的变态反应疾病有50多种了。

对于过敏体质，必须知道一些有关过敏的常识。当然，最主要的还是要认识什么是致敏原。在医学上来讲，可以引起过敏反应的物质就叫致敏原。

虽然过敏的症状变化莫测，来去无常，但许多有过敏症的人都有类似的经历：休假、旅游时心情轻松愉快，过敏症状就变轻一些，而且很快就会好转。但如果赶上考试、出差、工作忙碌，过敏症就会十分严重而且迟迟不愈。人的情绪变化与免疫系统有着非常密切的联系，因而也会对过敏症状有影响。所以，当过敏症发作的时候，先好好休息一下，让自己情绪放松，早点痊愈。

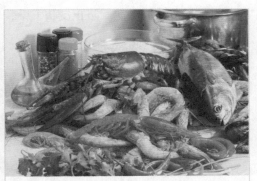
◎食物性过敏源会使人体处于长期的免疫负担下，极易导致各种慢性疾病的发生，如牛奶、鱼、虾、蛋等皆属食物过敏源。

人、长期偏头疼、各种慢性肠道疾病、各种慢性口腔疾病都和过敏有着直接的关系。对内源性过敏源，常能够导致人体的自身免疫性疾病，也就是风湿病，包括系统性红斑狼疮、皮肌炎、多发性肌炎、强

常见的致敏原

食物	任何食物都可能是诱因，但最常见的是牛奶、鱼、虾、肉、蛋、豆子和干果，因为这类食物中含有丰富的蛋白质。
化学物质	使用了青霉素、巴比妥、抗抑郁药、疫苗等药物，或食用了被药物污染的肉类，可引起过敏症状。此外，由于食品加工业的发展，大量食品中含有添加剂、保鲜剂、食物色素、抗氧化剂，这些也是不容忽视的致敏原。
环境成分	空气中的花粉、柳絮、尘螨或农田中的农药挥发物可被吸入鼻腔，引起强烈的刺激、流涕、咳喘等症状。
皮肤接触物	某些内衣纤维材料、有刺激性的化妆品、各种射线，包括过强的阳光中的紫外线照射。

♥ 皮肤过敏，特禀体质的最大苦恼

过敏体质最常见的莫过于皮肤过敏。从医学角度讲，皮肤过敏主要是指当皮肤受到各种刺激，如不良反应的化妆品、化学制剂、花粉、某些食品、污染的空气等，导致皮肤出现红肿、发痒、脱皮及过敏性皮炎等异常现象。对皮肤过敏的人来

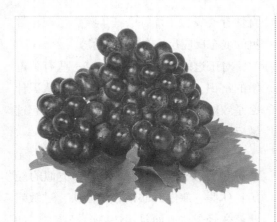

◎在生活中经常食用葡萄，并把葡萄籽一起嚼碎吞下，可以起到防治皮肤过敏的效果。

说，就要在生活中加强注意，尽量避开致敏原。因此，应当做到以下几点。

（1）要远离过敏源。因为过敏症状会永远存在，不可能根治，只能随时小心防范，避免接触有可能导致过敏的过敏源。

（2）要清楚了解你所使用的护肤品和它们的用法。避免使用疗效强、过于活性和可能对皮肤产生刺激的物质。过度、不当地使用强效清洁用品会破坏皮肤表层天然的保护组织；过于活性、能使血液循环加速的化妆品也会刺激皮肤造成伤害。洗脸不要用药皂等皂性洗剂，因界面活性剂是分解角质的高手，要极力避免。最好使用乳剂，或非皂性的肥皂，可以调节酸碱度，适应肌肤。磨砂膏、去角质剂等产品更应该敬而远之。采用简单的洁肤、爽肤、润肤程序。

（3）平时应多用温水清洗皮肤，在春季花粉飞扬的地区，要尽量减少外出，避免引起花粉皮炎。可于早晚使用润肤霜，以保持皮肤的滋润，防止皮肤干燥、脱屑。

（4）强化肌肤的抵抗力也是有效的基本对策，如睡眠充足、饮食充足均衡、情绪和谐、减少皮肤的刺激等。轻微的敏感只要处置得当，很快便会恢复，严重时则要迅速就医。

（5）不要擅自用药。未经皮肤科医生诊断，不要自行到药店购买副肾皮质激素软膏使用，这是伤害皮肤的做法。因为它对抑制炎症虽然有效，但长时间使用会产生副作用而危及健康。

（6）在饮食上，要多食新鲜的水果、蔬菜，饮食要均衡，最好包括大量含丰富维生素C的生果蔬菜，任何含B族维生素的食物。饮用大量清水，除了各种好处外，它更能在体内滋润皮肤。平时自制一些营养面膜，如黄瓜汁面膜、丝瓜汁面膜、鸡蛋清蜂蜜面膜等，以逐步改善皮肤状况，获得皮肤的健康。

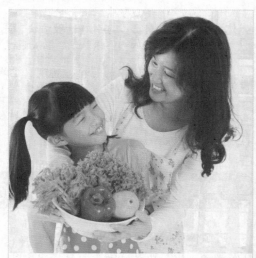

◎多食新鲜的水果、蔬菜，特别是富含B族维生素和维生素C的果蔬能逐渐改善皮肤过敏的状况。

（7）随身衣物要冲洗干净，残余在衣物毛巾中的洗洁精可能刺激皮肤。

（8）睡眠具美容功效，每天8小时的充分睡眠，是任何护肤品都不能代替。

（9）运动能增进血液循环，增强皮肤抵抗力，进入最佳状态。

鼻子过敏，芳香疗法就能搞定

鼻子过敏很常见，有遗传因素，但更多情况下是由过敏源引发的。比如花粉、某些特定的气味，等等。芳香疗法对鼻子过敏很有效果，具体方法如下。

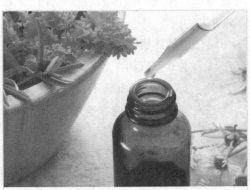

◎芳香疗法对治疗鼻子过敏很有效果，状况严重者不妨一试。

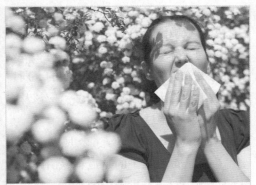

◎鼻子过敏是常见的现象，多数是由过敏原引起的，如花粉、某些刺激性气味等。

适用精油

洋甘菊、迷迭香、茶树、马郁兰、安息香、尤加利、香蜂草。

魔法配方

1.按摩配方

茶树5滴+迷迭香5滴+马郁兰2滴+胡桃油20毫升

2.熏蒸配方

香蜂草2滴+尤加利3滴

茶树1滴+佛手柑1滴+薰衣草1滴

3.吸嗅配方

甜橙2滴+柠檬2滴+尤加利1滴

使用方法

（1）按摩：全身或者局部按摩皆可，不过应该加强胸口和鼻子部位。这样可以减少过敏发生的概率。

（2）熏蒸：取用于熏蒸的复方精油3～5滴，滴入热水中，吸入含有精油因子的蒸汽。

（3）吸嗅：感觉不适时，将精油滴在手帕上直接吸嗅。

使用须知

蒸汽吸入法是缓解花粉过敏最有效的方法。

预测和预防新生儿的过敏症

过敏是指生物体对外来的异物（过敏原即抗原），所产生的一种不适当反应。此种引起过敏感反应的异物，我们通常称为过敏原。而我们身体会对过敏原产生过敏性抗体。

现在过敏体质的孩子越来越多，许多父母认为室外空气污浊，就很少把孩子带到户外。如果室内通风不良，尘螨、霉菌、毛发等过敏原就会在室内不断累积，室内空气质量反而比户外更差。

过敏是孩童时期较为常见的疾病之一，它包括支气管炎、气喘、过敏性鼻炎、食物过敏、过敏性结膜炎和药物过敏等。

过敏症状发生的顺序有可能改变。通常在幼儿时期是食物过敏或湿疹，以后这些问题可能消失了，但可能会出现过敏性鼻炎或气喘的呼吸道过敏。湿疹与气喘可能并存，也可能并发其他过敏症。

以下两种方法，皆可有效预测过敏儿的发生。

（1）新生儿脐带血中若含有较高的过敏性球蛋白E，则婴幼儿以后也较容易罹患过敏病。

（2）有明显的过敏病家族史。过敏体质的父母易生下过敏病的小孩。

虽然致敏因子有尘螨、花粉、猫狗毛屑分泌物、蟑螂等诸多因素，但对于婴幼儿而言，他们的行动是受到限制的，所以导致过敏症的因素以食物居多。应该从食物方面尽量杜绝过敏源。

（1）完全喂哺母乳6个月以上：以蛋、牛奶、黄豆为主的是最容易引起过敏症的食物，对于有过敏症的小孩，尽可能

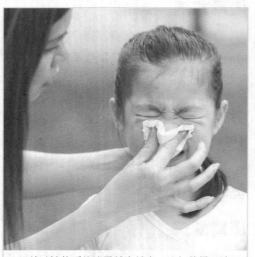

◎目前过敏体质的孩子越来越多，这与外界环境恶化导致过敏源增多以及孩子越来越缺乏锻炼有关。

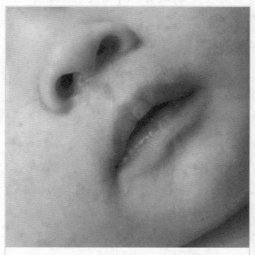

◎对于新生儿来说过敏更为常见，包括支气管炎、气喘、过敏性鼻炎、食物过敏等多种症状。

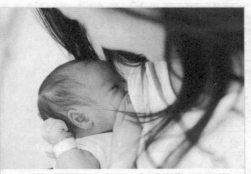

◎对于有过敏症的小儿，应尽可能以母乳喂养，因为母乳不但容易消化吸收而且含有丰富的免疫抗体。

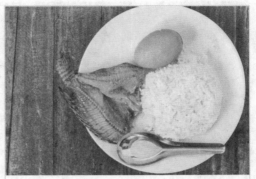

◎小儿出生6个月以内不要喂辅食，尤其是鸡蛋、海鲜等，该类食物常是过敏症的根源。

以母乳喂养，且至少喂6个月，母乳不但容易消化吸收、不易过敏，而且母乳当中含有丰富的免疫抗体，可以保护婴儿的肠胃，避免吸收到过敏性物质，因此能够防止小宝宝肠胃吸收不良的过敏症。

牛奶是易引起过敏的食物，在婴儿尚未成熟的肠胃道，易将此过敏源吞噬进体内，导致过敏的发生，而母乳则无此顾虑。对于喂哺母乳的妈妈，我们建议尽量避免食用自己已确知易导致过敏的食物，如牛奶、海鲜（虾、蟹）和有壳坚果（花生）。

（2）水解蛋白配方婴儿奶粉。如果无法喂母乳的话，建议以蛋白质经过水解的低过敏性水解蛋白配方奶粉来取代母乳，喂哺宝宝至少6个月以上。

（3）出生后6个月内不要喂辅食。有些家长会在孩子的消化机能尚未成熟之前，就开始喂各种不同的食物，常是过敏症的根源。因此，等宝宝满6个月，消化机能健全之后，才开始喂辅食，这样比较放心。

添加辅食可以从不易过敏的婴儿米粉开始。辅食的添加一般至6个月后才开

始，蛋容易发生过敏的食物，建议1~2岁后再添加或避免食用。

（4）注意环境中的过敏源。家里要尽量保持干净、减少灰尘；不在屋内吸烟，减少空气污染；寝具要用防尘套罩住，以隔绝尘螨；居家尽可能保持低尘螨、低污染的环境，以减少过敏原对人体的刺激。

此外注意平日饮食。西瓜、杧果等水果均含过敏蛋白，冰冷、含咖啡因的饮料（可乐、茶、咖啡）、橘子、海鲜鱼虾、油炸食品、玉米、乳制品、鸡蛋、草莓、味精、巧克力等食物都有可能导致过敏。

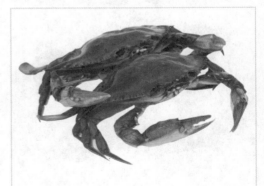

◎在生活中，过敏体质的人要注意少食用或不食用海产品或会引起自己身体过敏的食物。

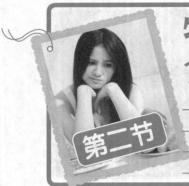

特禀体质：合理"挑"食，培本固表防过敏

第二节

◎从中医角度看，过敏的原因多与虚证有关，有先天和后天之分。过敏体质有一定遗传性，也就是我们常说的先天体虚，这个多与"肾虚"有关，所以对于过敏性的偏颇体质是可以调理过来的。

💗 过敏体质的内在因素——先天禀赋不足

在日常生活中，我们常常会碰到这样的情况，同样是进食鱼虾，有些人会安然无恙；而有些人则会出现全身起红疹，皮肤瘙痒难忍；还有一部分人可能会诱发鼻炎、哮喘、肠炎等。这是为什么呢？原来我们每个人先天的禀赋不同，对不同的物质在人体的反应也不同，因此就会出现上面的现象，我们习惯称这种现象为过敏。

过敏有遗传性，当父母气血阴阳不足或有偏颇之时，这些气血阴阳不足或有偏颇就可通过生殖之精传递给后代，后代就会出现先天禀赋不足的过敏体质。简单地说，先天禀赋决定了体质的主要状况，就像生命的初稿，尽管经过后天的反复修改，表面也可能发生变化，实质却变化不大，而过敏体质就是先天不足而形成的生命的初稿。

同样，现代医学明确地指出过敏性体质与先天禀赋不足有关，不过他们把这种先天不足称为免疫缺陷。

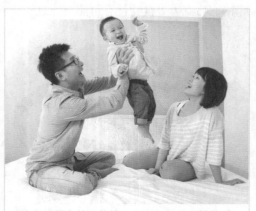

◎特禀体质有其遗传性，父母如果是过敏体质，生下的小孩也易患过敏病。

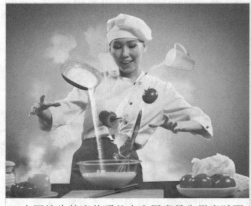

◎中医认为特禀体质的内在因素是先天禀赋不足，可以通过后天的合理饮食调整过来。

特禀体质补充维生素要慎重

每个人的体质都是不一样的，当然对药物的反应也就有所不同。我们知道维生素的种类有很多，由此也就带来了许多人对不同维生素的过敏。过敏研究发现，B族维生素、维生素C和维生素E易成为引发维生素过敏的罪魁祸首。

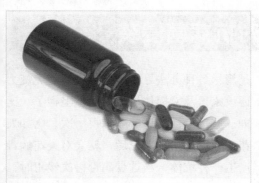

◎特禀体质易对多种维生素过敏，如B族维生素、维生素C、维生素E等。

B族维生素导致过敏

B族维生素是中国居民普遍缺乏的维生素之一，大概有30％的人都不同程度地缺乏B族维生素。但一些人在补充B族维生素时会出现过敏反应，尤其是那些有过药物性过敏经历的人，在服用B族维生素2~3天后，面部及全身皮肤出现弥漫性红色斑样丘疹，局部皮肤可出现瘙痒、发红、轻度肿胀、口唇肿胀、灼热，口腔周围出现红斑等情况，就是B族维生素导致过敏的表现。所以，当你真的需要B族维生素时，千万不要自己盲目购买和服用复合B族维生素，还是先要征求医生的意见。

维生素E导致过敏

维生素E可以内服，还可以外用，比如，许多女性就把它直接涂抹在脸部，或者加入面膜中，对皮肤大有好处。但不是所有人都能"享受"维生素E的美容待遇，而是以皮肤红肿、出现白色的小粉粒等来回报维生素E。如果你要用维生素E美容，最好先把其涂抹在胳膊上，试一试自己是否有过敏反应，然后再使用到脸上。

维生素C导致过敏

在维生素家族中，维生素C是抗过敏效果最好的。但是有人会出现维生素C过敏的症状，比如皮疹、扰乱正常呼吸等。

在使用维生素之前，许多人都不知道自己是过敏体质。当过敏产生之后，立即停用维生素是最好的摆脱过敏的办法。为了避免维生素过敏反应，还是尽量采取从食物中摄取维生素的方式。

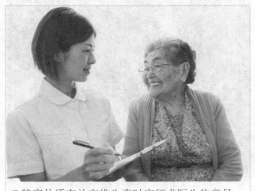

◎特禀体质在补充维生素时应征求医生的意见，不要盲目服用，以免出现不良反应。

免疫力是盔甲，改善特禀体质的秘密武器

第三节

◎免疫力是人体自身的防御机制，是人体识别和消灭外来侵入的任何异物（病毒、细菌等）；处理衰老、损伤、死亡、变性的自身细胞以及识别和处理体内突变细胞和病毒感染细胞的能力。如果免疫力强，邪气就无法兴风作浪。

身体不适，让免疫力对抗病菌侵袭

有人说人体堪比设计精密的计算机，其实人体比计算机更精密。计算机的杀毒软件尚需安装才能起到一定的防护作用，而且对有些病毒无计可施，但人体生来自有免疫力。这种防护是全方位的，只要免疫组织检测到人体受到"攻击"，就会自动"调兵遣将"进行反击。

但是，在我们的生活里，已经习惯了一生病就看医生、吃药、打针，总之就是想尽各种办法寻求外援，身体的免疫力还没来得及发挥作用就已经被阻拦了。比如一些传染性疾病一般只得一次，比如天花，人得过一次天花后，就会对天花病毒产生一种抗体，当这种病毒再次侵犯时，人体自身就能进行有效地抵御，病毒也无法伤害我们了。而如果我们总是在疾病初起时就立刻服用某种药物，慢慢地你就会发现，自己对这种病没有任何的抵抗能

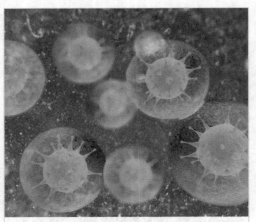

◎改善特禀体质的关键在于提升人体的免疫力，免疫力是人体自身的防御机制，能识别和消灭外来侵入的异物。

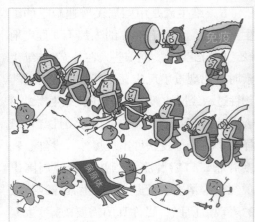

◎特禀体质者不宜一有小病就吃药打针，否则对培养自身的免疫力不利，长久下去还会形成对药物的依赖。

力，就像流感，有的人被传染后马上就吃药、打针，但以后每次流感来袭时，照样还是会被传染；而有的人根本不把流感当回事，流感也就很少找上门了。为什么积极治疗的人却反倒更容易染病呢？这就是由于身体的免疫力长期闲置，以致"罢工"，身体的抗病能力已经非常弱。

身体出现不适时，不要急着吃药打针，先让免疫力显显身手，特别是像感冒、头疼、咳嗽、口腔溃疡之类的小毛病，一般通过饮食调节再加上自身的免疫调节就能治好了。不过如果是外部伤口或者来势汹汹的急症重症，最好还是尽快去

找医生进行诊断治疗，只靠免疫力肯定是不行的。

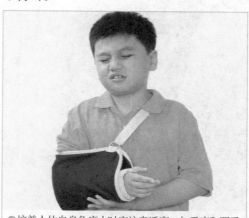

◎培养人体自身免疫力时应注意适度，如重病和严重外伤则不宜耽误，要立即就医。

日益衰弱的免疫力给邪气可乘之机

人们总是有这样那样的不适，咳嗽、流鼻水、挥之不去的流行性感冒、断不了根的肠胃病……对这些疾病，有些人很快就能战胜它们，身体康复很快，但有些人

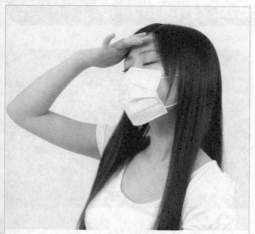

◎感冒、头痛、咳嗽、口腔溃疡之类的小毛病，一般可以通过饮食调节和自身的免疫力治愈。

恢复却很慢，甚至恢复不了，这是什么原因呢？其实，这与免疫力有关。

生病时，免疫力强的人可以从疾病中很快恢复过来；相反，如果免疫力比较差，人体免疫能力没有发挥正常功能时，人就很难战胜疾病。艾滋病患者就是处于"危机四伏"的情况当中，这种疾病的特征是免疫失调，免疫力衰竭，使病人容易受细菌、微生物、病毒或真菌的感染。

免疫力是阻止外邪、防止疾病入侵的盔甲，所以我们要提升免疫力。但免疫力是不是越高越好呢？研究发现，免疫力过度活跃也会产生问题，它可能导致过敏或自体疾病的发生。过敏是免疫能力对某些没有威胁性的物质，如花粉、动物皮毛

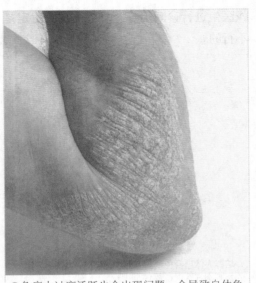

◎免疫力过度活跃也会出现问题，会导致自体免疫反应症，如风湿性关节炎、牛皮癣等，所以在健康的人体里，免疫力都处于一种平衡状态。

等，产生过度反应的结果。免疫力过分活跃就分不清敌我，就会攻击自己的细胞或组织，导致自体免疫反应症。对于自体免疫疾病的治疗，如风湿性关节炎、多发性硬化症、胰岛素依赖性糖尿病、牛皮癣、肌纤维痛和肠炎等，一般都给予病人药物抑制他的自体免疫反应。但是这样做会削弱体内免疫力，而在这种情况下，人们就比较容易患上癌症和各种病毒性感染。况且药物也只能发挥抑制症状的效果，而无法治疗疾病。

由此可见，身体健康的人，免疫力应该处于一种平衡的状态：它能恰如其分地去抵抗病菌感染，治疗伤口，杀死癌细胞。良好的免疫力不会过度反应也不会反应不及。恰当的免疫反应让我们拥有健康。

当我们的免疫功能无法正常运作时，我们就容易受到疾病的感染，而造成免疫力低下的原因很多，诸如遗传、化学或放射性治疗、运动过度、老化、压力或是饮食不均衡等因素都可能降低人体的免疫力，因而容易使我们得病。

吃对维生素，让你的免疫力节节升高

要想有一个坚固的免疫系统，维生素的功用不可小觑。

在维生素家族中，一般人都知道，维生素C是增强人体免疫力的生力军。然而，事实上不仅维生素C可以提高和增强人体的免疫力，B族维生素和维生素A等也能起到相同的作用。下面，我就来分析一下维生素是怎样增强人体免疫力的。

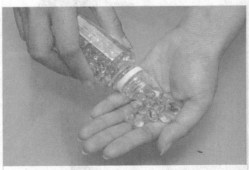

◎维生素对于提高免疫力来说不可或缺，如维生素C、维生素E就是增强人体免疫力的生力军。

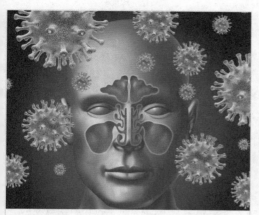

◎人体如果缺乏维生素A，上皮细胞组织会变性，防御力下降，人体免疫力被削弱，病菌就会趁机入侵。

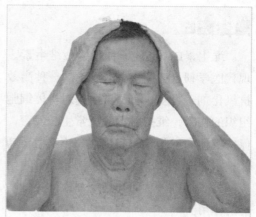

◎人体如果缺乏维生素B₁和维生素B₂，失眠、倦怠就会随之而来，人体免疫力自然大大降低。

维生素A

维生素A是一种无色的脂溶性维生素。现代医学研究表明，维生素A能促进生长发育，提高机体对蛋白质的利用率，加快细胞分裂，刺激新的细胞生长。维生素A能维护上皮细胞组织，如消化道、呼吸道、泌尿道的正常生长，抵御传染病。当维生素A供给不足时，上皮细胞组织会变性，防御能力下降，人体免疫力就会被削弱。

B族维生素

如果你总是被疲劳困扰，总也离不开浓茶和咖啡的陪伴，那就说明你身体的免疫力正处于低谷期，你急需补充B族维生素，才能将"过劳死"扼杀在摇篮里。B族维生素在免疫力方面的重要意义是，任何一种B族维生素的缺乏都会导致人体的免疫力大降。

在B族维生素中，维生素B₁和维生素B₂的免疫角色最为重要。维生素B₁可以促进糖的代谢，维持神经系统正常运作；维生素B₂能让体内的糖、蛋白质、脂肪顺利代谢。当人体缺乏这两种维生素时，失眠、倦怠就会随之而来，人体的免疫力也会因此而大大降低。

维生素C

维生素C具有预防感冒的作用，这已是人尽皆知的事实。这主要是因为维生素C能刺激体内产生干扰素（一种参与抗癌的活性物质）干扰病毒，进而减少白细胞与病毒的结合，保持白细胞的数目。而在感冒期间，人体白细胞中的维生素C会急速地消耗，因此此时需要大量补充维生素C，以增强免疫力。在感冒多发的季节，成人补充1000毫克维生素C就可以增强体内白细胞吞噬细菌和病毒的能力，从而增强免疫力。维生素C还可以防治坏血病，因而又叫抗坏血酸或称抗坏血病维生素。

维生素E

维生素E，也是一种脂溶性维生素。现代医学研究发现，维生素E是一种高效抗氧化剂，可阻止有毒自由基对机体细胞组织的伤害，维持肌肉的正常生长发育，保持机体内细胞膜的完整性和正常生理功能，并能有效地减少细胞中脂褐质的生成，保护细胞，从而起到增强人体免疫功能的作用。

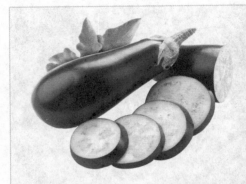

◎维生素E是一种高效抗氧化剂，对增强人体免疫功能起到一定作用，茄子等果蔬中富含维生素E。

❤ 饮食跟着季节走，身体才能固若金汤

人们的饮食要顺应四时自然变化才能达到养护身体、保持身体健康的目的。天气干燥，容易伤肾脏；天气偏热容易伤心肺；多风和大风天气容易伤肝脏；寒湿或湿热天气则易伤脾胃。而人的饮食起居在不同的天气、气候条件下，也须有所差异。《饮膳正要》曰："春气温，宜食麦以凉之；夏气热，宜食菽以寒之；秋气爽，宜食麻以润其燥；冬气寒，宜食黍以热性治其寒。"说的就是根据不同季节摄取不同食物的道理。

春季：湿润偏热宜健脾补气

春暖花开，万象更新，气候宜人，空气中相对湿度高于60%，气温在20~32℃。在这种天气下，人体的新陈代谢较为活跃，很适宜食用葱、枣、花生等食品。古人还认为：春发散，宜食辛甘发散之品，不宜食酸性之味。

较清淡温和且扶助正气、补益元气的食物是春季食补上上之选。如偏于气虚的，可多吃一些健脾益气的食物，如米粥、红薯、山药、土豆、鸡蛋、花生、芝麻、大枣、栗子、蜂蜜、牛奶等。偏于补气阴的，可多吃一些益气养阴的食物，如胡萝卜、豆芽、豆腐、莲藕、荸荠、百合、银耳、蘑菇、鸡蛋等。另外，春季还要吃些低脂肪、高维生素、高矿物质的食

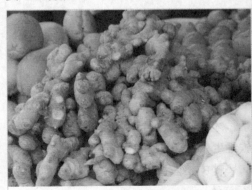

◎春季宜食辛甘发散的食物，如葱、花生、姜等，不宜食酸。

物，如新鲜荠菜、油菜、芹菜、菠菜、马兰头、枸杞头、香椿头、蒲公英等，这对在冬季过食膏粱厚味、近火重裘所致内热偏亢者，还可起到清热解毒、凉血明目、通利二便、醒脾开胃等功效。

夏季：清淡饮食应对高温高湿

炎热的夏季，人体能量消耗极大。空气中相对湿度高于70%，气温高于32℃的湿热交蒸气候，使得人们食欲普遍下降，消化能力减弱。饮食应侧重健脾、消暑、化食，以清淡爽口又能刺激食欲的饮食为主，注意食物的色、香、味的协调搭配，以提高食欲，还可多食各种凉拌蔬菜并多吃瓜类水果喝凉茶、绿豆汤、酸梅汤等，但不要过食生冷食品，以免损伤脾胃。

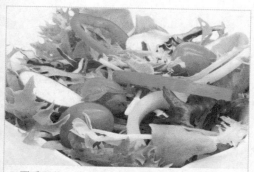

◎夏季湿热，饮食应以健脾、消暑、化食为主，如各种凉拌蔬菜、凉茶、绿豆汤等，但注意适度，不宜过量。

秋季：干燥偏寒，燥则润之

秋天天高气爽，空气中相对湿度40%，气温在5~20℃，气候宜人。但深秋季节，"燥邪"易犯肺伤津，引起咽干、鼻燥、声嘶、肤涩等燥症。"燥则润之"，宜少食辣椒、大葱、白酒等燥烈食品，多吃湿润温热性质的食品，例如，芝麻、糯米、萝卜、百合、豆腐、银耳、鸭肉、梨、柿、香蕉、苹果等，多饮些蜂蜜水、淡茶、菜汤、豆浆、莲子汤等，以润肺生津，养阴清燥。进补时遵循"补而不峻""防燥不腻"的原则。

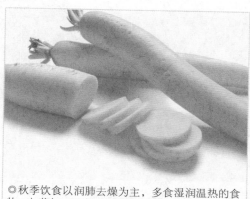

◎秋季饮食以润肺去燥为主，多食湿润温热的食物，如萝卜、百合、豆腐、鸭肉等。

冬季：干燥寒冷天气

冬天寒冷来袭，阴盛阳衰，空气中相对湿度40%，气温低于5℃。冬季食补要"三九补一冬，来年无病痛"，这样利于

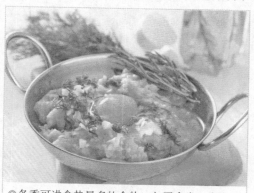

◎冬季可进食热量多的食物，如蛋禽类、肉类，还可适量饮酒以活血驱寒。

促进人体的新陈代谢，改善"畏寒"的现象，宜多吃一些热量较高的食物，注意养阳，"虚则补之，寒则温之。"《千金翼方》载："秋冬间，暖里腹。"冬天多食蛋禽类、肉类等热量多的食品，也必须注意饮食平衡，多食蔬菜，还要适当吃一些"热性水果"，例如柑橘、荔枝、山楂，并且喝些药酒、黄酒等。

要想赢得健康，合理饮食必不可少，要想合理膳食，随四季择食而疗，方能护佑身体的健康。

第十章

CHAPTER TEN

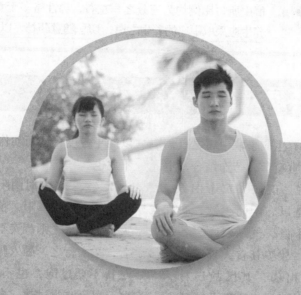

形神和谐的平和体质
——养生博采"中庸之道"

平和体质的主要表现有：面色、肤色润泽，头发稠密有光泽，目光有神，鼻色明润，嗅觉通利，味觉正常，唇色红润，精力充沛，不易疲劳，耐受寒热，睡眠安和，胃口良好，两便正常，舌色淡红，苔薄白，脉和有神

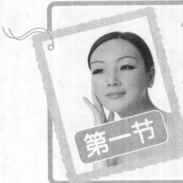

气血和谐，七情适度——得天独厚的平和体质

◎平和体质是最稳定健康的体质，平和体质者一般先天禀赋良好，后天又调养得当，是得天独厚的体质，平和体质在我国人群中所占比例约为三分之一左右，男性略多于女性。平和体质养生应采取中庸的养生之道，切忌随意药补，以免失之偏颇。

❤ 平和体质养生应采取中庸之道

平和体质日常养生应采取中庸之道，注意摄生保养，饮食有节，劳逸结合，生活规律，坚持锻炼。正如《黄帝内经·素问》所云："是以志闲而少欲，心安而不惧，形劳而不倦，气从以顺，各从其欲，皆得所愿，故美其食，任其服，乐其俗，高下不相慕，其民故曰朴，是以嗜欲不能劳其目，淫邪不能惑其心，愚智贤不肖不惧于物，故合于道，所

以能年皆度百岁而动作不衰者，以其德全不危也。"

又云："四时阴阳者，万物之根本，所以圣人春夏养阳，秋冬养阴……逆之则灾害生，从之则苛疾不起，是谓得道，道者，圣人行之，愚人佩之。"饮食上注意吃得不要过饱，也不能过饥；不吃得过凉，也不吃得过热。多吃五谷杂粮、蔬菜瓜果，少食过于油腻及辛辣之物。《千金

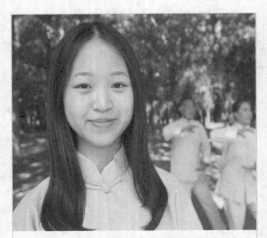

◎平和体质是健康稳定的体质，平和体质者先天禀赋良好，后天调养得当，是一种得天独厚的体质。

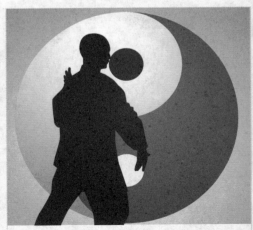

◎平和体质养生应采取中庸之道，平和体质者只要注意饮食有节、劳逸结合，一般都能健康无恙，长命百岁。

翼方》记载："安身之本，必资于食……不知食宜者，不足以存生也。"

平和体质除在饮食上采取中庸之道外，在日常养生也要做到"防未病"。人生病主要有两个原因，一个是内邪，一个是外邪。对于平和体质的人来说，一般自身不容易生病，但如果不注意生活习惯，感受了外邪，虽然可能比一般人抗病能力更强，但还是会生病的。

事实上，每个平和体质的人正常情况下都能活到百岁，但往往因饮食不节、起居失常、寒暑之变、情志所伤等原因造成体弱早衰，甚至夭亡。一般来说，保养方式欠佳是诱发平和体质者疾病和缩短寿命的根本原因。人们欲延年益寿，首先应在疾病预防上下功夫。如果疾病已经形成才用药治疗，这时候已略显晚矣。因此，平和体质的人也要有"未病先防"的思想。

平和体质者养生的注意事项

劳逸结合	劳动和休息是调节人体各器官生理功能的必要条件，过劳则伤气损血，过逸则滞气涩血。因此，平素要注意劳逸结合，保证气血充沛、运行无阻，才能体健身强。
勤动脑	大脑如同机械，用才能灵活，不用则易生锈。
保养眼部	利用春秋之季，每日早晚到室外望远、看近，并在休息时闭目使眼球上下左右转动，大约10分钟即可。这有利于气血通畅而使眼不花，已花者亦可减轻症状。
调整呼吸	每天早晨起床后到室外，深深吸入外界的清气，缓缓呼出体内的浊气，约10分钟为宜。这对增强肺的功能活动，防止气管炎和肺气肿的发生都是简单有效的方法。
注意气候变化	冷热是调节人体各器官阴阳平衡的重要因素之一，如寒热失调、阴阳不和，则产生偏寒或偏热之病，因此要时刻注意寒暑之变，以防外邪侵袭。
适当运动	工作之余适当进行肢体活动，有利于气血运行，使关节滑利而动作不衰。

总之，长寿是通过养生来实现的，养生的目的就是调养生命机能，有效地预防疾病的发生，从而保持身体机能旺盛不衰，这是延年益寿行之有效的措施。即使是平和体质的人，也必须外避寒暑、内扬正气、饮食有节、起居有常、勿妄劳作，才能有效地预防疾病。反之，若违背养生之道，则易使百病加身。延年益寿需要理论和实践相结合，切忌空谈理性的认识，而不去施行。

顺四时，调五味，平和体质这样养护

平和体质的人一般体形匀称，面色、肤色润泽，头发稠密有光泽，目光有神，鼻色明润，嗅觉通利，味觉正常，唇色红润，精力充沛，不易疲劳，耐受寒热，睡眠安和，胃口良好，两便正常，舌色淡红，苔薄白，脉和有神。

对于平和体质的人，养生保健宜饮食调理而不宜药补。平和之人阴阳平和，不需要药物纠正阴阳之偏正盛衰，如果用药物补益反而容易破坏阴阳平衡。对于饮食调理，首先，"谨和五味"。饮食应清淡，不宜有偏嗜。因五味偏嗜，会破坏身体的平衡状态。如过酸伤脾，过咸伤心，过甜伤肾，过辛伤肝，过苦伤肺。其次，在维持自身阴阳平衡的同时，平和体质的

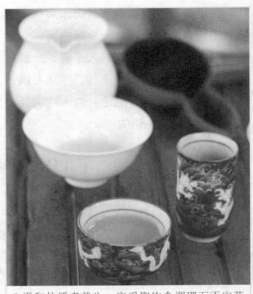

◎平和体质者养生，应采取饮食调理而不宜药补，药补容易破坏其体内的阴阳平衡。

人还应该注意自然界的四时阴阳变化，顺应此变化，可保持自身与自然界的整体阴阳平衡。再则，平和体质的人可酌量选食具有缓补阴阳作用的食物，以增强体质。

这类食物有粳米、薏苡仁、豇豆、韭菜、红薯、南瓜、白果、核桃、龙眼、莲子、鸡、牛、羊等。平和体质的人春季阳气初生，宜食辛甘之品以发散，而不宜食酸收之味，宜食韭菜、香菜、豆豉、萝卜、枣、猪肉等；夏季心火当令，宜多食酸味助肺以制心，且饮食宜清淡而不宜食肥甘厚味，宜食菠菜、黄瓜、丝瓜、冬瓜、桃、李、绿豆、鸡肉、鸭肉等；秋季干燥易伤津液，宜食性润之品以生津液，而不宜食辛散之品，宜食银耳、杏、梨、

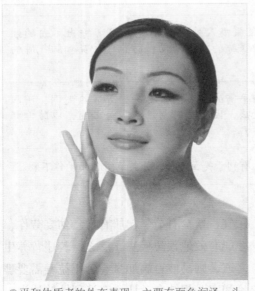

◎平和体质者的外在表现，主要有面色润泽、头发稠密、目光有神、鼻色明润、唇色红润等。

白扁豆、蚕豆、鸭肉、猪肉等；冬季阳气衰微，故宜食温补之品以保护阳气，而不宜食寒凉之品，宜食大白菜、板栗、枣、黑豆、刀豆、羊肉、狗肉等。

另外，南瓜蒸百合是平和体质者的佳品。准备南瓜250克，百合100克，罐装红樱桃1粒，白糖、盐、蜂蜜各适量。将南瓜改刀成菱形块，百合洗净；南瓜、百合，撒上调料，装饰红樱桃，上笼蒸熟即可。

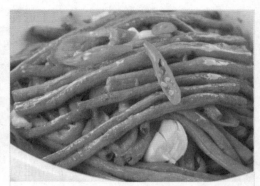

◎ 平和体质者可酌量选食具有缓补阴阳作用的食物，如粳米、豇豆、韭菜、红薯、南瓜、白果等。

戒烟少酒，别让烟酒毁了你的好体质

我们都知道，平和体质是世界上最好的体质，也是健康长寿的根基。然而，拥有平和体质还要尽心维护，否则就有可能把自己的好体质毁掉。比如吸烟、酗酒，就是伤害体质最大的两种恶习。在生活中，这样的情形是很常见的：有的人小时候身体很好，家里人也都获得了长寿，但是由于染上了吸烟、酗酒的恶习，结果把自己的身体毁了。

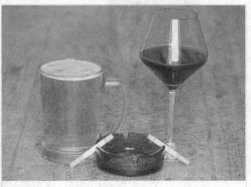

◎ 平和体质者应戒烟少酒，这样才能保证不向其他偏颇体质转变。

烟草燃烧后产生的烟气中92%为气体，如一氧化碳、氢氰酸及氨等，8%为颗粒物，内含焦油、尼古丁、多环芳羟、苯并芘及β-萘胺等，已被证实的致癌物质40余种，其中最危险的是焦油、尼古丁和一氧化碳。吸烟对人体的危害是一个缓慢的过程，需经较长时间才能显示出来，尼古丁又有成瘾作用，使吸烟者难以戒除。吸烟可诱发多种癌症、心脑血管疾病、呼吸道和消化道疾病等，是造成早亡、病残的最大病因之一。

另外，大量事实证明，少量饮酒可活血通脉、助药力、增进食欲、消除疲劳、使人轻快，有助于吸收和利用营养，而长期过量饮酒能引起慢性酒精中毒，对身体有很多危害。

引起体内营养素缺乏

蛋白质、脂肪、糖的缺乏，其主要原

因是由于长期饮酒的人约有一半以上进食不足。酒能使胃蠕动能力降低，造成继发性恶心，使嗜酒者丧失食欲，减少进食量。

损害肝脏

酒精的解毒主要是在肝脏内进行的，90%～95%的酒精都要通过肝脏代谢。因此，饮酒对肝脏的损害特别大。酒精能损伤肝细胞，引起肝病变。连续过量饮酒者易患脂肪肝、酒精性肝炎，进而可发展为酒精性肝硬化或肝硬化腹水，最后可导致肝癌。

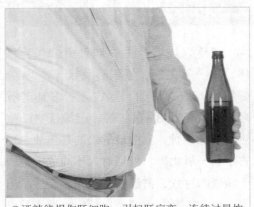

◎酒精能损伤肝细胞，引起肝病变，连续过量饮酒者易患脂肪肝、酒精性肝炎等。

损害消化系统

酒精能刺激食道和胃黏膜，引起消化道黏膜充血、水肿，导致食道炎、胃炎、胃及十二指肠溃疡等。过量饮酒是导致某些消化系统癌症的因素之一。

导致高血压、高脂血症和冠状动脉硬化

酒精可使血液中的胆固醇和甘油三酯升高，从而发生高脂血症或导致冠状动脉硬化。血液中的脂质沉积在血管壁上，使血管腔变小引起高血压，血压升高有诱发卒中的危险。长期过量饮酒可使心肌发生脂肪变性，减小心脏的弹性收缩力，影响心脏的正常功能。

降低人体免疫力

酒精可侵害防御体系中的吞噬细胞、免疫因子和抗体，致使人体免疫功能减弱，容易发生感染，引起溶血。久而久之，就可能改变整个人的体质。

事实上，酒精不但是慢性杀手，也可以直接夺人性命。酒精与其他有毒物质不同，它无须经过消化系统就可以通过肠胃直接进入血管，饮酒后几分钟，它就可以迅速扩散到人体的全身。酒精对大脑和神经中枢影响最大，这也是酒精杀人的最快手段。

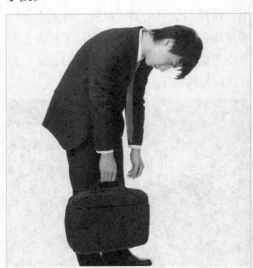

◎酒精可侵害防御体系中的吞噬细胞、免疫因子和抗体，致使人体免疫功能减弱，长久下去可能改变整个人的体质。

导致贫血

酒精等毒性物质被吸收入血液后，能刺激、侵蚀红细胞及其他血细胞的细胞膜，会引起血细胞萎缩、破裂、溶解，从而使血细胞不断减少。贫血患者体内往往缺乏制造血液的营养物质，而酒精等毒性物质又会破坏摄入的营养素。这样，就会进一步导致血细胞制造障碍，还可使红细胞、白细胞及血小板等越来越少，从而造成严重贫血。酒精还会干扰骨髓、肝、脾等造血器官的造血功能。

为了我们的身体，为了我们的健康，应该对自己要求严格一点，尽可能戒酒。

适合平和体质的运动方式——太极拳

我们已经知道，平和体质者养生宜采取中庸之道，所以在运动方面也要尽量选择平和一些的方式，不能过激。在传统的运动方式中，太极拳可以说是最适合平和体质者。

太极拳是我国的国粹，经常练习太极拳，对于身心健康有意想不到的收获。太级拳集练气、蓄劲、健身、养生、防身、修身于一体，是一种适合经常锻炼的养生功法。

太极拳对人体健康的促进作用是综合而全面的，长期坚持练习太极拳，对于防病抗衰、益寿延年有着不可估量的作用。

练太极拳，不是一般的学习拳式，必须懂得很多基本功，做到"放松""气道

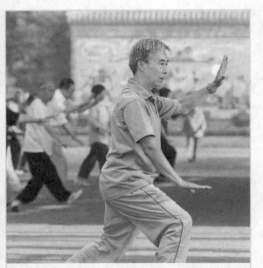

◎太极拳是平和体质的最佳运动方式，坚持练习太极拳对于防病抗衰、益寿延年有不可估量的作用。

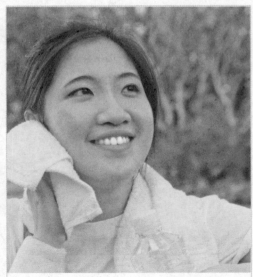

◎在练拳的过程中身体微微出汗，会促进体内新陈代谢，祛病强身。

通畅"。肺主一身之气，肺气调则周身气行，故练功必须令肺气顺，不可使气道结滞，所以说练拳不可闭气、使力，要以放松、沉气为主，并配合呼吸、配合开合等。这些要求使得练太极拳的人们在练拳过程中注意放松并调整呼吸，每次练拳下来心情舒畅、精神饱满，而且身体微微出汗，促进体内新陈代谢，起到祛病强身的健身功效。

目前流行的各式太极拳都有几十个动作，对一般人来说，练习有一定难度，而十二式方位太极拳和二十四式简化太极拳适合于普通人练习。

另外，平和体质的人清晨起来也可以做一组简便易行的保健操，这对保健健身也非常有帮助。

（1）深呼吸：直立，挺胸收腹，做深呼吸3次。

（2）摆臂：双臂用力后摆，同时顺势弯腰，使面部尽可能靠近膝部，随即直身，双臂前摆并举过头顶，然后再次弯腰并向后摆臂，快速做4~8次。

（3）踢手：分腿直立，两臂向前平伸，先踢右腿，用脚踢左手，还原后换左腿踢右手。注意双腿不要弯曲，身体保持直立。左右各做8次。

（4）下蹲：两腿并拢站好，挺胸，收腹，紧腰，随即吸气，两臂向前平伸，身体下蹲，臀部紧靠脚跟上。重复练习8~16次。

（5）前倾：立正站好，向前迈出一条腿，略为弯曲。双手十指交叉，两臂向上伸直，然后上身前倾，另一条腿绷直，向上伸拉脊柱。完成1次后换腿再做。重复练习8~16次。

（6）起跑姿势：做起跑姿势，两腿一前一后绷直，双臂前伸手指着地，身子尽可能向前弯至膝部，呼气，然后慢慢抬起身子。两腿交替重复练习8~16次。

（7）抬腿：立正站好，双手叉腰，收腹，紧腰，挺胸，同时一腿向后抬，稍停。然后将后抬的腿放下还原。两腿交替重复练习8~16次。

（8）摸脚摸背：蹲下，左手向后摸自己的右脚，右手从上面向后摸自己的背部。换另一只手再做，重复练习

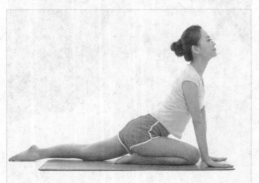

◎保健操也是适合平和体质者的运动方式，这和太极拳比起来更加简单易学。

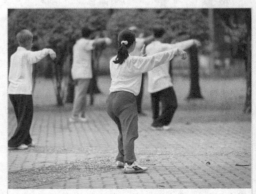

◎锻炼一般在早晨空气清新时进行，这能有效促进体内新陈代谢，起到祛病强身的健身功效。

8～16次。

（9）抬头：站好，两腿稍分开，左臂向上伸直，左膝弯曲，同时抬头看举在上方的手。两腿交替各做8～16次。

（10）转体：两脚开立，与肩同宽，上体前屈与下肢呈90°，两手交叉放在头后，然后上体向右侧转，再慢慢侧转回来。重复练习8～16次。

（11）触踝：立姿，两腿稍分开，身体前倾，右手掌触摸左脚踝，同时高举左手，换另一侧练习。重复8～16次。

（12）弯腰：两脚开立，大于肩宽，向前弯腰，两臂在身前交叉，然后再分开。自然呼吸，让身体在这一姿势中放松，然后慢慢起身，结束动作。

❤ 平和体质养生先养心

古人的养生观，强调一个"和"字。清代戏曲理论家李渔曾在《闲情偶记》中说："心和则百体皆和。"和，概括了心理与生理相交相融的深刻内涵。事实上，对于平和体质的人来说，要想保持优异的体质，在日常生活中就要做到心平气和。

心气平和就是健康的最佳状态。试想，一个人每日处在浮躁、烦躁甚至暴躁之中，久必情绪失调、脏腑失和。生活中的喜怒哀乐往往无法避免，但用心平气和

来达到处事平和，则必须要心胸开阔，宽善待人，遇愁不愁，逢怨不怨，以理智驾驭感情，以平和调节心志。这样不仅可以避免因忧郁而破坏了自身的免疫功能，更会使血流贯通，真气舒达，一和百和，身泰寿延。

心气平和可平衡阴阳，调和六脉，祛病延年。甲拜衮桑在《西藏医学》中论述说："要维护良好的健康，养成良好的生活习惯，就必须对身体的活动、言语及思想有所节制。正如一个人不要到有险情的水中

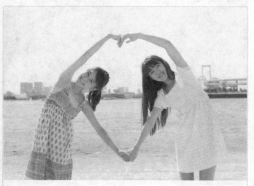

◎平和体质者养生应先养心，心气平和就是健康的最佳状态。

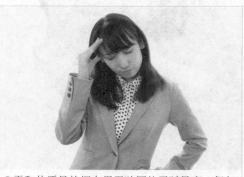

◎平和体质虽然拥有得天独厚的天赋异禀，但如果不能保持内心的平和，时刻处于浮躁、烦躁和暴躁之中，久而久之会失去这个优势。

游泳，不要坐有危险的船一样。在做任何事情之前，都要想一想再做。"这句话阐明了"心气平和"，一切要从每一细微处做起，毋以善小而不为，毋以恶小而为之。为人处世，心中常存正大光明的意念。浩然正气常存于心，自然"正气存内，邪不可干"，元气充沛，脏腑功能好。

"药王"孙思邈活到了100多岁，最根本的养生秘诀就是他倡导的"十二少"，即"少思、少念、少事、少语、少笑、少愁、少乐、少喜、少好、少恶、少欲、少怒"。同时他还提出了忌讳的"十二多"，即"多思则神殆，多念则志散，多欲则志昏，多事则形劳，多语则气亏，多笑则脏伤，多愁则心摄，多乐则意溢，多喜则忘错混乱，多怒则百脉不定，多好则专迷不理，多恶则憔悴无欢"。按他的养生理论，他所倡导的"十二少"是养生的真谛，而这"十二多"是丧生之本。只有将两者紧密地结合起来，有所倡又有所忌，才能达到真正的养生的境界。

通俗地说，"十二少"与"十二多"的精华就是"心气平和"，从心理上、思想上尽量减少对身体不利的意念。

心气平和，就是保持体内平衡，心顺气畅。这样，紧张、恐惧、焦虑的情结就没有"市场"。这样，就不致过喜伤心，过怒伤肝，过哀伤肺，过惊伤肾。人体的免疫力就能增加，疾病就难上身，自然利于身体健康。

要做到"心气平和"还要戒浮躁之心，遇事要善于克制，自我排遣，淡化小恩小怨，处理好人际关系。

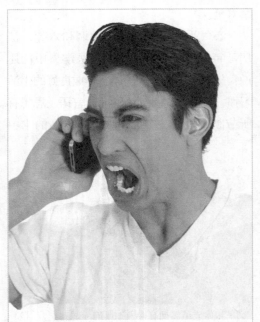

◎怒气对身体会造成伤害，只有心气平和才是最好的，在心理上、思想上尽量减少对身体不利的意念。

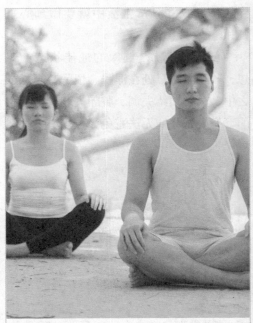

◎瑜伽里的静坐可以澄清思虑，增进健康，是修养身心的一种重要方法。

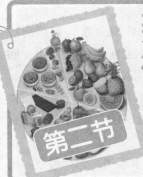

辨清体质选对吃法：均衡营养保健康

第二节

◎平和体质者养生保健不宜药补，用药物反而会破坏体内的阴阳平衡，宜用饮食进行调理，饮食讲究清淡不偏嗜，忌过酸、过咸、过甜、过苦及过辛等，安排膳食时应牢记"谨和五味"。

❤ 合理的膳食结构是养护平和体质的基础

"民以食为天"，这是我们每个人都熟知的老话，可见，"吃"在人们生活中所占的地位之重要，它被视为和"天"一样崇高。它是人类生存的必需。现在，生活水平普遍提高了，人们逐渐讲究养生之道了，所以对"吃"的要求更上了一个台阶。也只有现在，研究"吃"这个问

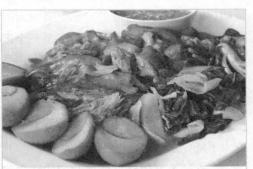

◎当今社会由"吃"引发的疾病数不胜数，平和体质也要讲究营养均衡，不然很容易导致身体因缺乏某种营养而免疫力下降。

题才有条件，才能堂而皇之地进入人们的视野。以前物质不丰富的时候，能吃饱肚子就行，根本谈不上"膳食结构"，讲求"营养均衡"简直就是一种奢望。

现在，就一般食品而言，我们绝大部分人可以说是想吃什么就买什么，想吃多少就吃多少，再也不用为吃了上顿没有下顿而一筹莫展了。然而，这并不意味着我们对膳食问题已经解决得"完全彻底"，可以高枕无忧。许多疾病现在伴随着"吃"的问题接踵而至。例如，像众所

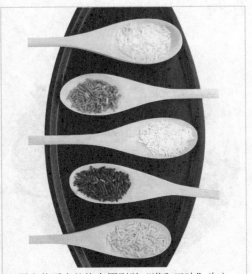

◎平和体质者的饮食原则以"谨和五味"为主，即忌过酸、过咸、过甜、过苦及过辛。

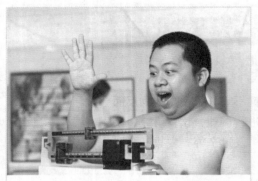

◎由于不合理饮食导致的诸多疾病，主要有冠心病、糖尿病、肥胖、痛风和大量的消化系统疾病等。

周知的冠心病、糖尿病、肥胖、痛风，以及大量的消化系统疾病等，现代医学已经证明，它们都与不合理的"吃"有很大的关系。于是，有许多人又走向了另一个极端，即"远离荤食，只是吃素"，凡是肉、蛋类食物一概拒绝，日常只与瓜菜为伍。但这样做的结果，往往是陷入营养不良的误区，导致身体因缺乏某种营养而免疫力下降。这对健康也是不利的。

那么，究竟怎样才能使我们的膳食保持平衡，日常怎样"吃"才能保证我们既不缺乏营养也不致营养过剩，是我们每一个人都应该知道的事情。人类的食物是多种多样的，各种食物所含的营养成分不完全相同。任何一种天然食物都不能提供人体所需的全部营养素。

平衡膳食必须由多种食物组成，才能满足人体各种营养需要，达到合理营养、促进健康的目的，因而要提倡人们广泛食用多种食物。多种食物应包括以下五大类：

第一类为谷类及薯类：谷类包括米、面、杂粮等，薯类包括马铃薯、红薯、木薯等，主要提供碳水化合物、蛋白质、膳食纤维和B族维生素。

第二类为动物性维生素，包括肉、禽、鱼、奶、蛋，主要提供矿物质、脂肪、蛋白质、维生素A和B族维生素。

第三类为豆类及其制品，主要提供矿物质、脂肪、蛋白质、维生素、膳食纤维。

第四类为蔬菜水果类，包括鲜豆、根茎、叶菜、茄果等，主要提供膳食纤维、矿物质、维生素C和胡萝卜素。

第五类为纯热能食物，包括动植物油、淀粉、食用糖和酒类，主要提供能量和植物油，还可提供维生素E和必需脂肪酸。

在日常生活中，我们应减少咸菜等盐腌制食品的摄入。食盐的适宜摄入量为：健康人每天不多于6克，大约相当于啤酒瓶盖子的容量大小。高血压、糖尿病、高血脂、肥胖者每天不应多于4克。肾功能和心功能不全者如摄入食盐则应由医生进行指导。

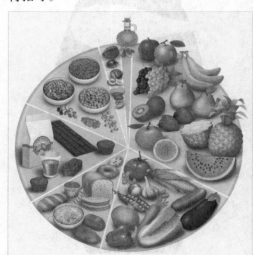

◎平衡膳食由多种食物组成，应包括谷薯类、动物性维生素、豆类、果蔬类和纯热能食物。

平和体质进补的五行之道

平和体质者，要注意饮食原则：均衡饮食，吃好一日三餐。另外，平和体质者还可酌量选食性平的补益食物以增强体质。

平和体质者的进食种类

食物种类	具体食物
谷物	稻米（粳米、籼米）、糯米、紫红糯米、糙米、香米、黑米、小米、薏米、黄米、大麦、小麦、玉米、高粱、青稞、燕麦、莜麦、荞麦、芡实、芝麻、糜子、番薯（即红薯、白薯）、芋头、土豆、大豆（黄豆、黑豆、青豆）、扁豆、蚕豆、绿豆、刀豆、赤豆等。
肉蛋	羊肉、狗肉、牛肉、猪肉、鸡肉、鸭肉、兔肉、鹅肉、鳖肉、龟肉、海参、鳗鱼、鲫鱼、泥鳅、银鱼、青鱼、鲈鱼、鲥鱼、鲢鱼等。
蔬菜	小白菜、油菜、鲜柿子椒、胡萝卜、发菜、韭菜、大蒜、葱、洋葱、茼蒿、莴笋、菠菜、荠菜、芹菜、油菜、香椿芽、豌豆苗、苦瓜、丝瓜、冬瓜、瓠瓜、南瓜、百合、番茄、苋菜、木耳菜、鲜藕、蘑菇、紫菜、海带等。
水果	樱桃、荔枝、椰子、葡萄、大枣、西瓜、香瓜、荸荠、桑葚、龙眼、梨、甘蔗、桃子、菠萝、橘子等。

为了帮助平和体质者更好地补益身体，建议大家多吃一些"五行菜"，比如五行汤、五行粥、五行时蔬沙拉等。

五行粥：黑糯米，红豆，白芝麻，绿豆，玉米，各少许（等量），同泡一夜后如常法煮粥，早餐食，对平和体质者健康有补益作用。

什锦五行菜：取各颜色的蔬菜，做成什锦炒菜、什锦蒸菜、什锦蔬菜沙拉等。五色代表五味，《素问·五脏别论》中说："五味入口，藏于胃，以养五脏气。"所以吃五行菜，可以全面滋养身体，对身体健康很有益。

五行肉菜：选择鸡肉、牛肉、羊肉、猪肉、鸭肉等同烹饪，或汤，或菜，或粥，对身体都有益。

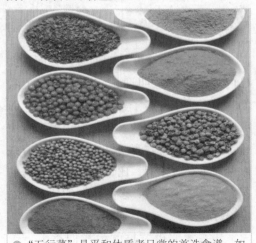

◎ "五行菜"是平和体质者日常的首选食谱，如五行汤、五行粥等。

平和体质的四季饮食规则

　　平和体质日常养生宜规律，有节制，不偏食，不嗜食，多吃五谷杂粮及水果、蔬菜。平和体质的饮食具体应如何调养，一年四季是有所不同的，可以从多方面去调养。

　　《黄帝内经·素问》："人以天地之气生，四时之法成。"

　　春季：阳气生发，万物生长。饮食宜清轻升发，宣透阳气，多食菠菜、韭菜、香菇、芹菜、荠菜、豆芽、笋等。

　　夏季：阳气隆盛，气候炎热。饮食宜清淡，清热解暑，多食西瓜、黄瓜、冬瓜、生菜、绿豆等。

　　秋季：阴气渐长，秋风干燥。饮食宜养阴生津润燥，多食梨、百合、荸荠、鱼、虾、家畜、家禽等。

　　冬季：阴盛大寒，阳气闭藏。宜温补。常选羊肉、牛肉、狗肉、鹿肉、龟鳖、大枣、葱、姜等。

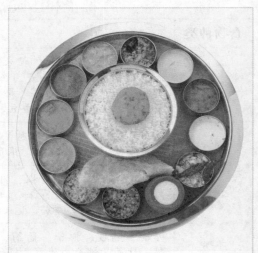

◎平和体质的四季饮食也应顺从天时的变化，不能因为自己体质好而恣意安食。

平和体质者，别拿主食不当回事儿

　　鼻子旁边有个穴位叫迎香穴，而在嘴巴两旁有个穴位叫迎粮穴。从名字上我们就可以看出，鼻子是用来闻香味的，而嘴巴是用来吃东西的。现在有很多素食主义者，他们觉得吃素就是吃蔬菜。还有些人认为菜是好东西，比饭好吃也比饭有营养，所以"少吃饭，多吃菜"的饮食观念也风行起来。

　　其实我们祖辈早就给我们指了一条明道——"迎粮"，就是说人要多吃大

米、玉米、高粱、红薯、胡萝卜、土豆等主食。

　　为什么这么说呢？我们知道蔬菜要做得可口需要大量的油，现在这不是什么问题，但过去的时候，人们缺衣少食，能吃饱就已经是最大的幸福了，想吃点有油水的东西并不容易。所以，蔬菜的制作一般都是用水煮煮加点盐，根本谈不上可口。而土豆、红薯等食物，不需要加油，煮熟后就香喷喷的，能引起食欲，还

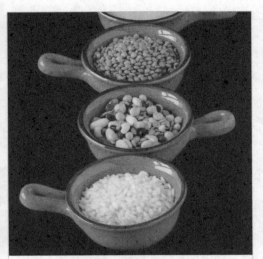

◎平和体质者即使身体再好，也应常食大米、玉米、高粱、红薯、土豆等主食，不然会对身体健康不利。

容易饱腹，所以几千年来，我们的祖辈们都是用种子类的食物作为口粮，蔬菜只是辅助。

虽然道理如此简单，平和体质者的体质也相当不错，很少生病，但现在那些以蔬菜摄入为主的素食者，动不动就上火、生病，体质弱得似乎一阵风就能吹倒。前面我们也提到主食的摄取量长期不足，会对身体健康极为不利。

另外，为了减肥，就尽量少吃主食多吃菜，甚至一点主食都不吃，这也是不可取的。肥胖的根本原因在于摄取热量过多而消耗过少造成热量在体内的过度蓄积，而产生热量最多的营养成分是脂肪，所以胖人往往在食量过大、吃肉过多而运动过少的人群中产生。

单从饮食上讲，米、面等主食中含有的脂肪成分并不算多，而往往由副食中的油和肉类中获得。多吃蔬菜不是坏事，但大部分蔬菜要用油烹调才可口，这样不仅容易造成热量蓄积，达不到减肥的目的，而且吃下去容易得病。

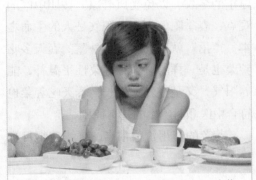

◎现代女性为了减肥不吃主食，吃饭时只吃一点菜，这种行为并不科学，只会使体质变得越来越弱。

暖春三分荠菜，体质永远平和

荠菜，广东叫菱角菜，贵州称为地米菜，中药名叫荠菜花。荠菜是最早报春的时鲜野菜，古诗云："城中桃李愁风雨，春到溪头荠菜花。"李时珍说："冬至后生苗，二三月起茎五六寸，开细白花，整整如一。"荠菜清香可口，可炒食、凉拌、做菜馅、菜羹，食用方法多样，风味特殊。目前市场上有两种荠菜，一种菜叶矮小，有奇香，止血效果好；另一种为人工种植的，菜叶宽大，不太香，药效较差。

在我国，吃荠菜的历史可谓是源远流长，《诗经》里有"甘之如荠"之句，可见大约在春秋战国时期，古人就知道荠菜味道之美了；到了唐朝，人们用荠菜做春饼，有在立春这天有吃荠菜春饼的风俗。许多文人名士也对荠菜情有独钟，杜甫因为家贫，就常靠"墙阴老春荠"来糊口，范仲淹也曾在《荠赋》中写道："陶家瓮内，腌成碧绿青黄，措入口中，嚼生宫商角徵。"苏东坡喜欢用荠菜、萝卜、米做羹，命名为"东坡羹"。

为什么说平和体质者在春天要多吃荠菜呢？这与民谚"春捂秋冻"有关系。冬天结束，春季到来，天气转暖，但是春寒料峭，"春捂"就是要人们不要急于脱下厚重的冬衣，以免受风着凉。按照中医的观点，春季阳气生发，阳气是人的生命之本，"捂"就是要阳气不外露。春天多吃荠菜也是一样的道理，荠菜性平温补，能养阳气，又是在春季生长，春天吃荠菜也符合中医顺时养生的基本原则。

荠菜的药用价值很高，《本草纲目》记载："其性平，味甘、淡；健脾利水、止血、解毒、降压、明目。"平和体质者，食用荠菜好处很多，如可明目、清凉、解热、利尿、治痢等药效。

平和体质者可用下面推荐的菜谱来补养身体：

荠菜粥

【材料】粳米150克，鲜荠菜250克（或干荠菜90克）。

【做法】粳米淘洗净，荠菜洗净切碎。锅内加水烧沸后同入锅煮成粥。

【功效】对血尿症有食疗作用。

荠菜饺子

【材料】面团，荠菜500克，猪肉馅400克，绍酒1大匙，葱末、姜末、盐、香油各适量。

【做法】荠菜摘除老叶及根，洗净后放入加有少许盐的开水内汆烫，捞出

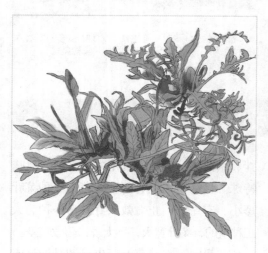
◎荠菜性平温补，能养阳气，又是在春季生长，春天吃荠菜符合中医顺时养生的基本原则。

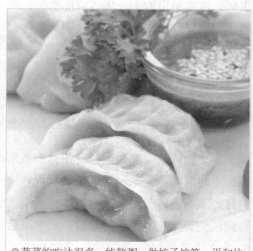
◎荠菜的吃法很多，能熬粥、做饺子馅等，平和体质者食之好处颇多，可明目、清凉、解热、利尿。

后马上用冷水浸泡。猪肉馅剁细，拌入所有调味料后，放入加了油的热锅中煸炒至八分熟。沥干水分的荠菜切碎，放入凉凉的肉馅中拌匀，加入香油。饺子皮做好后包入适量的馅料并捏好形状。水开后下饺子，煮至浮起时，反复点水两次即可捞出食用。

【功效】柔肝养肺。

♥ 香椿，让你的身心一起飞扬

香椿又名香椿芽。椿芽是椿树在早春枝头上生长出来的带红色的嫩枝芽，因其清香浓郁，故名香椿。

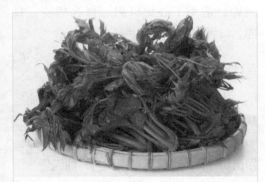
◎香椿是椿树在早春枝头上生长出来的红色嫩枝芽。

《山海经》上称"种"，《唐本草》称"椿"。我国栽培、食用香椿已有几千年的历史。早在汉朝，我们的祖先就食用香椿；从唐代起，它就和荔枝一样成为贡品，深受皇上及宫廷贵人们的喜爱。

宋代苏轼曾作《春菜》："岂如吾蜀富冬蔬，霜叶露芽寒更苗。"宋《本草图经》盛赞："椿木实而叶香可啖。"清代人有春天吃椿芽的习俗，谓之"吃春"，寓有迎新之意。民间有"门前一株椿，春菜常不断"之谚，和"雨前椿芽嫩无丝"之说。

专家认为，凡是向上的即是温补的，那么春季平和体质要吃香椿的道理就不难理解了。香椿长在椿树的枝头，又在早春就开始生长，这表明它自身有很强的生长力，代表着蓬勃向上的一种状态。前面我们已经说过，春天要养护平和体质，香椿绝对是一个很好的选择。

关于香椿的药用功能，据《本草纲目》和《食疗本草》记载，香椿具有清热利湿、利尿解毒之功效，可清热解毒、涩肠、止血、健脾理气、杀虫及固精。现代医学研究表明，香椿含有维生素E和性激素物质，有抗衰老和补阳滋阴的作用，故有"助孕素"的美称；香椿是辅助治疗肠炎、痢疾、泌尿系统感染的良药；香椿的

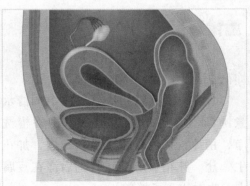
◎医学研究表明，香椿是辅助治疗肠炎、痢疾、泌尿系统感染的良药。

挥发气味能透过蛔虫的表皮，使蛔虫不能附着在肠壁上而被排出体外，可用于治蛔虫病；香椿含有丰富的维生素C、胡萝卜素等，有助于增强机体免疫功能，并有润滑肌肤的作用，是保健美容的良好食品。

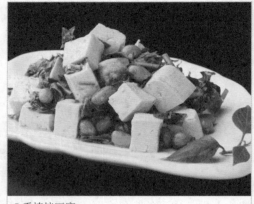
◎香椿拌豆腐

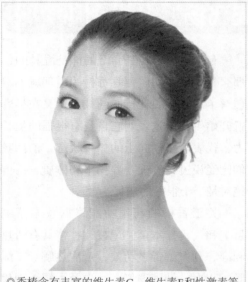
◎香椿含有丰富的维生素C、维生素E和性激素等物质，有抗衰老和补阳滋阴的作用，是保健美容的良好食品。

下面，为大家推荐两款关于香椿的贴心药膳。

香椿拌豆腐

【材料】豆腐500克，嫩香椿50克，炸花生适量，盐、味精、麻油各适量。

【做法】豆腐切块，放锅中加清水煮沸沥水，切小丁装盘中。将香椿洗净，稍焯，切成碎末，放入碗内，加花生、盐、味精、麻油，拌匀后浇在豆腐上，吃时用筷子拌匀。

【功效】润肤明目，益气和中，生津润燥，适用于心烦口渴、胃脘痞满、目赤、口舌生疮等病症。

香椿炒鸡蛋

【材料】香椿250克，鸡蛋5个，油、盐各适量。

【做法】将香椿洗净，下沸水稍焯，捞出切碎；鸡蛋磕入碗内搅匀；油锅烧热，倒入鸡蛋炒至成块，投入香椿炒匀，加入精盐，炒至鸡蛋熟而入味，即可出锅。

【功效】滋阴润燥，泽肤，适用于虚劳吐血、目赤、营养不良、白秃等病症。

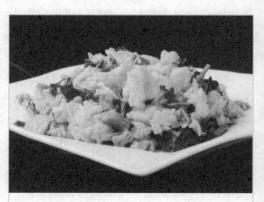
◎香椿炒蛋

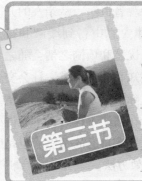

养心，平和体质养生的最高境界

◎中医认为：养生必先养心，不求闻达，追求心灵的内在平衡与和谐。平和体质者，更要注重修心。要做到这些首先要保持良好的情绪，从某种意义上说，心理精神因素对身体健康的影响更大，甚至超过了生理因素。

🍎 找到适合自己的发泄渠道

古人曾说："不如意事常八九，如人之意一二分。"一般来说，人的一生中处于逆境的时间大大多于顺境的时间。即使是历史上的帝王将相，生活中的富豪、名人等，各人都有各自的烦恼和忧伤。

可是，平和体质者出现了消极情绪时该怎么办呢？遇到问题最重要的就是"对症下药"，每个人都有义务、有能力为这些消极情绪找到一剂"良药"，每个人都有适合自己的方法。下面介绍一些心理疏泄的主要方式，供大家参考。

发泄的方式

中医学认为，"郁则发之"，排解不良情绪最简单的方法就是使之"发泄"。例如一个人悲痛欲绝或委屈万分时，痛痛

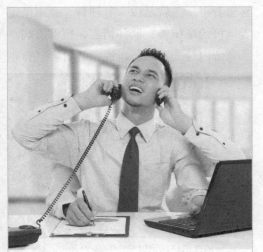

◎对于平和体质来说，心理精神因素对身体健康的影响更大，甚至超过了生理因素。

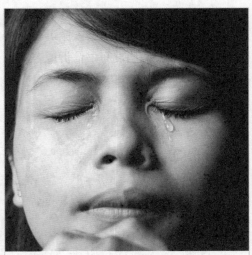

◎中医认为痛哭是一种良好的发泄方式，虽然难看，但对身体有好处。

快快地大哭一场，让眼泪尽情地流出来，就会觉得舒服些。切忌把不良情绪埋在心底。现代研究发现，因感情变化流出的眼泪中含有两种神经传导物质，这两种传导物质随眼泪排出体外后，可缓和悲伤者的紧张情绪，减轻痛苦和消除忧虑，所以痛哭一场比眼泪往肚子里咽要好得多。哭是痛苦的外在表现，也是一种心理保护措施，强忍眼泪等于慢性自杀。哭作为一种发泄方式，虽然不"雅"，但却有它的积极作用。

宣泄的方式

情绪压抑，有时不宜一下子发泄出来，可采取宣散疏导，逐渐发泄的形式。一个人遇到不顺心的事，受到挫折，甚至遭到不幸，比如在恋爱中遭到挫折、亲朋好友去世、生活中发生重大的事故、工作学习上或家中有不愉快的事等，怒从心头起，或心中泛起阵阵愁云时，首先可冷静下来，控制一下自己的感情，然后找自己诚恳、乐观的知心朋友、亲人倾诉自己的苦衷，或向亲人、朋友写书信诉说苦闷、

烦恼。俗话说"旁观者清"，从亲友的开导、劝告、同情和安慰中得到缓解和排遣，消极的苦闷、忧愁和烦恼之情会随之消散。所以，广交知心朋友，扩大社会交往，建立良好的人际关系，是医治不良情绪的良药。另外，在情绪不佳时，可写诗作赋，撰写文章，抒发自己的情感，也是疏泄不良情绪的有效方法。

升华的方式

排除不良情绪最根本的办法是建立良好而稳定的心理状态，用顽强的意志战胜不良情绪的干扰，保持良好的心境。在生活中遇到烦恼，自解自劝，用理智战胜生活中的不幸。任何理智和情感都可以化为行为的动力，无论是愉快满意的情感，还是悲痛不快的情感，都能激励人去工作和学习。人们常说的"化悲痛为力量"就是这种表现。《黄帝内经·灵枢》说："意志者，所以御精神，收魂魄，适寒温，和喜怒者也。"就是说，有理智，意志坚定者，可统率精神，调和情志，抗邪防病。《黄帝内经·素问》也说："勇者气行则

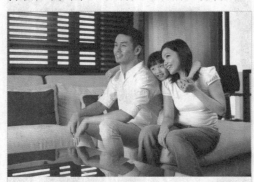

◎当心情郁结无法宣泄时，应及时向知心朋友、亲人倾诉自己的苦衷，从亲友的开导中释放苦闷消极的情绪，这对身心都极为有益。

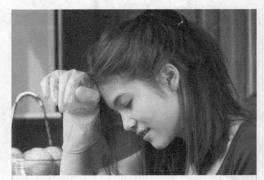

◎排除不良情绪还可以采取升华的方式，将痛苦化为行为的动力，激励自己投入到工作或学习中去，这也是常说的"化悲痛为力量"的方式。

已，怯者则着而为病也。"意志坚强者可避免不良刺激，增强抗病能力；意志脆弱者，多神怯气虚，易遭受刺激而发病。事实证明，胸有大志、毅力坚强的人，能够有意识控制和调节自己的情绪，保持良好的精神状态。

转移的方式

各种情绪的产生都离不开环境。避免接触强烈的环境刺激，有时是必要的，但最好是学会情绪的积极转移，即通过自我疏导，主观上改变刺激的意义，从而变不良情绪为积极情绪。例如，一旦遇到烦恼、郁闷不结时，如果你爱好文艺，不妨去听听音乐、跳跳舞；如果你喜欢体育运动，可以打打球、游一游泳等，借以松弛一下绷紧的神经；或者观赏一场幽默的相声、哑剧、滑稽电影；如果你天生好静，那也可以读一读内容轻松愉快、饶有风趣的小说和刊物。

总之，根据自己的兴趣和爱好，分别采取自己喜爱的活动。这种自娱自乐的活动可以舒体宽怀、消忧排愁、怡养心神，有益于人的身心健康。

超脱的方式

当你心情不快、痛苦不解时，你可以漫步在绿树成荫的林荫大道上或视野开阔的海滨。如果有条件，还可以作短期旅游，把自己置身于绚丽多彩的自然美景之中，陶醉在蓝天白云、碧波荡漾、花香鸟语的自然怀抱里，山清水秀的自然环境会使你产生豁达的心境，一切忧愁和烦恼之情会随之消散。大自然可使你舒畅气机，忘却忧烦，寄托情怀，净化心灵。

大家都知道吸烟、酗酒有害健康，实际上，情绪不良对人体健康影响更大。健康和长寿有20%来源于遗传因素，25%来自周围环境的影响，5%来自医疗条件，其余的50%完全掌握在自己手中，也就是自己的精神状态和选择的生活方式及生活习惯。用积极的行为方式自我调节，摆脱不良心境的影响，你就会生活得幸福。

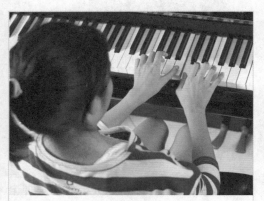

◎最常见的排除不良情绪的方式就是转移注意力，投入到一些自己喜欢的事物当中去，比如听音乐、打球或跳舞等。

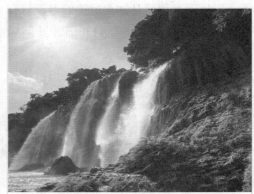

◎排除不良情绪还可以采用超脱的方式，寻找环境深幽或视野开阔的景色，让自己沉醉于自然山水之间，产生豁达的心境，从而忘记一切忧愁和烦恼。

❤ 追求心灵的内在平衡与和谐

良好的情绪是一种有助于健康的力量。现代医学实验证实，不良心理因素是一种强烈的"促癌剂"。如果长期处于不良心理因素的影响中，患各种疾病的概率就会大大增加，甚至会导致癌变。

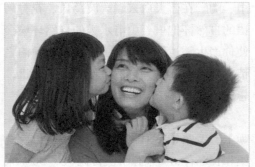

◎现代医学实验证实，良好的情绪是一种有助于人体健康的力量，而不良的心理因素是一种强烈的"促癌剂"。

保持良好的情绪如此重要，那么，我们具体该如何做呢？

第一，树立正确的养生保健观点。古人说："养生莫若养性，养性莫若养德。"所谓养德就是注重道德修养。只有道德高尚的人，才能心胸开阔，开朗乐观，生命之树常青。

第二，培养宽宏大度、襟怀坦白的品格。愤世嫉俗，对周围的一切都看不惯，整天牢骚满腹，怨天尤人，这些负面情绪对身体健康都非常有害。

第三，广交朋友，乐于互相交谈。当你遇到困难，受到挫折，甚至遇到不幸时，首先要冷静下来，控制一下自己的情绪，然后向亲朋、同事倾诉苦衷，从他们的劝告和开导中得到力量和帮助，这样，苦闷的情绪会慢慢消失，心情变得豁达、轻松。

第四，培养广泛兴趣。琴棋书画，养鱼鸟，种植花木都是有益身心健康的活动。尤其是老年人，更应用丰富多彩的爱好调剂和点缀晚年生活。

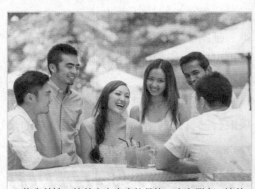

◎修身养性；培养宽宏大度的品格；广交朋友；培养广泛的兴趣爱好等，都有助于保持良好的情绪。

❤ 做到"三寡"，养好精、气、神

自古以来，人们把保养精、气、神视为健康长寿的人生三宝，因为它们是构成人体、维持生命活动的基本物质，是脏腑功能综合活动的结果。精充、气足、神全是人体健康的标志；精亏、气虚、神弱为疾病与衰老的原因。为此，重视保养精、

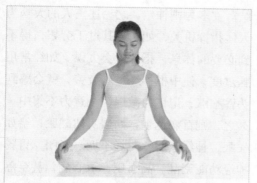

◎重视保养精、气、神是健康长寿的诀窍，精充、气足、神全是人体健康的标志。

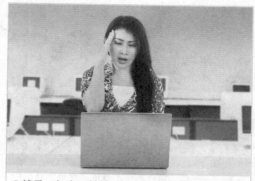

◎精亏、气虚、神怯是疾病与衰老的先兆，古人提倡"三寡"以保养人体的精、气、神。

气、神是健康长寿的诀窍。

"精"有广义狭义之分。广义的精，包括血、津、液等，是生命活动的物质基础，称为"脏腑之精"；狭义的精，是指具有生长发育及生殖能力的物质，称为"生殖之精"，二者相互滋生、促进。

"气"也有两种含义：一指体内流动着的精微营养物质，如营气、卫气等；一是指脏腑生理功能，如脏腑之气、经脉之气等。气是在一定物质基础上产生的生命运动形式，对人体有重要的调控作用。

"神"也分两种：广义是人体活动现象的总称；狭义指人的精神思维活动。所谓"得神者昌，失神者亡"，即指神的重要性。

精亏、气虚、神怯是疾病与衰老的先兆。唐代医家孙思邈曾指出"精、气、神不可损也，损之则伤生"。因此，保养好精、气、神是我们健康生活的重要保障。古人云："寡欲以养精，寡言以养气，寡思以养神。"这"三寡"则是养"三宝"的根本。

寡欲以养精

不要纵欲，这里所说的精，不只指男子的精液，而是泛指人体的"精气"，也就是中医所说的"元气"。"精"为构成人体的物质基础，是生命的根本。精为人体各器官的生理功能，养精就是要保护好各个器官的正常生理功能。

中医认为"欲多则损精""多欲则志昏""淫声美色破骨之斧锯也"。纵欲不仅丢失过多的精液，同时也可导致机体内分泌紊乱，损及五脏之精，"肝精不固，目眩无光；肺精不交，肌肉消瘦；肾精不固，神气减弱；脾精不坚，齿浮发落。若耗散真精不已，疾病随生，死亡随至。"若纵欲，男则遗精、早泄、阳痿、生殖无力，甚至腰膝酸软，头晕耳鸣，心悸健忘，失眠多梦，精神不振，久则成痨；女则肾虚精亏，冲任不固，气血逆乱，崩漏下泄，白带绵绵而下，不孕、流产或早产，甚至经血亏枯，经闭，面黄肌瘦而成劳损之症。

历代医家都主张，养生之道要以保养

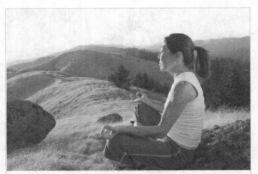

◎寡欲以养精，寡欲就是不纵欲，这里的精泛指人体的"精气"，精气充足，人体的各个器官就能维持正常的生理功能。

精气为首务。《类经·摄生》指出："欲不可纵，纵则精竭；精不可竭，竭则真散。盖精能生气，气能生神也。故善养生者，必保其精。精盈则气盛，气盛则神全，神全则身健，身健则病少。神气坚强，老而益壮，皆本乎精也。"

古人把房事过度称作"伐性之斧"，它是能砍伤人体的，可导致英年早逝，或未老先衰。因此，清心寡欲是养生之道的一个重要方面。

寡言以养气

不要经常喋喋不休，大喊大叫，以保持"元气"充足。气，是构成人体的最基本物质，它具有动而不息的特征，维持并推动着人体的生命活动。

寡思以养神

不要常常胡思乱想，或者想入非非，以致用脑过度，影响大脑皮层正常生理功能。《内经》有"思伤脾""思则气结""多思则神殆"之论述。人的大脑为人体指挥机关，如果让其过于劳累，得不到必要的休息，指挥就会失误。如经常用脑过度，使中枢神经过度疲劳，就会感到头昏脑涨，记忆力减退，注意力不集中。久之，则百病丛生，妨碍身体健康，诸如失眠、神经衰弱、月经不调、经闭、胃肠神经功能紊乱、高血压、冠心病，甚至癌症，等等，接踵而至。

"凡人不能无思"，但要有个限度，不要在微不足道的小事上苦想冥思，更不要为身外之物煞费苦心。"不思声色，不思胜负，不思得失，不思荣辱，心不劳，神不疲"，如此这般，才可以把思想负担尽量减轻，有利于达到"全神息虑"，以防"神虑精散"，方可益寿延年。

由此可见，在日常生活中坚持以"三寡"养"三宝"，是保持身体健康和精力充沛的重要途径，是养生的秘诀、延年益寿的良方。

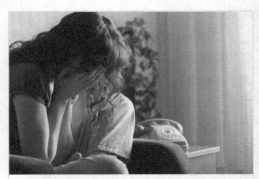

◎寡思以养神，不要用脑过度，否则会影响大脑皮层正常的生理功能，严重时会造成神经衰弱、高血压等疾病。

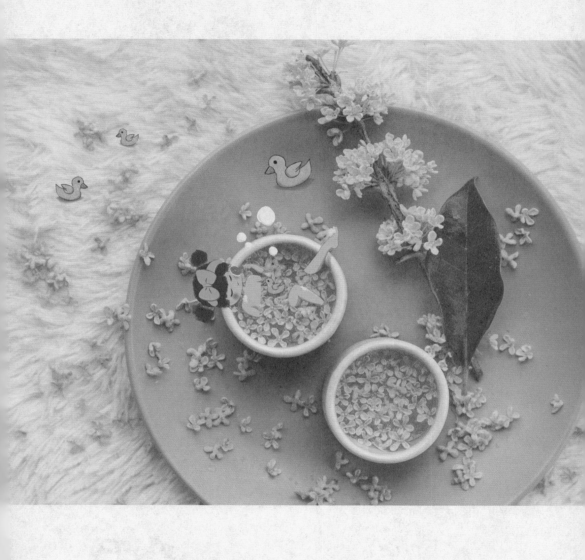

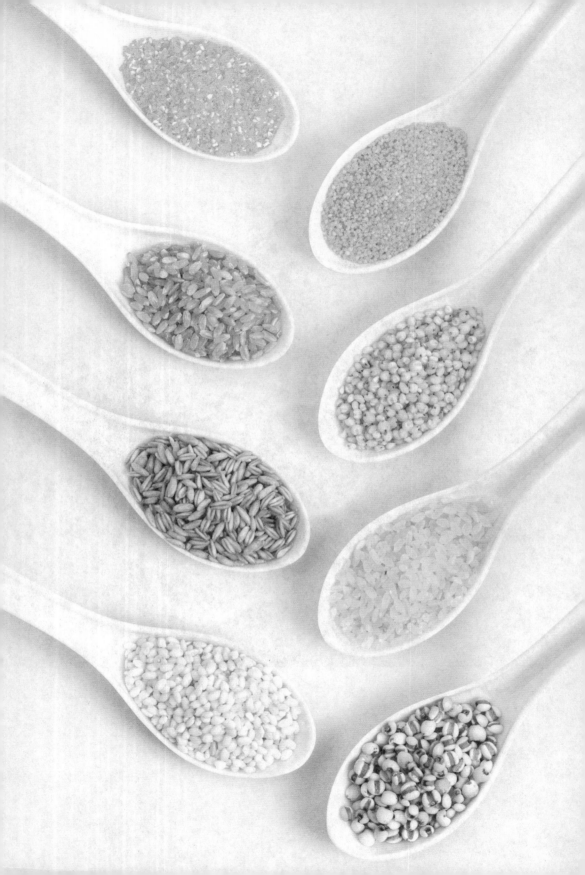